LA MÉDECINE
SANS LE MÉDECIN,

ou

MANUEL DE SANTÉ,

OUVRAGE DESTINÉ A SOULAGER LES INFIRMITÉS,
A PRÉVENIR LES MALADIES AIGUËS,
A GUÉRIR LES MALADIES CHRONIQUES,
SANS LE SECOURS D'UNE MAIN ÉTRANGÈRE,

A

PAR LE DOCTEUR AUDIN-ROUVIÈRE,

Médecin consultant, ancien Professeur d'hygiène au Lycée de Paris,
un des fondateurs de l'Athénée royal et membre du Bureau des consultations médicales.

> Les malades, dit Hippocrate, guérissent quelquefois
> sans médecin; mais ils ne guérissent pas pour cela sans
> médecine.　　　　　　　　　　*Dict. des Scienc. méd.*

> Videtur, autem mihi maximè de hâc arte dicturum
> oportere vulgo ac plebeis hominibus nota dicere,
> 　　　　　　　　　　*Hipp., De vet. Med. IV.*

QUINZIÈME ÉDITION,
REVUE ET CORRIGÉE.

A PARIS,
CHEZ L'AUTEUR, RUE D'ANTIN, 10.

1840.

LA MÉDECINE

SANS LE MÉDECIN.

IMPRIMERIE LE NORMANT,
Rue de Seine, 8.

LA MÉDECINE

SANS LE MÉDECIN,

OU

MANUEL DE SANTÉ,

OUVRAGE DESTINÉ A SOULAGER LES INFIRMITÉS,
A PRÉVENIR LES MALADIES AIGUËS,
A GUÉRIR LES MALADIES CHRONIQUES,
SANS LE SECOURS D'UNE MAIN ÉTRANGÈRE,

PAR LE DOCTEUR AUDIN-ROUVIÈRE,

Médecin consultant, ancien Professeur d'hygiène au Lycée de Paris,
un des fondateurs de l'Athénée royal et membre du Bureau des consultations médicales.

Les malades, dit Hippocrate, guérissent quelquefois
sans médecin ; mais ils ne guérissent pas pour cela sans
médecine. *Dict. des Scienc. méd.*

Videtur autem mihi maximè de hâc arte dicturum
oportere vulgo ac plebeis hominibus nota dicere.
Hipp., *De vet. Med.* IV

QUINZIÈME ÉDITION,
REVUE ET CORRIGÉE.

A PARIS,

CHEZ L'AUTEUR, RUE D'ANTIN, N° 10.

1840.

NOTE DE L'ÉDITEUR.

Les suffrages honorables accordés à la quatorzième édition de ce *Manuel de santé*, tirée au nombre de quatre mille exemplaires épuisés en peu de temps; le succès incontesté que cet ouvrage, traduit en langues espagnole, allemande, anglaise, italienne et russe, a obtenu en France et dans l'étranger, où des contrefaçons, des imitations ont été faites, où l'emprunt même de son titre a servi à certains spéculateurs peu délicats pour écouler plus facilement leurs tristes compilations; ces suffrages flatteurs ont fait sentir à l'auteur de la *Médecine sans le médecin* le besoin de mettre cette quinzième édition plus à la portée des gens du monde.

Il a donc profité avec empressement, pour corriger son ouvrage, des observations qui lui ont été faites, et n'a pas craint, en opposition de la nouvelle doctrine qu'il a constamment combattue, de signaler les abus que font chaque jour les médecins dits *physiologistes*, de l'emploi réitéré des sangsues [1].

[1] *Plus de sangsues*, 3ᵉ édition; prix, 1 fr. 50 c. Chez l'auteur, rue d'Antin, nº 10.

Ce *Manuel de santé* étant spécialement destiné aux personnes étrangères à l'art de guérir et à celles dont la fortune ne leur permet point d'acheter à un prix trop élevé des ouvrages de médecine populaire, il convenait de supprimer quelques paragraphes scientifiques, comme aussi de retrancher des éditions précédentes des chapitres qui n'avaient point un rapport direct avec la méthode nouvelle pour la guérison des maladies chroniques.

Ces suppressions ont été faites avec soin. Les chapitres XIII et XIV, intitulés *Hygiène abrégée* et *Chronique médicale*, ont été retranchés comme surabondans. Le premier, revu et considérablement augmenté, sous le titre de *l'Oracle de la santé*, et le second sous celui de *Chronique médicale de Paris*, viennent d'être mis séparément en vente [1].

De cette sorte, on a pu adopter un format plus commode, plus portatif, et surtout diminuer le prix de cet ouvrage dont le titre a dû exciter des préventions; mais le lecteur de bonne foi jugera si elles sont fondées.

---

[1] *L'Oracle de la santé ou l'Art de se bien porter*, contenant les préceptes généraux pour conserver la santé et prolonger la vie; 3e édition; prix, 2 fr.

Chronique médicale de Paris; 3e édition: prix, 1 fr. Chez l'auteur, rue d'Antin, n° 10

La médecine populaire est l'objet le plus digne de l'attention des gens du monde; son importance, son utilité nous engagent à ne les entretenir dans cet ouvrage que des maladies chroniques, dont l'étude et la connaissance seraient si nécessaires à la conservation de la santé. Nous avons apprécié les moyens curatifs qui ont été successivement employés, en ramenant enfin la manière de traiter ces maladies à de véritables principes fondés sur nos observations, sur notre expérience et sur une analyse approfondie.

La négligence que les anciens auteurs ont montrée pour l'étude des maladies chroniques a retardé ses progrès. Les modernes, parmi lesquels nous citerons Buchan et Tissot (nous devons en excepter Dumas), ont encore laissé un vaste champ aux observations dont nous nous sommes emparés pour classer ces maladies et distinguer leur marche, leur durée, et nous constituer, dans un siècle où la médecine a des systèmes si dissemblables, l'observateur et le défenseur d'une doctrine en opposition avec une théorie moderne dont les abus toujours croissans sont signalés dans un chapitre fort étendu de cet ouvrage.

La difficulté de voir souvent et de bien voir les maladies chroniques a entretenu pendant longtemps la défiance et encouragé la timidité nuisible que les médecins apportaient dans la manière vicieuse de les traiter. Nous avons redoublé d'attention, dans cette quinzième édition, pour profiter des nouvelles circonstances qui se sont présentées, et recueillir des notions récemment publiées, rassemblant ainsi tout ce qui pourrait faire connaître chacune de ces maladies en particulier.

Nous avons dû observer que la distinction des maladies aiguës et chroniques ne repose que sur une différence de forme qui est déterminée souvent par l'influence des âges, du tempérament, des habitudes, du climat, et surtout par la nature des tissus affectés : ce qui nous a déterminés à introduire un mode de perfectionnement dans l'emploi d'une médication extérieure pour des malades qui ont souvent trop abusé des médicamens pris intérieurement.

Nous n'indiquons pas des remèdes dont nous n'avons jamais aperçu directement le mode d'utilité, mais bien des moyens dont l'expérience a constaté seule les bons effets. Nous avons entrepris d'en exposer à la fois la théorie, et d'en appliquer les préceptes à l'étude générale et au traitement raisonné des maladies chroniques dont nous nous occupons avec succès depuis trente ans.

TABLE RAISONNÉE DES MATIÈRES

PAR ORDRE ALPHABÉTIQUE.

RÉFLEXIONS PRÉLIMINAIRES.

Les sciences et les arts n'ont cessé, depuis près d'un siècle, de marcher vers la perfection avec une rapidité étonnante. L'esprit analytique, qui de nos jours a fait faire des progrès à la science, a débrouillé le chaos d'une foule de connaissances ; il a remplacé le jargon systématique de l'École par des observations et des faits. Des ténèbres qui obscurcissaient la nature à nos yeux, il a fait jaillir la lumière ; enfin le flambeau du génie nous a, pour ainsi dire, révélé un nouveau monde. Si les Aristote et les Descartes revenaient sur la terre, ils se prosterneraient devant les monumens scientifiques que la vérité a élevés sur les ruines de leurs ingénieux systèmes ; ils avoueraient hautement que la physique, la chimie et l'histoire naturelle n'ont mérité le nom de sciences que dans l'état où elles se trouvent aujourd'hui.

La littérature même, depuis le siècle brillant de Louis XIV, n'a pas dégénéré. Les chefs-d'œuvre littéraires sont, il est vrai, moins nombreux ; mais la justesse, la précision de la pensée et l'élégance du style, sont des avantages plus communs parmi ceux qui cultivent les lettres ; la force des choses, en divisant les fortunes, multipliant les professions, semble avoir morcelé le domaine de la science et celui de la littérature ; nous sommes, si l'on veut, la monnaie des grands écrivains du dix-huitième siècle, époque mémorable dans l'histoire de l'esprit humain, mais une monnaie qui a conservé tout l'éclat de son origine. La médecine de nos jours ne représente-t-elle pas la monnaie des

Boërhaave, des Haller, des Sénac, des Vicq-d'Azir, des Barthez? Et ne citerions-nous pas avec orgueil les noms des Dumas, des Bichat, et de tant d'autres contemporains dont les travaux ont donné la plus heureuse impulsion à l'art de guérir?

La science est dépouillée de sa sécheresse, l'érudition de son pédantisme. Un ouvrier mécanicien parle actuellement de son art avec plus de correction et de justesse que ne faisaient les membres de l'Académie des sciences, alors qu'elle était encore au berceau. Un élève de Dupuytren possède plus de connaissances anatomiques, de notions physiologiques, que n'en pouvait avoir un certain membre de la même Académie, dont le mince bagage pour y entrer, il y a soixante ans, consistait dans un petit mémoire traduit d'une thèse étrangère.

La marche des sciences est progressive; c'est du point où sont arrivés nos prédécesseurs que nous partons pour aller plus loin.

Quoique la chimie soit la seule science dont une marche aussi sûre ait entièrement renouvelé la face, on peut dire qu'elles se sont toutes ressenties des excellens conseils de l'immortel Bacon. Remarquons cependant qu'au milieu de cette amélioration générale, quand tout se perfectionne, quand les efforts de l'esprit humain se dirigent avec tant de succès vers la découverte des moyens qui peuvent diminuer nos besoins ou multiplier nos jouissances; remarquons que la santé, qui nous montre la nature sous un aspect si brillant, qui nous rend la vie si douce, est encore un problème pour bien des gens, malgré tous leurs efforts pour le résoudre. Nous croyons, sous ce rapport, au perfectionnement futur de la science, non à la perfection; jamais elle n'atteindra complétement la vérité.

Depuis Hippocrate jusqu'à nos jours, on a constamment observé des maladies, décrit des symptômes pathologiques, indiqué des traitemens; l'esprit d'observation a présidé à de nombreuses recherches; on a publié des aperçus ingénieux, inventé des classifications, multiplié des nosographies, imaginé des nomenclatures de maladies[1]; mais, hélas! les seuls auteurs des livres y ont gagné, et la santé de l'homme n'en a pas moins éprouvé des altérations que l'art n'a pu réparer.

Une maladie vient-elle affecter notre système, le médecin, dont nous invoquons le secours, en observe les symptômes; à l'aide de sa mémoire et de ses livres, il parvient à la classer, et prescrit un traitement qui, employé une fois avec succès, produit quelquefois des résultats contraires. Le livre n'a pas tout dit, ou le médecin n'a pas tout vu. D'ailleurs, que de circonstances, que de modifications ont pu survenir! L'influence atmosphérique, le genre des alimens ou des boissons, la force ou la faibl.... e de la constitution, la nature de nos occupations, tant d'autres circonstances peuvent changer le caractère de nos maladies, et nous soustraire à l'efficacité du traitement que la médecine n'a, le plus souvent, que le triste mérite d'entretenir le

---

[1] « Il est difficile de classer les maladies, dit le docteur Castel; « il est difficile de les nommer. Une maladie étant un ensemble « de phénomènes, la meilleure nomenclature serait celle dans la- « quelle le nom donné à chaque maladie exprimerait la totalité des « phénomènes qui la constituent. » Quoi qu'en dise le docteur Castel, il nous semble que la difficulté n'est pas réelle, et qu'elle ne tire sa source que de la fausseté du jugement du classificateur.

reste d'espérance qui accompagne l'homme au tombeau.

Combien la chirurgie, au contraire, et les savans qui la cultivent, sont dignes de nos hommages! Cette science tout à fait positive, ennemie des hypothèses, voit le siége du mal avec des yeux clairvoyans, et l'attaque, armée du scalpel : pour sauver le tout, elle en retranche une partie ; elle appelle la souffrance au secours de la souffrance, et le malade, rendu à la société, est dédommagé de la perte de la partie dont le fer a opéré le sacrifice, par la vigueur nouvelle des parties que l'instrument a épargnées.

Si la physiologie obtient des résultats brillans, et la chirurgie des effets presque divins, de quels avantages peut se glorifier la thérapeutique clinique, telle que la plupart des médecins l'exercent aujourd'hui! Incertaine dans son objet, incertaine dans ses moyens, quoiqu'elle soit destinée à soulager ou à guérir les organes internes, ce n'est, pour ainsi dire, qu'à tâtons qu'elle opère, et presque toujours elle se trouve réduite à un *peut-être*. Toutes les sciences ont abjuré les nomenclatures superflues, et ramené les faits à des bases invariables. Disons-le hardiment : la médecine est aujourd'hui une science qui ne repose guère que sur une multitude de faits difficiles à obtenir, difficiles à expliquer, et sur des traditions la plupart fausses ou inexactes.

Quelle est donc la cause qui rend la médecine pratique si éloignée des résultats qu'elle promet? Les élémens de la nature sont très-peu nombreux, quoique les combinaisons en soient infinies : qui croirait, par exemple, que le nombre prodigieux de plantes, dont les formes variées charment nos yeux, soumises à une destruction artificielle, se réduisent, en dernière analyse, à trois ou quatre élémens, et que ces trois ou quatre élémens sont le résultat de toutes celles qui croissent dans les quatre parties du monde et sous les climats les plus opposés? Ces plantes ne sont-elles pas exposées comme nous à des états maladifs? Que fait-on pour rendre la force à leur végétation affaiblie? Si elles souffrent d'une température trop chaude, on les met à l'ombre; d'une température trop froide, on les expose à la chaleur bienfaisante d'une serre; si la terre qui renferme leurs racines est trop sèche, on l'arrose; si elle est trop humide, on cesse de l'arroser.

Il est vrai que ce sont les maladies chroniques, que nos consultations journalières nous ont mis à portée de mieux connaître, que nous croyons pouvoir dire n'avoir point été assez approfondies par les médecins; mais nous les avons suffisamment étudiées pour être en état de juger que la plupart des médecins les ont tout à fait négligées. Un jeune docteur, qui a suivi la clinique des hôpitaux, habitué à ne voir que les crises des maladies, qui n'est appelé qu'auprès d'un malade tourmenté par un accès, et qui dédaigne ou n'a pas le temps de s'occuper de ces maux domestiques qui ne finissent qu'à la mort de l'individu, peut-il donner, dans une maladie chronique, dans une de ces maladies qu'on traite vulgairement d'*imaginaires*, des conseils aussi bien adaptés à la situation des malades, que ceux qui nous sont suggérés par trente années d'une expérience journalière? Non, sans doute; la science médicale n'est point infuse, et l'expérience est la meilleure école de notre siècle. Nos essais ont été aussi nombreux que nos lectures. Nous avons jugé beaucoup de doctrines médicales, employé plus d'un genre de traitement; nous avons toujours cru que celui que nous indiquions était le meilleur, et nous le croyons encore. Le succès n'a-t-il pas couronné presque toujours notre pratique journalière? Le temps a révélé ce qu'il y a de vrai dans nos observations. Avons-nous jamais fait concevoir des espérances qui n'aient été réalisées? Une grande quantité d'individus ont partagé notre opinion, puisqu'ils ont fait un emploi raisonné de notre méthode. Nous ne pouvons donc avoir contre ce système que les opinions des envieux, ce qui n'a jamais retardé la marche d'un grand succès. Tel a donc été le secret de notre puissance; elle a dû exciter la jalousie, éveiller la cupidité, et de là toutes ces contrefaçons informes, ces imitations serviles, incohérentes et mal ordonnées : *imitatores servum pecus*. Quant à nous, n'oserons-nous pas dire que nous sommes nous-mêmes? Avons-nous jamais emprunté à personne nos principes et nos preuves? Ce qui est de nous n'appartient qu'à nous, et n'a pu se développer que par les circonstances qui ont précédé, accompagné et suivi notre méthode. On ne peut maintenant faire réussir une pratique que par un assentiment spontanément général, et cet assentiment ne peut se former que par des principes en rapport avec une raison médicale savamment approfondie. Si ces mêmes doctrines sont comprises par le plus grand nombre des hommes, ils se rangeront d'eux-mêmes sous la direction d'un empirisme raisonné, puisque nous avons vu des médecins opposans en devenir les plus zélés partisans, et renoncer de bonne foi au système opposé à celui que nous préconisons.

En dépit des partisans des sangsues et des trompeuses théories du docteur Broussais, nous avons écouté la voix de la nature, et le système d'une sage purgation nous a paru le plus conforme à celui du corps humain.

Dès les temps les plus reculés, et chez tous les peuples, il a existé une médecine populaire, simple comme la nature, éloignée des savantes théories, et par laquelle l'homme conservait ou rétablissait sa santé sans le secours des médecins de profession, et en raisonnant seul sur ses maladies et sur les remèdes qui leur convenaient.

Eh! n'est-ce pas à cette médecine populaire dont nous parlons que nous sommes redevables de plusieurs bons remèdes et de leur propagation? Cette médecine ne produit-elle pas les plus heureux effets, par la raison qu'elle est accessible à tous, et que tout homme qui connaît son propre tempérament connaît aussi les remèdes convenables à ses maux? Quelle opinion devons-nous donc avoir des déclamations de quelques jeunes novateurs qui se regardent comme seuls dépositaires du feu sacré des autels d'Épidaure? Qu'ils nous disent qui, dans les campagnes, portera la consolation dans l'âme des habitans des chaumières, et dans les villes, dans le cœur de l'indigent, la guérison à tous ces infortunés accablés par le poids du jour et de la chaleur, et pour lesquels il n'existe point de médecine? Accompliront-ils eux-mêmes ces devoirs sacrés de l'humanité et de la religion? ne les abandonneront-ils pas au zèle de la sœur de charité, du bon curé, d'une dame de la paroisse, d'un chirurgien humain et impartial qui s'est pénétré de la lecture des livres sur la médecine populaire, qu'il plaît au pédantisme de dédaigner? Faudrat-il que ces malheureux périssent, parce que de prétendus savans ne seront pas entrés sous leur humble toit?

L'ancienne célébrité dont jouissaient les œuvres de Tissot nous a, pour ainsi dire, imposé l'obligation de suivre à peu près la même marche, en nous écartant cependant de son cadre, qui a dû souvent offrir des erreurs et des imperfections que les progrès rapides de la chimie, les découvertes de la physiologie et des sciences accessoires ont dû nécessairement rectifier. Il y a plus de soixante ans que Tissot a écrit son *Avis au Peuple*; ses doctrines sont surannées, ses préceptes ne sont plus admissibles depuis que l'art de guérir a fait des progrès prodigieux.

Afin de rendre notre ouvrage digne du temps où nous vivons, nous avons cru devoir présenter dans une suite de chapitres, sous une forme concise et abrégée, la théorie des diverses maladies chroniques avec le traitement qui leur convient. Cependant, quoique notre livre soit intitulé *la Médecine sans le Médecin*, nous devons avertir que les maladies aiguës n'entrent point dans notre plan; et que, quant aux maladies chroniques, nous n'avons pas prétendu tout à fait exclure la présence du médecin.

A Dieu ne plaise pourtant que notre indignation contre les mauvais systèmes de quelques médecins nous aveugle sur les avantages de la médecine! Plusieurs écrivains, dont les plus célèbres sont Montaigne, Molière, J.-J. Rousseau, ont calomnié cette science. C'est une injustice à laquelle nous pourrions opposer le jugement de Descartes, de Voltaire et de Bernardin de

Saint-Pierre. C'est pour modifier le titre de notre ouvrage que nous citerons seulement ce dernier écrivain : « Si je faisais, dit-il, une nouvelle édition de mes « ouvrages, j'adoucirais ce que j'ai écrit sur les méde« cins ; il n'y a pas d'état qui demande autant d'études « que le leur ; par tous pays ce sont les hommes le plus « véritablement savans. »

Nous ajouterons aux belles paroles de Bernadin de Saint-Pierre, qu'il n'est pas de plus noble ministère que celui de médecin, car un médecin de génie est le plus beau présent que la nature puisse faire au monde. C'est à lui que les hommes doivent la conservation du plus précieux de tous les biens, *la santé* ; le père lui confie celle de son enfant, l'époux celle de son épouse ; il veille sur celle du monarque comme sur celle de l'habitant des chaumières. Sa main délicate et sacrée préserve l'enfant qui va naître des dangers qui menacent sa débile existence, même avant qu'il ait vu le jour. Ses soins défendent l'enfance contre les maux qui l'assiégent, protégent l'adolescence, et soutiennent la vieillesse. A toutes les époques de son existence, l'homme appelle les secours de la médecine, et rarement il les implore en vain. En attaquant le médecin inhabile, rendons justice aux praticiens éclairés dont les consolations sont peut-être, autant que les ordonnances, un baume pour le malade aux prises avec la souffrance, et dont les conseils, sans garantir orgueilleusement la santé, peuvent efficacement aider la nature.

Pour persuader le lecteur des avantages de notre méthode, nous lui avons offert des faits. Nous n'avons pas voulu, en les exposant, recourir à ces artifices d'un style brillanté, à ces formes oratoires, à ce langage ambitieux qu'empruntent trop souvent les systématiques pour en imposer à la multitude. Nous avons voulu la convaincre, et non pas l'éblouir; guérir, et non pas disserter.

Les observations nombreuses consignées dans notre ouvrage, toutes celles que nous recueillons chaque jour, sont autant de faits irrécusables dont nous pouvons garantir l'authenticité; ils défendent mieux notre méthode que toutes ces mesquines combinaisons, ces vaines hypothèses, ces fictions fantastiques dont nos faiseurs de systèmes modernes s'enorgueillissent, et qui prouvent que tout leur savoir, comme le disait Sénèque aux sophistes de son temps, se réduit à de vaines subtilités, bonnes à familiariser avec l'erreur, à surcharger l'art de guérir d'un échafaudage de notions puériles, que le souffle du raisonnement suffit pour faire écrouler.

En lisant ce *Manuel de santé*, souvenez-vous donc, lecteurs, que nous ne sommes ni un savant en *us* ni un pédagogue systématique, mais un homme simple, ami de la vérité, sans parti, éloigné des coteries médicales, et n'ayant jamais partagé les préjugés de la fourrure. Consacrant tous nos loisirs à l'étude des infirmités humaines, nous établissons nos raisonnemens moins sur de trompeuses théories que sur des faits certains; et c'est pour vous mettre en état de prononcer vousmêmes, que nous vous offrons dans cet ouvrage les résultats de notre longue expérience et des observations qui nous sont personnelles.

LA MÉDECINE
SANS LE MÉDECIN.

CHAPITRE PREMIER.

Double organisation de l'homme.—Description de l'estomac.
— Idée de la digestion. — Du siége probable des maladies
et du principe morbifique des humeurs.

§ 1er. — Double organisation de l'homme.

L'homme renferme deux êtres, ou, pour mieux dire,
deux substances : par l'une, il vit; par l'autre, il pense;
l'une est le centre des forces qui l'animent, l'autre, le
foyer de la pensée qui l'éclaire; l'une crée sa vigueur,
l'autre fait naître ses sensations; celle-là le rend l'égal
des animaux, celle-ci le fait roi de la nature. La science
n'a pas encore su définir la nature de ces deux substances, et il ne nous est permis que d'en connaître le siége
principal. *L'estomac* et *le canal intestinal* sont le siége,
le centre, le foyer de l'un; et *le cerveau*, le siége de
l'autre, que l'on appelle dans l'homme du nom d'*intelligence*, et de celui d'*instinct* dans les animaux.

Aussi ce n'est pas l'influence de la faculté intellec-
tuelle qui va nous occuper. Le commun des hommes
la connaît aussi bien que nous; et le médecin ne lui
disputera pas sans doute l'art d'administrer celui-ci
avec plus d'efficacité que lui. Mais comme, dans les in-

dispositions qui ont leur siége partout ailleurs que dans l'intelligence. le peuple, privé de données suffisantes, se jette entre les bras des charlatans qui le rançonnent ou de l'ignorance qui le perd. nous allons l'éclairer sur le véritable siége de toutes ses indispositions; et le mal, une fois découvert, sera à moitié vaincu.

L'illustre Cabanis, dans son beau traité des *Rapports du physique et du moral de l'homme*, a consacré cette distinction importante entre les mouvemens qui dépendent des nerfs, organes de la sensibilité, et les mouvemens involontaires qui résultent d'impressions reçues par les diverses parties dont les organes sont composés, et il a prouvé que toutes les idées et déterminations de la volonté ne viennent pas uniquement des sens, comme on le pensait d'après Locke et Condillac, mais que les impressions résultantes des fonctions de plusieurs organes internes y contribuent plus ou moins, et dans certains cas paraissent les produire exclusivement. C'est à ces impressions intérieures que se rapportent les diverses déterminations dont l'ensemble est désigné sous le nom d'instinct. « Il faut considérer, « dit Cabanis, le cerveau comme un organe particu- « lier, destiné spécialement à produire la pensée, de « même que l'estomac et les intestins à faire la di- « gestion, le foie à filtrer la bile, les parotides et les « glandes maxillaires et sublinguales à préparer les « sucs salivaires. »

C'est dans les nerfs que résident la sensibilité, et par suite toutes les facultés morales, l'intelligence, la volonté. etc. L'homme n'est un être moral que parce qu'il est sensible; il n'est sensible que parce qu'il a des nerfs. Les nerfs, voilà tout l'homme.

Tels sont les principes qu'on trouve développés dans le livre *des Rapports*.

Malgré les expériences, nous sommes loin d'avoir des notions étendues et précises sur les facultés physiques du système nerveux; malgré les travaux de Haller et de son école, malgré ceux de Bichat et de Legallois, nous ne possédons encore qu'un petit nombre de faits exacts et importans sur une question qui intéresse à tant d'égards.

Déjà l'on savait que les nerfs donnent à nos organes la sensibilité et le mouvement à nos muscles, que le cerveau paraît plus particulièrement destiné aux phénomènes intellectuels, le cervelet aux mouvemens : mais ce que l'on a ignoré plus longtemps, c'est que la moelle de l'épine est la partie la plus utile du système nerveux.

Là se trouve le siége principal de la sensibilité et la source de tous nos mouvemens; là réside l'instinct supérieur qui nous porte à respirer, de sorte qu'à la rigueur on pourrait vivre privé de cerveau et de cervelet; mais la vie, sans moelle épinière, n'est plus possible un seul instant. Le professeur Magendie vient d'agrandir récemment (*voy.* son *Mémoire*, lu à l'Institut) le cercle des découvertes par quelques faits nouveaux qui viennent d'être ajoutés à ces faits importans, mais si peu nombreux encore. Mais, malgré ce concours d'efforts, comment ce qui peut être dit sur le système nerveux serait-il épuisé? Ce n'est qu'en appréciant les résultats d'une bonne méthode expérimentale que ce domaine pourra s'agrandir encore. Puisse-t-elle donc, cette méthode heureuse, la seule qui convienne aux sciences naturelles, attirer à elle tous ceux qui portent aux progrès de nos connaissances un intérêt sincère! Puisse la science de nous-mêmes, selon la belle expression de Bacon, marcher longtemps d'un pas assuré dans la carrière nouvelle où elle est entrée, et multiplier ainsi les découvertes qui honorent l'intelligence de l'homme et protégent son existence!

Il ne nous est permis, par notre organisation, de voir jusqu'à l'évidence qu'un petit nombre de vérités, nécessaires les unes à notre vie physique, les autres à notre vie morale. Cependant la science a fait et doit faire encore d'admirables découvertes; elle a rendu d'immenses services; elle a créé des méthodes. Demander pourquoi, sous certains rapports, elle a tant d'obscurité, pourquoi, sous tant d'autres, elle jette de si vives lumières, c'est demander pourquoi l'homme réunit tant de faiblesse et de génie.

§ II. — De l'estomac et de la digestion.

L'homme perdant tous les jours de sa substance, il faut qu'il la répare tous les jours. L'unique moyen de réparation qui dépende de lui, c'est l'alimentation : la nature fait le reste

L'organe destiné à une fonction si essentielle doit jouir d'une haute importance dans le système; aussi voyons-nous que toutes les parties de notre corps, qui cessent d'être en rapport avec lui, cessent en même temps de participer à la vie.

L'estomac est l'organe principal de la digestion; il reçoit le premier les alimens qui ont été mâchés, ramollis, imprégnés de salive dans la bouche; et pendant le séjour que les alimens font dans sa cavité, il leur fait subir une première élaboration, celle du chyme. L'estomac est un réservoir musculo-membraneux, contigu d'un côté à l'œsophage, de l'autre à l'intestin grêle, situé dans la région supérieure de l'abdomen, et occupant l'épigastre et une partie de l'hypocondre gauche. Il a la forme d'un cône recourbé sur sa longueur, et placé transversalement de manière à ce que la grosse extrémité du cône est à gauche, et la petite à droite. Le diaphragme et le foie lui correspondent supérieurement.

L'estomac, comme nous l'avons dit, est l'organe principal de la digestion. C'est là que l'œsophage apporte les alimens, et où ceux-ci commencent à éprouver des changemens, qui sont les premiers degrés de l'état dans lequel ils peuvent réparer le sang.

L'estomac n'opère pas l'animalisation entière de l'aliment; il ne fait que lui faire subir la *chymification*

Le chyme formé dans ce viscère éprouve dans l'intestin duodénum une nouvelle élaboration, la *chylification*. Il y prend la forme dernière que doit recevoir de l'appareil digestif la partie nutritive des alimens, c'est-à-dire celle du chyle; aussi ce duodénum a-t-il été considéré par quelques-uns comme un second estomac.

La chymification a laissé beaucoup de choses obscures. et la chylification en laisse encore davantage. Ce qu'il y a de sûr, c'est que les sucs biliaires et pancréatiques servent à cette dernière opération, et que la première apparence de chyle dans l'appareil digestif coïncide avec l'apparence de ces sucs. Mais ce qu'il importe de remarquer, c'est que l'influence de ces agens de la chylification n'est pas toute chimique, mais qu'elle dépend de la vitalité. Une passion, une douleur troublent en effet cette seconde digestion, comme on la nomme, aussi bien que la première ; ce qui n'arriverait pas si l'action de la bile et du suc pancréatique versé sur le chyme était toute chimique.

Les phénomènes digestifs qui se passent dans l'intestin grêle, canal fort long, subséquent au duodénum, tendent à dépouiller la masse alimentaire de la partie chyleuse. Ce mouvement péristaltique consiste dans des contractions et ondulations graduelles des fibres circulaires qui existent dans la membrane musculeuse de l'intestin. Ces fibres se contractent successivement de haut en bas, de manière à faire cheminer la matière vers le gros intestin ; à mesure que la masse approche de ce dernier intestin, elle jaunit, durcit et acquiert de la fétidité.

Il faudrait ici entretenir nos lecteurs des phénomènes digestifs qui ont lieu dans l'intestin duodénum, de ceux qui se passent dans l'intestin grêle, et de ceux des gros intestins ou de la défécation. Si nous avions voulu parler longuement de toutes les hypothèses imaginées pour expliquer la chymification , il nous aurait fallu rappeler les expériences de Spallanzani, celles plus récentes encore de M. de Montègre ; mais ne sont-elles pas la plupart inadmissibles ?

De nos jours on considère cette opération comme le résultat d'un grand nombre de causes : altération des alimens en eux-mêmes , influence de la chaleur du lieu , des mouvemens oscillatoires de l'estomac, surtout des sucs versés par les parois de ce viscère ; de la salive , incorporée aux alimens , et avalée avec eux ; de l'air qui a été avalé , et qui agit ou par sa masse ou par un de ces principes composans, etc. Déjà Boërhaave professait que les alimens renfermés dans l'estomac , comme dans un vase clos et chaud , éprouvaient un peu de fermentation et de putréfaction , par la réaction seule de leurs principes composans , et qu'ensuite , par le concours des sucs salivaires, œsophagiens, gastriques , qui leur étaient mêlés par le secours de l'air aspiré, de la chaleur développée dans l'organe, par l'influence des mouvemens oscillatoires de l'estomac et de ceux que lui impriment les artères voisines et les muscles de la respiration , ils achevaient d'être chymifiés.

Dumas admet encore que les alimens éprouvent dans l'estomac un commencement de fermentation, afin que les principes qui les composent soient unis , comme on dit en chimie , *à l'état naissant ;* mais que bientôt cette fermentation est bornée par l'action vitale de la chymification. Il assigne comme causes coïncidentes de cette chymification , la nature fermentescible des alimens, la facilité de leur dissolution et décomposition , l'énergie active des dissolvans gastriques , la chaleur et l'humidité de l'estomac, le mélange intime des sucs gastriques , l'introduction de l'air avec les alimens, les mouvemens de l'estomac , et les contradictions et dilatations alternatives de ses parois, ceux que lui impriment les agens respiratoires et les artères voisines , la puissance invisible de la vitalité.

L'espace de temps de la fonction digestive dans l'estomac, quoiqu'on puisse le fixer, en général, à environ quatre heures, est cependant relatif à diverses circonstances qu'il importe de signaler. Il dépend, 1° de la nature et de la qualité des alimens : plus ils sont faciles à digérer, moins ils restent dans l'estomac ; plus ils sont durs et fibreux, plus leur séjour dans ce viscère se prolonge : la même proportion s'observe relativement à leur quantité ; 2° de l'impression qu'ils font sur l'estomac ; l'aliment qui plaît et qu'on désire se digère plus parfaitement et plus promptement que tout autre ; 3° de la préparation qu'ils ont subie avant d'être ingérés : s'ils ont été assez attendris par la coction ou la macération, et surtout s'ils ont reçu un certain degré d'assaisonnement nécessaire dans l'état où nous vivons aujourd'hui, pour réveiller l'action de l'estomac, la digestion en est plus rapide ; 4° du genre d'exercice ou d'occupation auquel on se livre après le repas : le travail du cabinet et les passions ralentissent ou suspendent la digestion ; lorsqu'on a pris peu d'alimens, il est utile d'imiter la conduite des animaux, qu'un instinct naturel porte alors au repos : l'exercice, au contraire, est utile pour prévenir les inconvéniens qui pourraient résulter d'alimens pris à l'excès ; 5° de l'état du pylore : les alimens sortent plus ou moins rapidement de l'estomac, suivant que cette ouverture est plus ou moins dilatée ; 6° enfin, de l'âge, du sexe, du climat, des saisons et des habitudes.

Nous n'avons pu donner ici qu'une exposition succincte de la digestion, de cette fonction complexe qui embrasse et emploie dans sa généralité d'autres fonctions, comme des sensations tant externes qu'internes, des actions musculaires, des sécrétions, etc. L'importance de l'absorption dans l'économie est extrême, 1° en ce qu'elle fournit l'élément réparateur du fluide qui nourrit tous les organes du sang, et que, sous ce rapport, elle tient toutes les fonctions sous sa dépen-

dance : qui ne sait que de mauvaises digestions amènent à la longue un état cachectique; que de bonnes
digestions, au contraire, remontent une constitution
usée? 2° parce qu'elle envoie sympathiquement, pendant qu'elle s'opère, des forces dans toute l'économie,
et semble être ainsi un point d'appui pour toutes les
fonctions; on a vu en effet la faiblesse disparaître bien
avant la chylification; 3° parce qu'elle entraîne, pendant sa durée, des directions diverses de la sensibilité,
qui est tour à tour concentrée sur son appareil ou dis-
séminée dans tout l'organisme. D'un autre côté, cette
fonction, quoique capitale, est subordonnée, comme
toute autre, aux deux conditions qui président partout, dans notre machine, à l'entretien de la vie : 1° à
l'arrivée d'un sang propre à entretenir la vie; sous ce
rapport, elle est dépendante de la circulation qui lui
apporte ce sang, de la respiration qui le vivifie, des
sécrétions qui le dépurent, de l'absorption qui concourt
avec elle à son renouvellement; et 2° à une influence
du système nerveux, soit que directe, elle consiste en
des sensations ou actions musculaires qu'elle emploie
dans sa généralité, comme gustation, mastication, déglutition, défécation; soit qu'indirecte, cette influence
nerveuse tienne à celle qu'elle a sur la circulation, la
respiration, et dont la digestion est à son tour dépendante. C'est ainsi que, dans les fonctions de l'homme,
tout ramène à cette réciprocité, à ce *consensus* d'Hippocrate, à ce cercle où le père de la médecine ne pouvait
trouver ni commencement ni fin.

La plupart des maladies de l'estomac proviennent
de la quantité et de la nature des alimens, et du séjour plus ou moins long qu'ils font dans ce viscère,
ainsi que des boissons dont on fait usage. Comme ces
maladies influent, par la mauvaise chymification dont
elles sont la cause, sur toute l'économie, il importe de
les prévenir; et lorsqu'elles se sont déclarées, de
prendre des mesures pour leur curation. Le moyen de

les prévenir, c'est de n'user que d'alimens sains et de facile digestion, tels que les plantes potagères, les viandes bien cuites ou bien macérées; d'éviter tout excès dans l'usage de ces mêmes alimens; de ne faire usage que de boissons qui aident à la force digestive de l'organe; de s'interdire toutes celles dont l'effet est d'en affaiblir l'énergie par l'excès d'action qu'elles lui communiquent : telles sont, en général, celles qui, comme les liqueurs, contiennent beaucoup d'esprit-de-vin.

La digestion est donc l'ingestion des alimens dans l'appareil digestif et leur élaboration dans cet appareil, de manière qu'une partie, transformée en un suc réparateur, va renouveler immédiatement le sang et les organes, tandis que l'autre est dépouillée de tout principe propre à être assimilé.

§ III. — Du siége probable des maladies, et du principe morbifique des humeurs.

Lorsqu'un malade se voit livré à une grande prostration des forces vitales, après avoir passé subitement du chaud à une atmosphère glaciale, on lui dit que la cause de la maladie est une *sueur rentrée;* quand la chute d'un corps pesant a ébranlé vivement une partie de sa charpente, l'a plongé dans le délire et dans les souffrances les plus aiguës, on regarde ce coup comme la cause de sa maladie; enfin dans tous les dérangemens qui l'abattent, on ne manque pas de trouver la cause de ses affections intérieures dans un événement extérieur.

Cette persuasion ne nous paraîtrait que ridicule, si elle n'influait sur la pensée et si elle n'entraînait de fâcheuses conséquences.

Il n'en est pas ainsi lorsque nous disons que le principe de nos maladies a essentiellement son siége dans le canal intestinal, et que c'est là que les moyens curatifs doivent l'attaquer.

On se demandera peut-être ce que c'est que ce principe, et en quoi il consiste. Bien des médecins se sont adressé une pareille demande, et, à force de mots, ils ont cru, ou ils ont feint de croire, qu'ils avaient défini la chose.

Ainsi, nous ne nous arrêterons pas à développer l'opinion de ceux qui ont appelé ce principe *humeurs*. Ce terme peut représenter une foule de choses non morbifiques, si l'on s'arrête à sa première signification.

D'autres ont appelé le principe morbifique, *sérosité humorale*. Le mot seul est changé ; la pensée reste toujours défectueuse.

Les humeurs qui doivent se présenter les premières à notre observation sont celles que produit immédiatement la digestion : tous les autres liquides en tirent leur origine.

Nous avons voulu faire comprendre comment les humeurs proviennent, soit médiatement, soit immédiatement, de l'organe destiné à la digestion. Elles ne s'altèrent que parce que les fonctions digestives ont subi des altérations ; et pour leur rendre leur intégrité primitive, il faut attaquer le mal dans son foyer.

Quoi qu'il en soit de toutes ces théories, il n'en est pas moins vrai que ceux d'entre ces auteurs qui, abandonnant la méthode sanguinaire, qui consiste à violer les canaux par lesquels circule le véhicule de la vie et à faire jaillir le sang des veines d'un homme vivant, ont dirigé leurs moyens thérapeutiques contre le foyer où viennent s'élaborer les premiers matériaux de ces humeurs, c'est-à-dire, ont fait évacuer au canal alimentaire, ce véritable laboratoire du corps humain, les *embarras*, les *sucs viciés*, qu'un accident quelconque y entassait, et où les humeurs s'imprégnaient de qualités morbides ; il n'en est pas moins vrai, disons-nous, que ces hommes ont été des bienfaiteurs du genre humain. Nos connaissances modernes en physiologie et en chimie, tout en atténuant leurs systèmes, ne font qu'ajouter à la gloire de leurs moyens de guérison, et nous ramènent, malgré nous, à leur méthode curative.

Le purgatif que nous désignons à l'attention de nos malades agit particulièrement sur la surface muqueuse des intestins grêles et sur les nombreuses glandes qui y sont répandues; de là une grande sérosité des matières muco-glaireuses, qui sont le produit de cette action et se trouvent abondamment mêlées aux autres sécrétions abdominales, dont elles provoquent l'expulsion. Par suite, les puissances sympathiques qui unissent le canal intestinal aux autres organes, et par la commotion physique qui résulte de ce purgatif, tous les appareils organiques sont influencés, la circulation est accélérée, la sécrétion des urines est ordinairement plus abondante, la température de la peau s'élève sensiblement; bientôt ces phénomènes se ralentissent, et le calme ne tarde point à reparaître, accompagné d'un affaissement des forces physiques et morales, proportionné à la secousse, mais qu'un simple bouillon gras peut dissiper.

Nous ne craignons pas de dire (notre expérience nous l'a si souvent confirmé) que l'administration répétée de notre méthode évacuante est un des plus puissans moyens qui soit offert à l'art pour combattre en général les affections maladives du genre chronique; c'est même le seul qui offre des résultats aussi satisfaisans que nombreux, si l'on considère avec impartialité l'influence des autres méthodes curatives.

Hippocrate, Galien, Celse, Stahl, Sydenham, etc., ont célébré l'efficacité des purgatifs semblables à ceux que nous employons.

Lorsque les influences délétères ont provoqué la formation des humeurs morbifiques, que l'atonie glaireuse affecte les voies digestives, que les canaux biliaires sont engorgés, enfin lorsque l'organisme tombe dans un état d'affaissement dont il ne se relèverait que par des secousses plus ou moins dangereuses, rien n'est mieux démontré qu'il est urgent de désobstruer le canal alimentaire, afin que toutes les fonctions des organes reprennent leur salutaire activité.

L'emploi d'un purgatif n'excite aucune secousse quand c'est une main dirigée par la conscience comme par les principes de l'art qui en a combiné les substances. Tel est l'avantage du *toni-purgatif* et de notre sel désopilant, dont la confection, objet de notre surveillance, est confiée à l'un des plus habiles pharmaciens de la capitale. Nous ne craignons pas d'assurer qu'un prompt succès en couronne l'usage, quand il est administré selon les formules placées à la fin de cet ouvrage.

CHAPITRE II.

Du sang. — Des sangsues. — Des tempéramens en général
et en particulier.

§ 1er. — Du sang.

Dans tous les siècles, une foule de praticiens se sont
montrés partisans de la doctrine qui place le siége des
maladies dans le sang. Cette doctrine est d'une application si facile, il est si simple de tirer deux ou trois palettes de sang d'un malade, et de laisser ensuite à la nature le soin de remplacer, avec bien de la peine pourtant, la perte d'un liquide qu'elle avait mis tant de
temps à élaborer, que l'engouement pour cette théorie
n'a rien d'étonnant aux yeux de l'homme qui connaît
un peu la légèreté de quelques dispensateurs de la santé.
Rien n'est plus facile que de réfuter cette doctrine,
et il n'est pas de tâche plus honorable pour le médecin
ami de l'humanité. Or, pour mettre plus de clarté dans
notre démonstration, nous prétendons d'abord que le
siége des maladies n'est pas dans le sang ; ensuite que,
lors même qu'il serait prouvé que le siége des maladies
fût dans le sang, la saignée n'en devrait pas moins être
infructueuse, et partant rejetée le plus souvent de la
classe des moyens curatifs ordinaires.
D'abord, le siége des maladies n'est pas dans le sang.
1° Si le siége des maladies était dans le sang, comme
il est physiquement démontré que ce fluide circule dans
tous nos membres et qu'il se rend du centre aux ex-

trémités, et des extrémités au centre, il s'ensuivrait que, dans toutes nos maladies, toutes les surfaces de notre corps devraient éprouver les même douleurs ; car, recevant toutes également un liquide dépositaire du principe morbifique, comment l'une pourrait-elle en éprouver les effets sans que l'autre les éprouvât de même ? L'expérience démontre le contraire, et le plus souvent il arrive qu'une ou deux parties de notre corps sont le centre unique des douleurs.

2° Nous pourrions demander aux praticiens saignans : Qui vous a dit que le siége des maladies est dans le sang ? Vous qui avez vu, en tant de circonstances différentes, le sang humain couler à vos pieds, avez-vous observé quelques différences essentielles entre le sang d'un homme légèrement indisposé et celui d'un homme atteint mortellement ? Il n'est aucune différence que vous puissiez nous indiquer, et tous les efforts de l'analyse n'ont pas été plus heureux que vous. On a remarqué des différences dans la circulation et dans quelques propriétés accessoires ; mais dans toutes les circonstances morbifiques le sang a toujours présenté les mêmes principes constitutifs.

S'il arrivait que le sang fût corrompu, aucun de nos remèdes ne pourrait lui rendre son intégrité primitive et retarder l'instant de la mort ; le sang, chez les anciens, c'était la vie ; et cette pensée, réduite à la plus simple expression, n'est que l'aveu d'une vérité que les siècles n'ont cessé de proclamer. La vie est dissoute lorsque le sang est décomposé ; et, comme les prodiges mêmes de l'art ne sauraient rallumer le flambeau de la vie, il s'ensuit que le sang ne saurait reprendre ses propriétés à l'aide de nos secours.

Deyeux et le célèbre Parmentier ont soumis à l'analyse du sang qu'ils avaient retiré des veines du bras de divers malades affectés de *fièvres adynamiques*, et leurs recherches n'ont obtenu aucun résultat satisfaisant qui ait servi à prouver que cet état morbifique eût

altéré le sang de ces malades. Une foule d'autres essais ont
été aussi infructueux ; le changement peu essentiel que le
sang peut éprouver pendant le cours de quelques maladies est un phénomène vital qui se refusera toujours
aux investigations de la chimie. Que nous servirait, en
effet, de citer les petites modifications remarquées
encore par Deyeux et Parmentier dans le sang de deux
scorbutiques ; par M. Richerand dans le sang d'un vieillard attaqué d'un ulcère rongeant et variqueux ; par
Bichat dans les veines d'un cadavre, à l'Hôtel-Dieu ?

Toutes ces modifications, bien peu précises, quand
même elles ne pourraient pas être attribuées à une
putréfaction opérée subitement par le contact de l'air
atmosphérique, quand même elles n'auraient pas été
remarquées dans le sang des cadavres ou d'individus
bien près de le devenir, ces modifications ne prouve-
raient pas encore que le siége des maladies fût dans le
sang. On pourrait toujours répondre que ces altérations
du sang sont l'effet et non la cause de l : maladie ; que
la cause commune est dans la source où le sang puise
ses élémens, et la question resterait dans toute son
incertitude.

Nous disons en second lieu qu'en supposant même
que le siége des maladies fût dans le sang, ce ne serait
pas par la saignée que l'on pourrait rendre la santé à
un malade.

Nous n'entrerons pas dans le détail des cas nombreux
où les partisans de la saignée en défendent avec rigueur l'application ; nous nous garderons bien d'énumérer les cas, plus nombreux encore, où la perte fac-
tice du sang entraîne la perte de la vie. Nous nous contenterons d'une seule comparaison qui doit résoudre la
deuxième question que nous nous sommes posée. Lorsqu'un terrain se trouve épuisé, et que le bras de l'agri-
culteur, en le retournant, ne peut plus lui rendre sa
fécondité première, l'engraisse-t-il ce champ en enlevant une partie de la substance ? emporte-t-il une

quantité considérable de terre, dans l'espoir que le reste, livré à ses propres forces, recouvrera sa vigueur et sa fécondité? Il ne serait pas si sot; il ajoute et n'enlève rien; il sait que le terrain a perdu de ses sucs nourriciers : il tâche de lui en donner d'autres, et les engrais dont il couvre sa surface ne manquent pas de répondre à ses vœux. Eh bien! dans cette seconde supposition, ce terrain serait votre sang frappé d'épuisement, et cela dans tous les canaux par lesquels il circule : ce n'est point la portion seule viciée que la saignée enlève (qui vous l'aurait révélé ainsi?), c'est toute la masse. Ainsi, en vous dépouillant d'une quantité quelconque de votre sang, vous n'aurez point purifié le reste; vous vous serez appauvri, vous n'aurez rien réparé, vous aurez diminué vos forces déjà délabrées, vous aurez dérobé au foyer de la vie un reste de chaleur dont ce liquide est le conducteur le plus incontestable.

Il doit être démontré pour un esprit raisonnable que, tout en supposant que le sang soit le siège de la maladie, la saignée ne réparerait rien, qu'elle ne saurait enlever le principe morbifique qu'en enlevant toute la masse du sang, ou, en d'autres termes, en arrachant la vie.

Qui ne s'étonnerait, après ce que nous venons de dire, qu'un principe aussi nuisible à l'espèce humaine ait reçu tant d'applications exagérées?

Les personnes instruites n'ignorent point que le spirituel Guy-Patin ne put se défendre de cette contagion : qu'il saignait comme les autres, et prescrivait sept saignées par an aux personnes mêmes que leur bonne santé semblait devoir mettre à l'abri d'un pareil système.

Louis XIII, enfant, fut saigné quarante fois dans une année, et n'est-ce pas peut-être à cet abus funeste de la saignée qu'il fut redevable de ce tempérament valétudinaire et de cette faiblesse d'esprit qui le rendit l'es-

clave timide et inquiet de Richelieu, dont un seul regard du tout-puissant Louis XIV aurait abattu le despotisme? On sait que Fagon, médecin de ce monarque,
le purgeait très-fréquemment, et que c'est ce nom de
Fagon qui a été transformé en celui de *Purgon* par
Molière. Ces purgations ont-elles nui au grand caractère de Louis XIV?

Le savant Bosquillon aussi n'était-il pas un médecin
saignant à l'excès, et l'observation journalière n'est-elle
pas devenue la censure clinique de cette pratique? Quel
était le résultat de ces saignées immodérées à l'Hôtel-
Dieu? Des guérisons moins fréquentes et des convalescences plus longues, dans les salles confiées à ce professeur dont l'érudition était trop systématique. Un appareil de science devrait-il nuire au sens commun? Ce
qui est constant, c'est qu'on n'a pas toujours songé
à répandre le sang des hommes pour leur rendre la
santé.

Cependant nous devons admettre la nécessité relative
de la saignée dès l'invasion de plusieurs maladies inflammatoires ou phlegmasies, en désapprouvant néanmoins la méthode de plusieurs praticiens qui renou-
vellent la saignée aussi longtemps qu'ils observent sur
le sang une croûte couenneuse, que les uns nomment
inflammatoire, d'autres pleurétique. De Haen a démontré, dans le premier volume de son *Ratio medendi*,
combien ce signe est équivoque, et les belles expériences de Parmentier et de M. le professeur Deyeux
prouvent que l'inspection du sang est un guide trompeur dans les maladies. M. Chevreul et le professeur
Magendie, par des observations récentes faites à l'Hôtel-
Dieu, ont agrandi ce domaine, et le perfectionnent de
jour en jour.

Au reste, les praticiens ne peuvent disconvenir d'un
fait qu'ils ont tous fréquemment observé : c'est que,
dans les maladies inflammatoires, le sang présente
presque toujours cette couenne, dite pleurétique, et

que, dans ce cas, quel que soit le nombre des saignées, ce signe fallacieux est toujours persistant. C'est ce qui trompe beaucoup de médecins routiniers, qui s'obstinent à saigner, tandis que tous les symptômes contre-indiquent cette opération.

Quoi qu'il en soit donc de la nature de la couenne *inflammatoire*, que nous ne nommons ainsi que pour la désigner, le médecin instruit ne doit pas y avoir égard. C'est l'ensemble des symptômes, c'est l'état général des forces du malade qui doit fixer toute son attention et provoquer ses déterminations.

Tissot fait mention de vingt saignées pratiquées dans l'espace de deux jours; mais cela prouve, ajoute le fameux praticien de Lausanne, que le chirurgien était un ignorant, et que la bonne constitution du sujet avait résisté à la maladie et au traitement.

§ II. — Des sangsues. — Abus de ces reptiles par les médecins dits *physiologistes*.

Les abus sans nombre d'un système meurtrier qui, par un prestige presque incroyable, s'est propagé avec tant de rapidité depuis quelques années; les désastres qui en ont été l'inévitable conséquence, nous prescrivent de mettre, s'il se peut, un frein à ce fléau destructeur, auquel ni l'âge, ni le sexe, ni les tempéramens, les positions sociales, la fortune ou la misère n'ont pu échapper jusqu'à présent.

Mais parviendrons-nous à prémunir nos lecteurs contre les atteintes venimeuses des sangsues? à les garantir de la douloureuse et dégoûtante empreinte de ces hideux reptiles? et pourrons-nous espérer que ces théories séduisantes, mais trompeuses, qui ont si souvent entraîné de jeunes médecins dans les plus redoutables écueils, soient à jamais abandonnées?

Il est vrai de dire cependant que déjà la plupart des professeurs de l'art médical, désenchantés de ce pernicieux système, commencent enfin à renoncer à cette odieuse manie. L'ombre des Vicq-d'Azir, des Barthès, des Sydenham, des Stahl, des Boërhaave, des Bichat, leur aurait-elle apparu? mais les gens du monde que la mode séduit, que l'exemple entraîne, victimes obéissantes, se soumettent encore aveuglément à la morsure de ces vers *dévorateurs*.

Des négocians étrangers, impitoyables spéculateurs, en ont infesté la France[1], et ce qui paraît incompréhensible, les sangsues françaises ont bientôt manqué. Nos marais, nos étangs ont à peine pu fournir la quantité nécessaire à cette frénésie. L'Espagne, la Pologne, l'Égypte, l'Italie, la Turquie même en alliée reconnaissante, nous ont fait parvenir des cargaisons de ces vilaines bêtes pour nous sucer. Voilà donc les sangsues espagnoles, italiennes, égyptiennes, polonaises, turques, qui, à l'envi, s'abreuvent impunément du sang français.

La médecine, conservatrice de la vie des hommes, ne peut que repousser une méthode aussi meurtrière: nous la combattrons de tous nos moyens.

Comme chaque siècle a son goût particulier et sa mode, espérons que ces doctes vampires ne condamneront pas toujours froidement leurs malades à devenir la proie de bataillons de sangsues: le voile qui leur couvre encore la vue doit tomber enfin; que les conseils de notre longue expérience leur apprennent à se soustraire au système barbare que la nature condamne, et qui désole le monde médical et pharmaceutique.

Le sanctuaire de la justice a déjà retenti des

[1] On lit sur le tableau d'une maison située près du canal Saint-Martin, l'inscription suivante: *Maison de commerce pour les sangsues nationales et étrangères.*

[2] Un pharmacien, traduit à la police correctionnelle pour tenir deux officines, l'une à Belleville et l'autre à Paris, a répondu au tribunal que, depuis plusieurs mois, il cherchait à vendre sa pharmacie de campagne, et qu'il ne trouvait pas d'acheteur, parce que les sangsues faisaient tomber dans le

plaintes élevées contre l'effrayant abus des sangsues, et notre prédiction semble s'accomplir ; l'avenir ne pourra que la justifier. L'invincible dégoût qu'inspiraient les sanglans *annélides* confirme tous les reproches mérités par ces modernes Sangrado, imprudens novateurs, qui, plutôt par un instinct d'imitation, par habitude ou par système, que par une réelle conviction, prétendent transformer notre époque médicale en *sanguinomanie.*

En parlant de la saignée, nous avons pris le mot dans son acception générale, et placé dans la même catégorie tous les procédés propres à tirer du sang de notre corps.

Ils consistaient autrefois à faire avec une lancette une incision à une veine, ou bien à dégorger le système capillaire par des scarifications. Ces procédés ont passé avec leurs partisans ; mais les doctrines contestées semblent être éternelles ; et les sangsues des modernes continuent, avec plus d'acharnement encore, la guerre que la saignée avait déclarée à l'humanité. Celui qui aurait osé prédire, il y a trente ans, le succès de ce barbare système aurait sûrement passé pour un fou, et cependant rien n'est plus réel ; c'est ainsi que tous les systèmes en médecine se succèdent, se reproduisent et s'anéantissent les uns par les autres : c'est qu'ils n'existent que dans les livres, et non dans la nature.

Quelques exemples de succès, pris dans un sens contraire, ont servi de base au système de l'emploi des sangsues ; on n'a pas été persuadé par de judicieux raisonnemens, mais on a entendu un professeur qui, las de suivre une route commune, n'a vu d'autre parti à prendre pour faire du bruit que de contredire tous ses confrères ; il en a cherché tous les moyens ; il a cru pouvoir émettre des pensées différentes de celles qui

discrédit les établissemens de pharmacie. Il a été acquitté, sur le silence du Code pénal relativement au cas où il se trouvait.

avaient été sanctionnées jusqu'à lui ; il a voulu persuader tout le monde et lui-même, quoiqu'il eût acquis la
certitude qu'il s'abusait en créant des romans dépour-
vus de vraisemblance. Nous sommes tant amis du nouveau, du merveilleux ! Les confrères ont commencé
d'abord par dédaigner, critiquer et crier au scan-
dale. Cela a fait grand bruit ; on a écrit de part et d'autre, mais le nouveau devait l'emporter. Les jeunes
médecins se sont déclarés ses partisans ; plusieurs opposans, voyant qu'il n'y avait plus que ce moyen
d'avoir des malades, ont adhéré par imitation et ont
fini par croire et suivre les autres : la méthode des
sangsues a donc été ainsi préconisée et admise sans réflexion. Voilà comme une idée fausse, adoptée comme
vraie, peut devenir funeste.

Le professeur Broussais profita de ses avantages pour
propager sa doctrine et se faire admirer de ses audi-
teurs, toujours ardens à le prôner. Une habileté rare
à se mettre à propos en spectacle, voilà le secret de sa
science !

S'il s'est trouvé quelques anciens médecins qui aient
rejeté la doctrine d'un professeur enthousiaste, le plus
grand nombre des nouveaux l'a adoptée. C'est le propre des jeunes adeptes de s'abandonner à la routine,
de respecter les habitudes sans les raisonner, de croire
sur parole et de juger du mérite d'une méthode d'a-
près le jugement du professeur aveuglé ou prévenu.
Ils aiment mieux soumettre leur raison, souvent ré-
voltée contre ce que ces doctrines ont de plus absurde,
que de se livrer à leur examen. Le professeur a transmis ces dispositions à ses élèves ; ses préceptes et son
exemple les ont développées, et l'usage les a fortifiées.

Il est incontestable, néanmoins, que des faits douteux, et qui ne sont pas coordonnés ensemble pour
être réduits en système, ne pourront jamais constituer
la science.

Si l'imagination est précieuse pour les poëtes et les

artistes, elle est souvent nuisible aux médecins et fatale à leurs malades. C'est par son séduisant prestige que l'on voit de nos jours les mêmes élèves appliquer sans discernement les vues pratiques du professeur, ne rêver que phlegmasies, ne songer qu'aux sangsues. Imbus, comme ils le sont, de la théorie de leur maître, ils veulent faire plus que lui : pourrait-il les ramener dans la bonne route? l'orgueil ne nous presse-t-il pas de rejeter toute opposition à nos idées? Ne serait-il pas humiliant d'avouer qu'on n'avait embrassé que des erreurs et caressé que des chimères?

On commence à secouer le joug avilissant sous lequel les médecins ont trop longtemps courbé leur tête, et à chercher en prenant l'observation pour guide, à s'élever des faits vers les causes.

Ne paraît-il pas, en effet, hors de contestation que, dans la généralité des maux qui attaquent notre existence, c'est sur l'estomac et le canal intestinal que nous devons agir, soit pour arrêter le mal dans son principe, soit pour l'épuiser dans le centre où il s'est accumulé? Comment donc arrive-t-il que des médecins praticiens, au mépris de cette doctrine, s'obstinent à attaquer le mal partout où il ne fait que passer, et jamais dans le foyer d'où il part et où il se rend? Pourquoi cette opiniâtreté à appliquer des sangsues dans l'intention d'expulser le bon principe comme le mauvais, et de dévouer à la même condamnation le baume et le poison de la vie? Pourquoi le médecin qui n'ose, par l'horreur du sang, l'attaquer à coups de lancette, appelle-t-il à son secours des animaux encore plus sanguinaires que lui? et pourquoi les sangsues sont-elles devenues le spécifique presque universel du moderne empirisme? C'est qu'il n'est pas de doctrine si mauvaise que la mode ne puisse accréditer; c'est qu'on embrasse une théorie par un aveugle enthousiasme qui force l'attention à se borner sur un objet unique; c'est qu'il faut, jusque dans les professions les plus respectables,

des partis, des cabales, des chefs et des couleurs différens.

La partie la plus difficile et la moins avancée de la
médecine étant sans contredit la connaissance de la nature précise des affections internes, il a dû exister une
très-vive controverse sur la question de savoir si la
fièvre adynamique, par exemple, est une maladie essentielle ou un symptôme d'une irritation du tube intestinal : le docteur Broussais soutient la dernière pro-
position ; la plupart des médecins défendent la première.

Quant à nous, excités par un sentiment d'humanité,
nous ne cesserons de nous écrier : Ce n'est point en
épuisant le principe vital par des sangsues, c'est en
faisant disparaître les obstacles qui gêneraient sa marche qu'on peut prolonger l'existence de l'homme.
Malgré l'expérience, malgré des preuves trop chère-
ment acquises, nos assertions ne manqueront pas de
contradicteurs : il faut de la persévérance, du temps,
du caractère pour les faire triompher. L'enseignement
mutuel, la vaccine, le gaz comptent de nombreux
opposans ; l'esprit routinier est le plus commun, parce
qu'il est le plus facile : il ne faut donc pas s'étonner si
une grande quantité de jeunes médecins ont adopté le
système *Broussais*.

Lorsqu'un médecin propose une doctrine nouvelle,
l'influence qu'il exerce sur l'opinion concourt puissamment à propager ses idées.

L'une des causes du succès qu'a obtenu ce système,
a été la contagion de l'exemple ; peu d'élèves, parmi
ceux qui l'ont adopté, l'ont soumis à une discussion
approfondie ; c'est un travail dont la plupart sont incapables ; mais ils suivent le torrent, ils le grossissent,
ils croient ce que les autres croient. Cette ignorance
les rend décisifs, impérieux, et les porte à se fâcher
contre tous ceux qui opposent quelques doutes aux rêveries que leurs cerveaux ont enfantées. L'attrait de la

prétendue nouveauté doit être mis en ligne de compte ; il fut trop souvent l'un des mobiles principaux de nos révolutions médicales.

Il y a des opinions que semble favoriser notre nature : celle-ci est du nombre ; elles sont inséparables de la faiblesse et de la diversité des esprits. On a souvent, dans l'art de guérir, substitué des préjugés à d'autres préjugés. Les médecins sont hommes ; ils ne peuvent se défendre des erreurs de leurs contemporains : car l'imagination tend perpétuellement à substituer le merveilleux à la réalité.

Les théories du docteur Broussais seront toujours susceptibles de recevoir deux interprétations. Toujours elles auront des sectateurs aveugles, et d'autres dignes d'estime, parce que les uns prendront les mots au sens propre et vulgaire, et que les autres les concevront sous un autre point de vue.

Cependant ce sont les mêmes théories qui ont jeté M. Broussais dans un système erroné qui a enfanté des sophismes que ces fauteurs prennent pour du génie, en se croyant les réformateurs de la science, comme si leurs faibles efforts pouvaient ébranler un monument consolidé par vingt siècles et élevé par tant de mains illustres ! C'est à l'aide d'une fausse théorie *qu'il s'est obstiné à ne voir la source des maladies que dans les vaisseaux sanguins ; tout le mal fait en médecine n'a dû sa naissance qu'à des théories fausses sur lesquelles on bâtissait des systèmes plus faux encore.*

L'esprit médical s'agite de mille manières, afin de parvenir à la connaissance des principes de notre organisation, et de dissiper des incompréhensibilités inhérentes à l'art de guérir ; mais n'emploie-t-on pas, pour y parvenir, les méthodes les moins favorables ? L'observation, l'expérience, l'analyse peuvent seules arracher à la nature des secrets qu'elle a dérobés à notre intelligence.

Admettons avec prudence et circonspection une

théorie qui n'est pas basée sur des faits positifs. Si elle est reconnue fautive, si les abus qui en émanent sont dangereux et meurtriers, qu'elle soit à jamais bannie du domaine de la science.

Une application mal entendue de quelques ouvrages de médecine a provoqué le système des sangsues. M. Broussais a donné trop d'extension à cette nouvelle influence. On a droit de s'étonner que des principes, lumineux et féconds en applications utiles, aient donné lieu au développement d'une doctrine encombrée de mots insignifians : doctrine où les élèves et les jeunes praticiens ne savent point trouver le fil qui doit les diriger dans ce labyrinthe. Ils croient avoir tout dit, tout approfondi, en répétant à l'envi les mots consacrés, *phlegmasie*, *gastro-colique*, *gastro-entérite*, *gastro-duodénite*. Que de pages ne faudrait-il pas pour décrire les abus de la nouvelle doctrine ! Parmi les reproches adressés à cette méthode, s'il en est qu'un examen attentif détruit entièrement, il en est d'autres qui seront l'objet de controverses éternelles.

Cette lumineuse théorie de l'inflammation, ces faits si nombreux, si concluans, que prouvent-ils en définitive? que ne laissent-ils pas à désirer?

Les irritans morbifiques occultes sont sans doute en très-grand nombre ; car une multitude de maladies présentent pour symptôme une irritation locale ou générale, et cette irritation a certainement une cause qui est la maladie elle-même : cette cause échappe à nos sens, et nous n'en voyons que les effets.

Prompt à s'emparer des idées de Chirac, Bordeu, Prost, etc., et recevant d'heureuses inspirations des ouvrages des Secréta, des Sylva, des Thomassini et de leurs successeurs, M. Broussais s'est fort habilement servi de tout cet échafaudage pour établir son système favori, que ses élèves enthousiastes ont prôné avec toute la chaleur du jeune âge et l'entraînement des formes nouvelles.

Nous ne suivrons pas ce nosologiste dans ses classifications assez bizarres ; nous dirons seulement qu'après avoir exploité le vaste champ des phlegmasies chroniques, il s'est rejeté sur les aiguës, nous menaçant de localiser toutes les maladies.

C'est ainsi qu'entraîné, dominé par une idée exclusive, le chef de la doctrine nouvelle a voulu rapporter toutes nos affections aux phlegmasies, et dès lors, ne voyant plus qu'un traitement convenable, il nous a condamnés à être dévorés vifs par les avides sangsues : il fallait verser du sang, *quand même !*

C'est donc en vain qu'on a voulu protester contre les opinions du docteur Broussais, le convaincre que dans mille circonstances, par sa méthode meurtrière, on avait immolé, etc., etc. ; que les nombreuses autopsies cadavériques faites dans l'hôpital militaire du Val-de-Grâce prouvaient que M. Broussais a perdu plus de malades que ses collègues, comme il est aisé de s'en convaincre en lisant ce qui a été inséré dans le numéro du mois de mars de *la Revue Médicale*, et en jetant un coup d'œil sur le tableau de l'état quinquennal de l'hôpital du Val-de-Grâce, tableau numérique des militaires traités dans les divisions respectives des médecins de cet hôpital ; dont il résulte qu'il est mort plus de monde dans les salles de M. Broussais que dans celles de ses confrères. Le lecteur est obligé de se rendre ici à la puissance des chiffres ; c'est un langage qui ne ment jamais. Ce résultat n'a pas besoin de commentaires, il parle plus haut que tous les raisonnemens.

M. Broussais a prétendu être un habile médecin, c'était une chose convenue entre ses amis et quelques-uns de ses malades ; mais d'autres habiles médecins auraient bien pu nier ce qu'il affirmait, et, pour en citer deux qui en valent quelques autres, Bichat et Barthès n'ont point deviné sa méthode.

« Dans l'état de maladie, dit Bichat, tous les phéno-
« mènes qui supposent un trouble dans nos fonctions

« dérivent évidemment de ces propriétés : inflamma-
« tion, formation du pus, induration, hémorragies,
« augmentation contre nature, ou suppression des
« fonctions..... »; voilà une série de symptômes morbifiques qui supposent une lésion ou trouble quelconque. Plus loin, en parlant de l'application de sa doctrine à la matière médicale, dont les imperfections
lui étaient si bien connues, il ajoute : « Nous avons
« vu que, dans les inflammations, il y a exaltation de
« la sensibilité organique et de contractilité insen-
« sible : eh bien! diminuez cette exaltation par les ca-
« taplasmes, les fomentations, les bains locaux, etc.
« Dans certaines infiltrations, dans les tumeurs blan-
« ches, etc., s'il y a diminution de ces propriétés,
« exaltez-les par les applications de vin, de toutes les
« substances qu'on appelle fortifiantes. » (*Traité d'A-
natomie générale*, tome Ier.) Mais nulle part il ne parle
de sangsues.

Barthès, dans son *Mémoire sur le Traitement méthodique des fluxions*, dit qu'il a très-fréquemment
observé des fluxions inflammatoires sur les yeux, qui
auraient été d'abord faciles à résoudre, devenir ou
fort graves ou longtemps rebelles, parce qu'on avait
appliqué des sangsues dans leurs premiers temps et
sans avoir fait précéder une évacuation générale convenable.

M. Broussais n'était pas le coryphée de l'hôpital du Val-de-Grâce, et Bichat était l'aigle de l'Hôtel-
Dieu; Barthès était professeur-chancelier de l'Univer-
sité de Montpellier. Ne prononçons-nous pas leurs
noms avec vénération? Leur savoir et leur génie ont
acquis une si puissante autorité, que ce n'aurait pas
été offenser M. Broussais que d'attendre, pour préférer
son opinion à la leur, qu'il eût atteint le même degré
de renommée.

Une faible douleur dans la tête, une palpitation de
cœur, occasionnées par une affection mentale, enfin la

plus petite indisposition nécessitent-elles la visite d'un médecin, les sangsues ne manquent pas d'être ordonnées, et rigoureusement ordonnées. Heureux encore le malade qui en est quitte pour son sang et son argent, et qui peut conserver la vie à ce prix ! Funeste conséquence de la manie de raisonner sur les fantômes de l'imagination qui égare, et non sur les résultats de l'observation qui instruit !

On ne consulte point son malade ; on n'attend point qu'il donne lui-même la description des symptômes de sa maladie. « *Des sangsues ! des sangsues !* lui crie-t-on du seuil de la porte. — En quel nombre ? — *soixante, quatre-vingt* [1]. — Mais le malade est sans force ; il a quatre-vingts ans. — Eh bien ! quatre-vingts sangsues et la diète lui rendront les forces. » Cependant les sangsues ne produisent aucun résultat satisfaisant : un nombre plus ou moins grand de ces vers se trouve encore prescrit sur une nouvelle ordonnance, comme si le médecin pouvait indiquer exactement celui des palettes de sang qu'il fallait encore verser.

Aussi avons-nous vu quelques-uns de ces infortunés malades échappés à cette médecine sanguinaire, être réduits à l'état le plus déplorable. Lorsque nous les questionnions sur la cause de leur situation, ils nous nommaient d'abord le médecin, puis nous parlaient de trois et même de quatre centaines de sangsues qu'il leur avait ordonnées. Une conduite plus barbare peut-elle s'imaginer ?

En parlant, dans le chapitre qui précède, des dangers de la saignée, nous pensons bien avoir réfuté la

---

[1] A la honte de notre profession, l'aveuglement a été poussé jusqu'à cet horrible excès. Des malades ont expiré sous les sangsues. Pour quelques autres les signes d'une fin prochaine n'ont pas empêché le médecin d'insister sur une nouvelle prescription de sangsues, et il a imputé la mort du malade à la volonté des parens, qui avaient refusé de consentir à une nouvelle application de ces reptiles.

théorie sur laquelle se fonde la mode odieuse des sangsues. Nous ne mentionnerons donc ici que les inconvéniens graves de cette espèce de saignée : puissions-
nous ajouter encore à l'horreur que la forme hideuse
de ces vers inspire déjà au malade! Indépendamment
de la pâleur du visage, de la faiblesse, de l'anxiété.
souvent même des vomissemens, la douleur qui résulte de la piqûre de ces animaux est si vive, que
presque tous les malades condamnés à en éprouver
les atteintes jettent les hauts cris. Cette douleur persiste tout le temps que dure la succion; c'est sans
doute parce que la bouche de ces reptiles s'enfonce de
plus en plus dans les chairs pour y puiser du sang. Mais
c'est lors de l'incision que leurs triples dents font à la
peau qu'elle est le plus intense. On conçoit que des instrumens aussi aigus, pénétrant dans des parties dé-
licates et nerveuses. causent une douleur d'autant
plus forte qu'on est plus irritable. et que la partie à
laquelle les sangsues sont appliquées soit le siége d'une
douloureuse maladie [1].

Les sangsues appliquées sur une partie quelconque
produisent toujours deux effets bien distincts : non-
seulement elles irritent la partie sur laquelle elles sont
posées. à cause de l'effet de cette douleur, mais encore
par la succion elles déterminent bien certainement le
sang à s'y porter avec violence. Or, comme elles sont
presque toujours posées dans des cas d'inflammation,
et que la douleur et l'afflux du sang forment les prin-

---

[1] Un malade fait venir le docteur Broussais; il se plaint d'une
douleur dans le bas-ventre ; aussitôt ordonnance d'appliquer vingt
sangsues sur cette région et autant à l'anus. Le lendemain, le docteur revient, point d'amélioration; le mal persiste, aussitôt cent
sangsues sont ordonnées; le malade de se récrier sur l'impression
douloureuse qu'il éprouverait ; mais enfin, dit-il au docteur, si
vous étiez à ma place en feriez-vous appliquer cette quantité
sur votre bas-ventre? On dit que cet argument *ad hominem* in-
terloqua l'imperturbable M. Broussais.

cipaux symptômes de l'inflammation, on augmente le mal au lieu de le diminuer.

On voit souvent se manifester, autour des piqûres, des cercles inflammatoires qui, se réunissant, se confondant, occasionnent bientôt un prurit insupportable. Si on se laisse aller au besoin pressant qu'on éprouve de se gratter, il peut en résulter un érysipèle local, des espèces de petits flegmons autour de ces incisions trop rapprochées.

Les sangsues mordent souvent avec difficulté, soit qu'elles n'aient pas été suffisamment affamées, soit que l'odeur de la partie sur laquelle on les applique révolte leur odorat subtil; ces vers serpentent alors sur la peau, en hésitant à s'y appliquer. Pour remédier à cette vague inquiétude et les empêcher de ramper sans fin, on les renferme sous des verres étroits; alors elles mordent toutes ensemble au même point, et ces piqûres réunies ne forment bientôt qu'une vaste plaie.

Ces hideux et dégoûtans reptiles, quelle que soit l'espèce, se gorgent de sang avec une voracité qui a passé en proverbe; leurs dents coupent dans toute leur étendue, ce qui tient à l'espèce d'érection qu'elles ont dans la succion. Leur voracité est telle qu'ils ne cessent de s'abreuver de sang que lorsque enfin, succombant d'épuisement et de plénitude, ils n'ont plus la force de s'ingérer. Non-seulement l'avide sangsue paie de sa vie sa gloutonnerie de quelques instans, mais encore elles se dévorent entre elles. M. Vauquelin a fait la remarque, et tous les pharmaciens ont pu la vérifier, que, si un très-grand nombre de ces vers est renfermé dans un vase étroit, bientôt les plus forts sucent et tuent les plus faibles.

Abandonnées à elles-mêmes, n'arrive-t-il pas encore qu'une sangsue, se trompant de route, s'insinue, à l'insu du patient, dans quelque organe où la main ne saurait plus l'atteindre et dont elle ne peut attaquer le tissu sans compromettre notre existence? M. le docteur Double, dans le *Recueil périodique de la Société de médecine de Paris*, a publié une observation qui devrait enfin faire abandonner l'emploi de ces vers sanguivores.

Une dame avait les gencives fortement phlogosées, particulièrement à leur face interne, et le foyer de cette irritation semblait correspondre à la seconde dent molaire du côté gauche de la mâchoire. Elle croit qu'elle parviendra à se soulager en dégorgeant le lieu enflammé par l'application d'une sangsue; mais à peine introduite dans la bouche, cet animal se dirige vers le pharynx, et la malade l'avale involontairement. Elle croit vainement pouvoir s'en délivrer à l'aide de quelques clystères. Bientôt, vive cardialgie, sentiment d'érosion dans l'intérieur de l'estomac; parfois mouvemens convulsifs dans les membres et dans les muscles de la face, fréquence et irrégularité dans le pouls, agitation universelle, visage pâle et décoloré. La voyant frappée de terreur, dans cette circonstance déplorable, le médecin que nous venons de citer se hâta de mettre en usage un moyen qui lui fut suggéré par les expériences de Bibiéna. Il lui administra, de distance en distance, quatre doses d'un verre d'excellent vin rouge. Aussitôt ces terribles accidens parurent se calmer. La quatrième dose surtout provoqua un vomissement qui fit rejeter à la malade, avec la sangsue morte et desséchée, beaucoup de matières glaireuses, mêlées de quelques grumeaux d'un sang noirâtre. A ce remède on fit succéder un régime adoucissant, on administra l'eau de gruau, et dans l'espace de huit jours seulement la malade recouvra la santé.

Est-il certain qu'on ait toujours de l'excellent vin à sa disposition, ou qu'un tel remède produise le même effet sur tous les tempéramens et sur tous les âges? et si la sangsue s'insinue par l'anus ou le vagin, ne faut-il pas alors recourir aux lavemens, aux injections salées.

4

et dépouiller ainsi ces parties des mucosités destinées à en lubrifier les parois? Aussi a-t-on vu des exemples fréquens de personnes qui ont succombé aux accidens causés par les piqûres des sangsues à l'intérieur; tel est celui que rapporte *Jacutus Lusitanus* (*Med. Princip.*, lib. 1. p. 6), d'une personne qui mourut, au bout de deux jours, de la piqûre d'une sangsue qui s'était introduite, par mégarde, dans les fosses nasales. Tels sont encore les différens traits observés en Égypte par Larrey, lorsque l'armée française se trouvait campée sur les bords de certains étangs infestés de ces animaux, et dont les soldats étaient obligés de boire les eaux.

Les praticiens ont eu l'occasion de rencontrer plusieurs cas semblables, et ils en rapportent même où quelques individus ont succombé; en vain avait-on essayé de fermer les piqûres avec de l'amadou, de la charpie, de la colophane. M. le professeur Richerand a été assez heureux, grâce à sa présence d'esprit, pour s'opposer avec succès à une hémorragie considérable, survenue au cou de son propre enfant par une piqûre de sangsue que rien ne pouvait arrêter : il y remédia sur-le-champ en faisant rougir le bout d'une clef et en l'appliquant sur le point d'où partait le sang. Il est probable que cette hémorragie était due à ce que la sangsue avait ouvert un ramuscule sanguin superficiel plus gros que ceux qu'elle perce ordinairement.

Les faits qu'on peut nous opposer seraient très-probans, s'ils étaient constatés par une commission nommée par l'Académie royale de Médecine, si le rapport était impartial; mais ils ne sauraient détruire d'autres faits, fondés sur une expérience journalière et suffisamment éprouvée.

Nous n'ignorons pas que nos adversaires ne manquent point de sophismes en faveur de leur doctrine; et certes, tout en faisant ruisseler le sang, il en faut un assez grand nombre pour échapper aux reproches d'une homicide négligence. Ils nous opposeront différentes circonstances où la nature provoque et produit spontanément des éruptions sanguines ou différentes lésions qui font couler impunément le sang, et surtout ils n'oublieront pas de nous faire une longue énumération des diverses guérisons, plus merveilleuses les unes que les autres, qu'on ne saurait, selon eux, attribuer qu'à la saignée des sangsues.

Nous répondrons à la première allégation, que la nature, qui élabore le sang et qui n'en produit que la quantité nécessaire aux besoins de notre organisation, en formant le tissu des vaisseaux par où ce liquide doit circuler, n'a pas oublié de destiner aussi des espèces d'égouts, si nous pouvons nous exprimer ainsi, par lesquels le trop plein doit s'écouler, soit périodiquement, soit extraordinairement; qu'à elle seule appartient le droit de veiller à ses phénomènes; qu'elle ne nous a accordé que celui de désobstruer les canaux, et non d'en dériver les liquides. D'un autre côté, ou les écoulemens naturels arrivent périodiquement, et alors nous n'en connaissons la nécessité que parce que la nature nous l'a apprise elle-même, et dans le cas de leur cessation, nous provoquons leur retour par les secours de l'art; ou bien ils arrivent extraordinairement sans que notre économie en souffre, et l'art se borne, dans cette circonstance, à n'y mettre aucune opposition; ou bien enfin cet écoulement est accompagné de symptômes morbifiques, et l'art se hâte d'en interrompre la continuation et de faire cesser une effusion qui lui paraît une perte.

En second lieu, ils ajoutent que des lésions accidentelles, une amputation nécessaire, occasionnent impunément l'effusion du sang. Nous répondons qu'*impunément* n'est pas le terme. La fièvre, le tétanos, la gangrène, sont des punitions assez terribles de ces effusions, même avec l'espoir de conserver la vie, espoir qui se trouve bien souvent déçu. Dans le cas d'une amputation, de deux maux on choisit le moindre, il faut opter entre la perte de la vie ou celle d'un membre gangrené. Certes, nous sommes bien loin d'empêcher un pareil sacrifice; mais ce qui condamne encore nos adversaires dans cette objection, c'est qu'on prend toutes les précautions convenables pour que le patient perde le moins de sang possible.

Enfin, et c'est ici le plus chéri de leurs sophismes, leur amour-propre s'intéresse à son développement : ils peuvent avec orgueil y placer un *moi* ou un *nous*, et attacher à leur char de victoire des noms plus ou moins connus, ou plus ou moins faciles à connaître; *enfin, diront-ils, voilà la liste des malades que la piqûre des sangsues a rendus à la vie et à la société.*

Ce sophisme en apparence est spécieux, s'il faut s'en rapporter à la parole de quelques-uns de ces guérisseurs : mais il nous serait aussi bien facile de leur demander la liste des malades que la piqûre de leurs sangsues n'a pu rendre à la vie et à la société. Cependant, assez complaisans pour glisser sur ce dernier chef, et pour faire un acte de foi sur le premier, nous admettons la liste[1]; nous nous contenterons seulement de nier la conséquence que ces Messieurs se hâtent d'en tirer.

Nous leur répondrons : *Voilà bien des malades guéris!* mais nous ajouterons : 1° *Ce n'est point à vos sangsues que la guérison en est due;* 2° *vos sangsues n'ont fait que rendre cette guérison douteuse ou plus éloignée.*

Au reste, cette espèce de sophisme, si nous nous en souvenons encore, est désignée par cette formule latine : *Post hoc, ergo propter hoc.* Rien n'est plus commun

---

[1] Quoique cette liste hypothétique puisse être contredite, nous en faisons l'application sur une seule maladie. En 1825, la petite vérole a enlevé à Paris onze cent trente-six individus, quoique la contagion n'eût pas présenté un caractère de malignité remarquable. Les renseignemens que nous nous sommes procuré nous permettent d'avancer que, dans ce nombre, les neuf dixièmes au moins avaient subi des applications répétées de sangsues.

que ce raisonnement dans le commerce ordinaire de la vie. *Nous avons remporté la victoire après avoir vu voler un corbeau à notre droite*, disaient les anciens : *donc le corbeau est le prophète de la victoire.* Abandonnez, Messieurs, à l'ignorance un raisonnement de cette valeur. Nous prétendons qu'en attaquant le sang, vous attaquez une cause innocente de la maladie ; que dans la supposition même que le sang fût une cause de la maladie, vous l'attaqueriez encore inutilement, puisque toute la masse se trouvant corrompue, en n'en tirant qu'une partie, vous n'auriez pas épuisé le foyer de la corruption ; il faudrait nous tuer pour nous guérir ; ce qui, sans doute, sauf votre bon plaisir, serait contradictoire : donc les exemples que vous nous citez ne signifient rien autre chose, sinon que vous avez eu le bonheur de ne pas nuire en appliquant des sangsues. Que disons-nous ? si la maladie a empiré, si le mal a prolongé la durée de sa funeste influence, n'en doutez plus, ce sont vos atteintes sur le principe vital qui en sont la cause.

C'est un principe d'autant plus certain qu'il est confirmé par l'expérience, que les sangsues sont un moyen des plus infaillibles pour faire d'une légère indisposition une longue et souvent douloureuse maladie. Cette meurtrière découverte laisse aux humeurs un espace vide dont elles s'emparent pour y faire plus de ravages. C'est ce vide qui procure quelquefois au malade un soulagement trompeur et de courte durée. Chassez donc les humeurs, et le sang circulera avec bien plus de liberté. La nature elle-même ne milite-t-elle pas en leur faveur ? S'il a fallu peut-être des siècles avant qu'on se décidât à ouvrir une veine ou une artère, a-t-il fallu autre chose que l'impulsion de l'instinct pour nous faire recourir aux moyens purgatifs ? Qui peut ignorer que la nature a soin de répandre autour de nous, soit dans le règne végétal, soit dans le règne minéral, ces matières évacuantes, et que, si l'homme était encore neuf, si les abus journaliers, si l'excès de la paresse ou celui de la fatigue, la contagion des richesses ou le méphitisme de la pauvreté n'avaient point altéré sa constitution primitive, les plantes purgatives auraient suffi pour provoquer la fonction déjective du canal alimentaire? Mais comme les habitudes vicieuses lui ont fait contracter, pour ainsi dire, une nouvelle nature, et que les raffinemens de l'art ou des passions sont venus compliquer la cause de ses souffrances, l'art du médecin s'est vu forcé de compliquer à son tour ses moyens de guérison, et de chercher à découvrir, par une expérience constante, celle de ses combinaisons qui atteindrait plus éminemment le but.

Vous dites, Messieurs, que les sangsues sucent le mauvais sang : singulière assertion! Qui vous a fait cette confidence? qui a pu vous prouver que les sangsues avaient le goût dépravé, au point de s'abreuver de ce sang *mauvais* que vous admettez, ou de ce sang *caillé* ou *corrompu*, quand il existe dans quelques parties?

Lorsque le malade meurt, vous ne manquez pas de dire que c'est un anévrisme qui a occasionné sa mort; pourquoi ne pas l'attribuer à votre abus de sangsues? car enfin le mode de débuter par les saignées que l'on continue jusqu'à extinction, sans observer que la diminution du volume du sang détruit l'action tonique des vaisseaux, ne peut-il pas tuer le malade? C'est ainsi que le vide causé par la soustraction habituelle du sang favorise l'infiltration dans plusieurs maladies, et surtout dans les diverses hydropisies, de même que dans l'apoplexie, où elle ôte à la nature le pouvoir de réagir. « On « a la prétention fâcheuse, dit le docteur Castel, de ré- « tablir l'action des organes de la vie extérieure, et d'a- « paiser le trouble de la circulation dans les premières « heures qui suivent l'attaque. Les vaisseaux restent « ouverts jusqu'à ce que le pouls s'affaisse : aussi le nom- « bre de ceux qui survivent à cette maladie est plus « petit qu'il n'était autrefois. »

Qui ne sait que la plupart des maladies commencent et

finissent par des crises? Mais tous les médecins n'ayant pas également le talent de les prévoir ni la sagesse de les respecter, quelle sera donc la boussole qu'il faudra consulter pour l'application des sangsues, puisqu'il est reconnu que leur morsure occasionne une perturbation de ces mêmes crises?

Les assertions peuvent être réfutées, les faits seuls peuvent convaincre. Les abus se multiplient tellement que les craintes sont réelles, même parmi les personnes bien portantes; aussi recueillent-elles avec empressement toutes les anecdotes qui peuvent convaincre certains docteurs, atténuer cette manie saignante et les garantir de l'investigation du système piquant. L'ambassadeur du roi de Prusse, digne de foi, dont la véracité ne doit pas paraître suspecte, et qui nous croyait de cette *secte exténuante*, nous racontait un jour dans la société d'une dame douée d'un esprit supérieur (M*me* la comtesse de Bomh), qu'un médecin nommé F*** avait fait appliquer, pendant le cours d'une seule maladie, dix-huit cents sangsues. Nous lui demandâmes quel en avait été le résultat. — Comment pouvez-vous douter, nous répondit-il, que le malade n'ait succombé à cette prescription? M. Goetz, ministre de la confession d'Augsbourg, ajouta que le médecin de M. Martainville, un des rédacteurs du *Drapeau blanc*, lui avait prescrit la piqûre de cent sangsues aux doigts atteints de la goutte. Tout le monde sait que M. Martainville est mort goutteux. Le docteur Broussais dirait : Il fallait en mettre encore! Encore! Mais nous ne pensons pas que M. Martainville, après avoir été si inutilement martyrisé, aurait aventuré encore un de ses doigts, à moins que ce ne fût pour mettre les sangsues à l'*index*.

Plusieurs autres exemples ont un peu déconcerté les partisans exclusifs de la nouvelle École, en leur faisant essuyer, depuis quelque temps, plusieurs désappointemens fâcheux. Les prôneurs de cette méthode *sanguinolente* ont eu la douleur de voir ceux-là mêmes qui la

préconisaient jadis y renoncer dans plusieurs occasions
récentes.

Le docteur Marcet avoue qu'il prescrivait même des
sangsues dans le rhumatisme aigu ; mais que, s'étant
aperçu qu'elles le prolongeaient des mois et même des
années, il les abandonna pour s'en tenir aux purgatifs
et aux sudorifiques, et qu'alors la maladie ne durait que
sept à huit jours. Les sangsues, dit-il, s'opposaient à la
coction de l'humeur.

Plusieurs médecins finissent enfin par avouer que les
sangsues sont souvent en défaut. Il est arrivé à ces Messieurs ce qui arrive à quiconque cherche à mettre ses
idées à la place de l'observation, et le système à la place
de la nature. En effet, peut-on fonder un principe général sur quelques observations, surtout quand d'autres
aussi authentiques viennent le contredire ?

Une erreur reconnue est souvent une vérité acquise,
a dit très-judicieusement M. Renauldin, dans sa belle
introduction du *Dictionnaire des sciences médicales*.
Déjà cette assertion se justifie, puisque les professeurs
des Facultés de médecine de Montpellier, de Strasbourg,
partagent l'opinion du plus grand nombre de leurs
confrères de la Faculté de Paris, et reviennent enfin à la
médecine hippocratique, faisant ainsi justice des idées
purement hypothétiques de la nouvelle méthode.

L'expérience et le temps font tôt ou tard la part des
innovations ; ils apprennent à quels fâcheux excès le
fanatisme *broussaïste* peut conduire, le besoin de combattre non-seulement les principes dangereux des fausses théories, mais encore d'en surveiller les applications
et d'en dévoiler les erreurs en pratique ; ils nous for-
cent enfin à revenir aux doctrines hippocratiques, sanctionnées par vingt-trois siècles d'observations, d'expériences, que les novateurs n'ont point abandonnées,
mais seulement délaissées par une paresseuse routine.

Cependant M. Broussais, malgré ces imposantes autorités, prétend soumettre toutes les affections mor-

bifiques auxquelles notre triste humanité est exposée, au système qui le séduit ; ce médecin, qui veut bien convenir que les maladies scorbutiques *humorales* prennent leur source dans une composition vicieuse du sang, reconnaît que la débilité, sur laquelle on a tant insisté, n'est qu'un effet secondaire, et non la cause principale des effets qui les caractérisent. D'après lui, on observe dans ces maladies : 1° altération du sang à la suite d'une mauvaise alimentation ; 2° irritation des membranes muqueuses ; 3° affaiblissement et bientôt anéantissement de la contractilité musculaire ; 4° obstacle à la circulation, produit par la débilité du cœur ; 5° enfin, irritation plus ou moins considérable des vaisseaux capillaires sanguins dans tous les organes, extravasion du sang, destruction des parties, et au milieu d'un désordre aussi général, intégrité des fonctions et de la texture du système nerveux. Mais, fidèle à son système, ce professeur de médecine militaire ' ajoute que les molécules étrangères que contient le sang, et qui proviennent de l'usage longtemps continué des viandes salées, fumées ou avariées, quelles que soient d'ailleurs les qualités de l'air, de l'eau, et les autres circonstances qui environnent les malades ; que ces molécules étrangères, disons-nous, exercent une irritation qui se manifeste d'abord dans les tissus les plus sensibles, tels que les membranes muqueuses, la peau, etc. Il suppose, par conséquent, qu'on trouve sur les cadavres scorbutiques des *phlegmasies* de toutes espèces, des *gastrites*, des *entérites*, des *péritonites*, des dépôts purulens et des gangrènes dans la plupart des organes parenchymateux, et il s'élève avec force contre les médecins qui voudraient séparer les inflammations des autres affections du même genre et les considérer comme réclamant un traitement op-

---

' C'est à l'hôpital du Val-de-Grâce qu'il faisait un cours à ses élèves.

posé. (*Journal complémentaire*, juillet, pag. 58-42.)
Tout irait bien dans cette exposition, si le scorbut suivait nécessairement le long usage des viandes salées,
et si ceux qui n'en usent jamais ne devenaient pas scorbutiques; si les phénomènes de la maladie et les autopsies cadavériques annonçaient et présentaient ces éternelles *gastro-entérites* ou des *péritonites*; si enfin les
saignées locales étaient de bons moyens curatifs, comme
elles peuvent l'être quelquefois dans d'autres circonstances; mais il n'en est pas ainsi, certes, pour les trois
périodes; quant à la quatrième, ce serait inévitable-
ment provoquer des hémorragies mortelles que de
pratiquer des émissions sanguines par les sangsues,
surtout à l'époque avancée où quelques symptômes
commencent à simuler l'inflammation.

Enfin l'auteur de la *Médecine physiologique* a été
plus loin : les maladies vénériennes invétérées, dit-il,
doivent céder aux antiphlogistiques, les sangsues et
la saignée (*Examen*, prop. CDVI); et aussitôt deux
de ses élèves, séduits par cette théorie, ont essayé de
la confirmer par une expérience, courageuse sans doute,
mais qui n'en est pas moins téméraire, en s'inoculant
au bras du pus syphilitique, comme on le pratique dans
la vaccination : les sangsues ont été appliquées, et l'on
s'est abstenu avec soin de toute préparation mercurielle.
Qu'en est-il résulté? chez l'un des expérimentateurs, cette
inoculation a été suivie d'engorgemens aux glandes de
l'aisselle, qui ont été traités seulement par les antiphlogistiques, parce que la théorie, qui nie l'existence
des virus, ne reconnaît pas l'effet spécifique du mercure. Les glandes sont venues à suppuration, et le plus
affreux délabrement a eu lieu dans l'aisselle.

Chez le second, la piqûre s'est ulcérée, un chancre
s'est développé. Traité de la même manière que le bu-
bon, l'ulcération a fait des progrès alarmans; mais
l'élève, persistant et s'obstinant à réitérer l'application des sangsues, elle parvint à un tel point, qu'ef-

frayé des dangers qu'il courait, l'expérimentateur con-
sulta enfin un des professeurs de la Faculté, qui lui déclara qu'il fallait au plus tôt recourir à l'emploi du
mercure. Mais la tête exaltée du jeune Broussaïste
s'égara, et l'infortuné se suicida bientôt, en s'ouvrant
l'artère crurale.

Cette effrayante expérience et 'cette sanglante catastrophe doivent servir de leçons. Que les jeunes médecins sachent donc et n'oublient jamais que les sangsues ne guérissent pas les affections vénériennes;
qu'ici, comme dans toutes les maladies avec cause
jointe, il y a deux choses distinctes : d'une part, l'altération virale, qui n'est qu'un effet, et ensuite le
principe ou la cause qui a déterminé et qui entretient
cette altération. Les sangsues pourraient bien modérer
l'irritation du virus, mais certainement elles ne peuvent rien contre le virus lui-même.

L'application de ces vers sur une parotide engorgée
dans un malade à peine convalescent d'une fièvre continue avec adynamie, l'a fait mourir le jour même
de la saignée, et l'on rappporte qu'une femme, traitée
en province pour une obstruction au foie, étant venue à
Paris, y fut bientôt affectée d'une *péripneumonie intense* : saignées et sangsues sur l'épigastre, comme de
raison ; mais les piqûres deviennent noires sans avoir
donné du sang; application nouvelle de quarante de
ces reptiles sur l'hypocondre ; à peine peuvent-ils se
remplir, et la malade ne cesse de pousser des gémissemens douloureux : elle meurt enfin le surlendemain.
Le cadavre ouvert, que voit-on ? que cette *péripneumonie intense* aurait été appelée, dans l'ancien temps,
une *hépatite* compliquée *de la gastro-entérite.* Mais,
comme on s'était trompé, on ne voulut pas en convenir. L'autopsie prouva clairement que si l'ont eût pra-
tiqué une nouvelle saignée ou appliqué quelques
sangsues, la malade aurait succombé à l'instant même
sous la lancette ou sous la succion de ces vers. Six

jours d'acuité chez un sujet attaqué d'une phlegmasie aiguë, entée sur une chronique, siégeant dans les principaux viscères, c'en est assez pour que le coup soit mortel. Et lorsqu'en pareil cas on trouve un pouls *obscur* et *fugitif*, toute la périphérie privée de sang, il est absurde d'évacuer celui qui reste, puisqu'il peut à peine soutenir l'action du cœur. Ici donc il existait une affection chronique du foie, qu'on a méconnue; l'abus des saignées et des sangsues a précipité la malade au tombeau : triste résultat de l'aveuglement et de la cruelle obstination des médecins soi-disant physiologistes.

Les partisans de ce système nous menacent, pour tout concilier, de créer des subdivisions qui vont encore embrouiller une doctrine dont l'obscurité, impénétrable pour le vulgaire, sera bientôt délaissée, même par les jeunes médecins.

Ces observations subsistent encore pour le traitement employé contre les affections morbifiques du cœur. Les individus qu'agitent de grandes passions, et principalement les orateurs que l'exercice soutenu et trop prolongé de la parole dispose aux maladies particulières à cet organe, si nombreuses de nos jours, pourraient vivre (choses égales d'ailleurs) quinze et même vingt ans de plus, à l'aide d'un traitement palliatif et des moyens hygiéniques consignés dans cet ouvrage. Eh bien! qu'a fait M. Broussais et que font ses partisans dans cette occurrence? ils ne parlent que de l'excès des forces vitales, il faut les affaiblir : et quel moyen plus *héroïque* que les sangsues?

Ne savent-ils donc pas que le cœur est placé trop profondément pour concevoir l'espoir d'en diminuer le volume par des agens aussi impuissans que les émissions sanguines? Le vitalisme de cet organe ne peut être

---

* Le général Foy a succombé à une *hypertrophie du cœur*; et cependant il a subi l'application des inévitables sangsues.

atteint que par des moyens généraux qui peuvent exercer une grande influence sur la circulation du sang et
l'organisation en général. Mais la vitalité du cœur étant
aux autres organes comme 10 à 51, si l'on persiste,
par l'application des sangsues, à la faire redevenir à 5.
il s'ensuivra naturellement que la vitalité de l'organisme tout entier se trouvera en même temps réduite
à zéro, c'est-à-dire que la mort sera l'inévitable conséquence d'une pratique aussi meurtrière.

Non-seulement les maladies scorbutiques, la syphilis
et l'hypertrophie du cœur sont combattues par les
sangsues, mais on fait plus encore : on prétend, par
leurs fréquentes applications, prévenir ou arrêter les
ravages de la phthisie pulmonaire ! Citons le précepte
du docteur Broussais.

« Il faut enlever le catarrhe bronchique, attaquer la
« phthisie par des sangsues posées à la partie inférieure
« du cou, autour des clavicules, et même sous les ais-
« selles. » Mais cette pratique ne prolongera-t-elle pas
la durée de la maladie, n'en rendra-t-elle pas la guérison impossible ? Quoi ! aux deuxième et troisième degrés de la phthisie, lorsque le poumon est déjà tuber-
culeux, vous voulez encore répandre du sang ! Mais
l'excessive maigreur, la pâleur plus effrayante encore
du phthisique, ne vous annoncent-elle pas que la vie
l'abandonne, qu'elle va lui échapper, sans qu'il soit
besoin de le torturer à ses derniers momens ?

Ces résultats n'ont pas besoin de commentaires plus
circonstanciés.

C'est donc vainement que l'on veut assujettir à une
règle fixe et invariable une science si variée, que l'on
pourrait presque la nommer la science des exceptions.
Les indications changent suivant une multitude de circonstances ; il est donc impossible de persister toujours dans la même marche, puisque la même mesure
ne peut servir pour tous les cas.

La médecine ne doit connaître aucun *ultracisme*.

N'admettons que les vrais principes, et puisqu'un système faux est nécessairement un système dangereux, ne craignons pas d'opposer à la doctrine physiologique ses propres faits et ses propres désastres.

Cette fureur opiniâtre d'appliquer des sangsues n'est pas seulement dirigée contre les hommes et les femmes, mais il faut encore que l'enfance soit en proie à leurs morsures. Combien de fois n'avons-nous pas appris que ces partisans de la saignée, ces praticiens à la mode, ces zélateurs de la nouvelle doctrine ont attaqué même la coqueluche par l'application des sangsues! Funeste erreur! Enlever du sang à des enfans au berceau, à des *rudimens* de l'humanité, si nous pouvons nous exprimer ainsi! En ont-il de reste pour grandir et se fortifier? Hélas! il faudrait plutôt leur en donner, s'il était possible.

Nous avons vu périr un enfant par l'effet des sangsues. Le médecin en ordonne l'application et il sort. Ces vers parviennent quelquefois à percer le tissu d'un ramuscule artériel, d'une veine; on laisse couler le sang; ou veut l'arrêter, mais cela devient impossible. Tout le monde ne sait pas appliquer de l'amadou, de la colophane, ou bien cautériser; le médecin n'est pas là; et pendant qu'on court l'appeler, le fleuve de la vie s'épuise et les secours de l'art deviennent impuissans.

La constitution des enfans est caractérisée par une surabondance de fluides blancs, par la mobilité du système musculaire, un excès de susceptibilité nerveuse et l'influence du tube intestinal. L'enfance est en quelque sorte une ébauche de la vie. A cette époque, les organes sont plutôt indiqués que développés. Il faut donc veiller à leur perfectionnement, puisqu'ils doivent tant influer par la suite sur la santé et la durée de l'existence.

Cet avis, que nous donnons à toutes les mères en général, s'adresse plus particulièrement aux familles parisiennes qui, reléguées dans des rues étroites et humides, dans des appartemens obscurs et peu aérés, adonnées à des professions qui réclament de l'espace et de l'air, et qu'elles exercent sans air et sans espace, ayant souvent la même chambre à coucher pour atelier et pour cuisine, doivent plus impérieusement les préserver du système de M. Broussais.

En désapprouvant l'abus des sangsues, nous devons faire observer à nos lecteurs qu'une des raisons qui les fait préférer aux saignées, c'est que le médecin qui ordonne une saignée a besoin du chirurgien, qui commente souvent la prescription médicale et quelquefois même refuse d'y souscrire; au lieu qu'en prescrivant les sangsues, le médecin devient le seul arbitre de la maladie, car il peut compter sur l'obéissance aveugle des garde-malades, qu'il charge de les appliquer.

Notre assertion est confirmée par un paragraphe que nous puisons dans le *Dictionnaire des Sciences médicales*, volume XV, page 254. « Qu'il nous soit
« permis, disent MM. Fournier et Vaidi, auteurs de
« l'article, de nous élever ici contre l'usage qui s'est
« introduit depuis plusieurs années de remplacer les
« saignées générales par l'application des sangsues sur
« diverses parties du corps, même aux bras, aux cuis-
« ses et aux jambes : il suffit de connaître les lois de la
« circulation du sang pour se convaincre du peu de suc-
« cès qui doit résulter de pareilles saignées locales. Ce
« n'est point, ainsi que le pensent quelques personnes,
« par un préjugé contre la saignée générale, que beau-
« coup de praticiens s'obstinent à y substituer l'appli-
« cation des sangsues. Nons croyons trouver la vraie
« raison de cet usage préjudiciable dans les abus qui se
« sont introduits dans la pratique de la médecine. Un
« seul homme veut souvent envahir les deux branches
« de l'art; un vieux médecin, qui ne sait point saigner,
« fait appliquer des sangsues pour n'être point obligé
« d'avoir recours à un chirurgien, soit qu'il veuille
« rester seul investi de la confiance de son malade.

« soit qu'il craigne de voir le chirurgien lui refuser
« son ministère, parce que, à leur tour. plusieurs chi-
« rurgiens. par un orgueil mal entendu, dédaignent
« d'exécuter les ordonnances de leurs confrères les mé-
« decins. »

L'évacuation du sang, lorsqu'elle doit être prompte.
abondante. ne peut pas certainement être obtenue par
l'application des sangsues ; la phlébotomie générale doit
lui être préférée : son effet est alors à peu près certain.
La section veineuse permet au sang de s'échapper avec
rapidité. et les symptómes les plus alarmans sont,
comme le disaient métaphoriquement Baglivi et Stoll,
jugulés. suffoqués; mais. nous le demandons, dans
une péripneumonie intense, óterez-vous la surcharge
des gros vaisseaux par vos sangsues qui s'abreuvent
avec trop de lenteur ? Qu'oserez- vous espérer de leur
emploi dans les *gastrites,* les *entérites,* les *cystites*
intenses (pour parler le langage des novateurs). au
début desquelles le délire. les spasmes, des soubre-
sauts, des mouvemens convulsifs. et autres symptómes
nerveux. se manifestent fréquemment? Et, dans toutes ces inflammations, si voisines d'une fâcheuse terminaison, lorsque tous les phénoménes dépendent
d'une affection générale concomitante, croyez-vous
que des sangsues pourront faire disparaître cet appareil formidable de symptómes essentiels dont presque
toutes les phlegmasies aiguës s'accompagnent? Non,
sans doute ; et cependant votre malade n'en sera pas
moins couvert de centaines de sangsues !

Comment, en effet, ne pas se convaincre qu'une
foule de symptómes nerveux. qu'on a si souvent pris
pour des névroses, ne sont qu'un effet de phlegmasies
chroniques du foie, de la matrice? Et cependant l'exclusif M. Broussais n'a pas craint d'affirmer que toutes
les maladies dites *nerveuses* ne reconnaissent pas
d'autres causes! ce qui est certainement exagéré. Il
est donc évident que cette théorie, reposant sur des

fondement ruineux , s'écroule , pour ainsi dire , d'elle-
même.

L'abus des sangsues est d'autant plus répréhensible ,
que ces insectes sont souvent employés sans distinction de leurs espèces [1]. Il est constant que les sangsues
vertes sont souvent venimeuses , et que jadis on en re-
doutait l'usage. Celles de couleur grise sont les seules
qui pourraient être employées ; mais la grande con-

[1] Nous avons appris, depuis la publication de la onzième édition
de cet ouvrage, que des plaintes adressées à M. le préfet de police sur le fréquent emploi des sangsues, ont engagé ce magistrat
à consulter le conseil de salubrité. MM. Pelletier et Huzard ont
donc fait des recherches sur les *impitoyables* [*] sangsues et sur la
mauvaise qualité de ces vers qui sont livrés au commerce. Ces
plaintes portaient sur deux points, savoir : que certaines sangsues
produisaient des plaies douloureuses et longues à guérir, et que
d'autres ne mordaient pas. Un rapport très-détaillé, fait d'abord
au Conseil, et que l'Académie des sciences a honoré depuis de
son suffrage, a été publié sur cet objet important. Il en résulte
que , dans les deux espèces de sangsues employées ordinairement,
la grise et la verte , il y a des individus qui ne mordent pas dans
des circonstances qu'il n'a pas toujours été possible de déterminer,
et d'autres qui produisent des blessures dont la guérison est difficile. Il est des personnes d'un tempérament faible et d'une
constitution telle, que les plus petites plaies sont toujours chez
elles accompagnées d'accidens, en se compliquant souvent de
phlegmasies douloureuses et même considérables. Les personnes les
plus robustes et les mieux constituées se trouvent aussi amenées
momentanément au même état par le fait d'un maladie sporadique.
De plus , la cicatrisation de la plaie occasionnée par la morsure
s'accompagne souvent d'un prurit extrêmement incommode ; quelques malades peu patiens se frottent , se grattent , les enfans surtout ; la plaie est irritée, elle s'enflamme, s'envenime, comme l'on
dit ordinairement , et la guérison en devient d'autant plus longue.
Enfin il est des personnes extrêmement sensibles, que la morsure
des sangsues fait souffrir si cruellement, qu'elles ne peuvent s'empêcher de tourmenter ces animaux , de les arracher des plaies
qu'ils ont déjà faites , ou de les en détacher au moyen d'eau salée,
de vinaigre, d'huile , qu'elles versent sur eux.

[*] Expression de M. de Paymaurin à la Chambre des Députés.

sommation[1] qui s'en fait les rend plus rares de jour en jour.

Deux systèmes ont partagé et partagent encore l'École au sujet du siége des maladies. Parmi les médecins, les uns ont pris parti contre le sang, et regardant ce fluide comme le siége ou le véhicule le plus tenace du principe morbifique, ils l'ont attaqué et enlevé avec plus ou moins de barbarie. D'autres, ne voyant le siége des maladies que dans les humeurs, dont ils faisaient des classifications assez bizarres, ne dirigeaient leurs moyens curatifs que contre les humeurs autres que le sang. Cette dernière doctrine, très-ancienne et longtemps accréditée, peut être attaquée dans sa théorie; elle ne saurait l'être victorieusement dans son application; on pourrait démontrer l'absurdité de la prédominance *du sang, du flegme, de la pituite, de la bile jaune, de la bile noire ou atrabile,* que l'on établissait sur la différence des âges, des tempéramens et des saisons, comme on pourrait démontrer, au besoin, l'incertitude de nos classifications modernes sur ce sujet.

Nous pourrions rire de la multiplicité des humeurs qui, sous la plume de certains écrivains du dix-septième siècle, tels que Sanctorius, s'élevèrent à peu près au nombre de quatre-vingt mille. Mais c'est moins

---

[1] Nous lisons dans un relevé fait à l'Hôtel-Dieu, que six cent mille sangsues ont été employées en 1825. La prescription de ces reptiles ayant encore été plus grande en 1827, il n'est pas étonnant que, dans sa sollicitude paternelle, l'Administration générale des hôpitaux et hospices de Paris ait cherché les moyens de mettre un terme à de tels abus. Une circulaire émanée de son Conseil, et récemment adressée à tous les médecins et chirurgiens en chef des hôpitaux, se termine ainsi :

« Le Conseil général me charge de vous inviter de nouveau à « réduire le plus possible l'usage des sangsues.

« Le membre de la commission chargé du service de santé,

« *Signé* Dechazot. »

à ces auteurs qu'il faut imputer le vice des théories
qu'à l'inquiétude de l'esprit humain, qui n'accepte une
amélioration qu'après avoir cru découvrir la véritable
cause, auquel il faut des systèmes, des explications
plus ou moins satisfaisantes, et qui serait tenté de
se soustraire à l'influence la mieux constatée d'un
moyen curatif, si l'on était venu à bout de lui en
faire concevoir la marche; comme si l'homme était
conformé d'une manière propre à saisir la nature des
causes vitales, et comme si, dans toutes nos connaissances physiques, il nous était donné de voir autre
chose que des effets.

Aucune de ces deux opinions ne sera jamais portée
à un degré d'évidence capable de soumettre tous les
esprits. Nous entendons les deux partis s'écrier à la
fois que nous nous abusons; mais le prouveront-ils
par cette vague assertion? Il faudrait, pour nous confondre, qu'ils vinssent à s'accorder entre eux, et
c'est ce qui n'est pas à craindre pour nous. Quels seront donc nos défenseurs? L'expérience, l'équité, le
temps.

Si c'est sur une méthode également déplétive et ré-
vulsive que les praticiens fondent l'espoir des guérisons qui leur sont confiées, il est constant que l'on
n'obtient point par les sangsues des résultats aussi
marquans que par une méthode purgative [1], parce

---

[1] M. Hellis, médecin de l'Hôtel-Dieu de Rouen, vient de publier un ouvrage intitulé : *Clinique médicale de l'Hôtel-Dieu
de Rouen*, dans lequel il s'est contenté de la nue exposition des
faits. Son langage prouve que l'expérience commence à faire justice de cette doctrine médicale; il dit que des varioles confluentes
ont été guéries par des purgatifs et sans application de sangsues.
La secte physiologique aura-t-elle assez d'anathèmes pour accabler
M. Hellis? il les mérite bien, car voici ce qu'il pense de l'inflammation de l'estomac qui, se réfléchissant à la peau, produit la
variole, selon M. Broussais. « Quand on se repose, dit-il, uni-
« quement sur un seul moyen, au moins inutile, au mépris de

que, dans ce cas, on opère la dérivation par l'intermédiaire de la peau ou du tissu cellulaire sous-cutané, doués l'un et l'autre d'un degré de sensibilité bien moindre que la membrane muqueuse du canal intestinal, et privés en grande partie des nombreuses et puissantes sympathies à l'aide desquelles ce canal exerce de si profondes influences sur les autres organes.

Tous les médecins savent que le canal intestinal conserve la faculté d'être irrité longtemps, même après que le cœur paraît ne plus se livrer à aucun mouvement. Arraché du corps d'un animal vivant, il se meut spontanément pendant un temps très-considérable ; il doit donc être regardé comme étant, dans l'état naturel, l'organe dans lequel l'irritabilité s'éteint le plus tard.

Ne sommes-nous donc pas guidés d'ailleurs par une

« toute autre indication, on est, selon moi, plus coupable que si
« l'on abandonnait le malade à lui-même. Oui, j'ai vu, et je ne
« suis pas le seul, j'ai vu des victimes de cet empirisme ; j'ai vu
« des rougeoles, des varioles poursuivies par des sangsues à l'épi-
« gastre, et la mort en être l'effet. Comme s'il n'existait qu'un
« seul mal et qu'un seul remède ! Chaque jour on nous apporte des
« malheureux qui ont été indistinctement soumis à ce mode bi-
« zarre de traitement ; il est aisé d'en deviner les résultats. On
« nous les envoie quand l'événement démontre quelle issue on
« doit attendre. »

Ce n'est pas seulement à Rouen que le système Broussais reçoit des atteintes. Un médecin de Lyon nous mande qu'à l'ouverture de l'école secondaire de médecine, qui a eu lieu le 15 décembre, le docteur Richard de la Prade, l'un des professeurs de cette École, a prononcé un discours sur les divers systèmes de médecine adoptés depuis quelque temps, et notamment sur celui du docteur Broussais. Ce médecin éclairé a fait sentir tous les dangers qu'une adoption aveugle et irréfléchie de ce système pourrait occasionner. Fort de pensées profondes, et écrit avec une élégante pureté, ce discours a été écouté avec la plus vive attention, et applaudi par les médecins qui assistaient à la séance. Dans la réponse qu'y a faite M. Delphin, au nom de l'administration des hôpitaux, on a remarqué les mêmes principes.

saine physiologie, en écartant les évacuations sanguines et en préférant la méthode évacuante des humeurs?

« Ils connaissaient, dit Bichat, mieux que nos mo-
« dernes mécaniciens les lois de l'économie, les anciens
« qui croyaient que les sombres affections s'évacuaient
« par les purgatifs avec les mauvaises humeurs; en dé-
« barrassant les premières voies, ils faisaient dispa-
« raître la cause de ces affections. Voyez, en effet,
« quelle sombre teinte répand sur nous l'embarras des
« organes gastriques. »

Ces humeurs ne sont-elles pas des choses apparentes,
incontestables, dont l'observation se lie aux progrès,
aux découvertes de la physiologie, et dont la doctrine
se trouve dans les écrits de l'antiquité? au lieu que la
masse sanguine, comme cause morbifique, n'a jamais
été qu'une conjecture, n'est fondée que sur une existence hypothétique. Admettre une acrimonie dans le
sang qui circule dans nos veines; dire qu'un élément
hétérogène est la cause des accidens morbifiques que
l'on éprouve; regarder une saignée par les sangsues
comme un égout par où s'échappe l'humeur qui souille
le sang, voilà autant de suppositions dont il n'est plus
permis aujourd'hui de se contenter.

Mais est-ce au sang, est-ce aux humeurs que
l'on doit attribuer exclusivement toute influence morbifique?

C'est là la grande question qui a presque toujours
divisé l'École, et qui a fait naître diverses théories
plus ou moins ingénieuses, dont l'application a nécessité différens traitemens. Ce n'est point par des
théories qu'on apprend à guérir les hommes, mais
par l'observation. Les théories peuvent flatter l'imagination en lui offrant des jeux d'esprit qui l'amusent;
mais l'homme qui a enfanté de tels systèmes ne tarde
pas à s'assurer que l'univers qu'il s'est créé est bien
différent de l'univers qui l'environne, et qu'après

toutes ces brillantes suppositions, il a rêvé et n'a rien découvert.

Mais pourquoi le professeur Broussais, en exaltant son système, a-t-il osé décrier les doctrines du célèbre Pinel[1], son maître? Est-ce ainsi qu'il a prétendu former ses disciples à l'amour de la vérité? Honneur aux mânes de cet illustre défunt, qui, inspirant la modestie par son exemple, en retraçant les diverses théories médicales, indiquait leurs avantages, leurs inconvéniens, et préparait ainsi ses élèves à faire un choix éclairé!

La chute du système Broussais est préparée d'avance par une sorte d'anarchie et par le vide immense qu'il laisse dans la science. Ce qui est à retrancher dans ce système surpasse sans doute ce qui reste à y ajouter, puisqu'il abonde plus en brillantes hypothèses qu'en découvertes positives; beaucoup de dissertations et peu de faits; longue série de principes hasardés, peu de preuves : ce n'est absolument qu'un édifice en l'air, c'est l'analyse des travaux connus jusqu'à ce jour sur ce point. Les notions acquises jettent ici peu de jour sur les notions à acquérir. L'esprit de recherche ne se montre guère plus dans les dissertations du docteur que dans une centaine d'observations qu'il a publiées; encore même en est-il trèspeu qui puissent donner lieu à des inductions concluantes.

Mais bientôt on sentira qu'il est temps enfin de s'arrêter, et que les progrès tant vantés de la nouvelle méthode pourraient bien ne faire que des pas rétro-

---

[1] Pinel, mort trop tôt pour la science, Pinel nous honorait de son amitié. Ceux mêmes qui n'ont pas eu le bonheur de le connaître, savent quelle vénération méritaient ses mœurs patriarcales, son désintéressement et ses grands talens. Eh bien! nous aimons à le réunir dans notre mémoire avec Corvisart; nous confondons dans nos souvenirs et dans nos regrets ces deux hommes qu'illustrèrent tant de belles qualités et de talens.

grades, comparés au point de départ d'où les Corvisart, les Hallé, les Pinel, enrichissaient l'art de guérir de de leurs observations et de leur doctrine.

Pour apprécier les réputations contemporaines et le mérite de certains systèmes, ne consultons pas le jugement des prôneurs, des enthousiastes ou des intéressés ; recherchons la vérité, la vérité fondée sur des faits incontestables, et non pas sur des abus qui ont régné et règnent encore dans la médecine.

Nous devons le dire : il est fâcheux d'être obligé de réfuter une doctrine d'autant plus dangereuse que son auteur jouit d'une grande réputation. Mais, quelle qu'elle puisse être, nous n'en resterons pas moins convaincu que ce ne sera pas avec des sophismes captieux, des paradoxes bizarres qu'on agrandira le domaine de la médecine, qu'on lui donnera un caractère d'élévation et de grandeur qui la préservera des sarcasmes trop mérités dont le père de la comédie fut si prodigue, et des traits malins dont elle est encore l'objet de nos jours.

La vogue des sangsues ne doit pourtant pas nous surprendre ! Chaque siècle n'amène-t-il pas des travers, des folies, des ridicules nouveaux ? Que sont devenus les prétendus possesseurs de la pierre philosophale, de la panacée universelle, les chercheurs du mouvement perpétuel et de la quadrature du cercle, les enthousiastes partisans du magnétisme, du perkinisme, du mesmérisme et du somnambulisme ? Le temps a fait justice d'*Aymar Vernai* et de sa baguette divinatoire, de Mesmer et de son baquet, de ce fastueux Cagliostro et des tréteaux qu'il dressait dans les palais pour y débiter son élixir d'immortalité. Tout a été sujet de mode. Aujourd'hui oserait-on soutenir tel système que nos ancêtres regardaient comme la plus sublime invention de l'esprit humain ? Qui peut douter que nos descendans ne mépriseront un jour les principes de la méthode des sangsues !

Rappellerons-nous ici cette invention sortie de la *boutique de Satan*, comme le disait énergiquement La Martinière : le misérable délire de la transfusion du sang!

Que de brigues, que de clameurs lorsque les *Denis*, les *Emmeretz*, habiles à profiter des idées mères du docteur Wren et des écrits de Major, firent passer dans les veines de l'homme vivant le sang d'un veau ou d'un mouton! Quelle polémique éclata entre les transfuseurs et leurs antagonistes! les uns étaient des *cannibales*, des *topinamboux*, les autres des *mécréans*, des *jaloux*, des *faquins*. La cour, la ville prirent parti dans cette grande querelle : il s'agissait de prolonger l'existence! Les rois, tous les heureux du siècle, les coquettes surannées, l'infortuné même crurent reculer les bornes de la vie. La lancette devait les débarrasser d'un sang *vieux, dégénéré, appauvri*, pour puiser dans les artères d'un jeune animal plein de vie les flots de cette liqueur généreuse et réparatrice. Mais bientôt une mort inopinée provoqua la sentence du Châtelet, et un arrêt du Parlement vint dissiper tous les rians prestiges, les séduisantes illusions dont se berçait la multitude abusée : cette opération téméraire fut abandonnée; la raison reprit son empire et la mort ses droits.

Étrange bizarrerie de l'esprit humain! au dix-septième siècle on torturait les animaux, on épuisait leur sang pour prolonger la vie; au dix-neuvième on couvre les crédules malades d'innombrables sangsues, qui s'abreuvent d'un sang si précieux pour la conservation de l'existence.

Espérons que l'art de guérir sera enfin rendu à sa destination primitive. La science, pour soulager nos maux, a déjà fait justice des emplâtres, des onguens, des poudres, des élixirs, et de cette foule nombreuse de prétendus spécifiques dont elle a reconnu l'insuffisance et l'inefficacité. Espérons encore qu'à son tour *la sangsue passera*, et qu'il en sera des *annélides* à la mode comme des perruques du siècle de Louis XIV! La postérité aura peine à croire que les hommes aient été assez fous pour se soumettre à leurs piqûres. Puissent nos contemporains se soustraire au jugement de cette même postérité, en s'écriant avec nous : *Moins de sangsues!*

CHAPITRE III.

Des tempéramens en général et en particulier.

Nous croirions, avec beaucoup de raison, n'avoir offert au public qu'un ouvrage imparfait, sous le rapport hygiénique, si, avant de traiter des nombreuses maladies particulières à l'espèce humaine, nous n'y donnions place aux observations que nous avons faites sur les tempéramens en général et sur les tempéramens en particulier.

Un simple coup d'œil jeté sur les individus qui nous entourent suffit pour nous convaincre que nous ne sommes pas tous constitués de la même manière; que, doués des mêmes organes, nous ne sommes pas doués des mêmes qualités; que ce qui nuit aux uns est utile aux autres; qu'une maladie mortelle pour ceux-ci, n'est qu'une légère indisposition pour ceux-là. Ces différences plus ou moins caractérisées dans l'énergie de nos fonctions vitales, constituent ce qu'on appelle *tempéramens* : ces différences varient à l'infini dans l'intensité de leurs principes; mais l'analogie des causes dont elles émanent a fourni une classification assez simple que nous avons presque empruntée à l'antiquité, tout en rejetant ses théories. Nous nous arrêterons à trois espèces de tempéramens les plus distincts : le sanguin, le lymphatique et le bilieux.

La prédominance du sang, de la lymphe, de la bile, constituent les trois espèces de tempéramens dont nous venons de parler.

La quantité de sang et les proportions des principes qui le composent, ne sauraient manquer d'influer sur les fonctions de notre système, et de fournir par conséquent des différences sensibles dans les habitudes, les mœurs et la santé des individus.

Plus le sang rouge, ce fluide parfait, qui est la source de notre force musculaire, l'aliment de nos organes et le principe de la vie, abonde, plus sa quantité dépasse la quantité des autres fluides, et plus l'énergie des fonctions de l'économie peut l'emporter à son tour : car les effets se ressentent toujours de l'intensité de la cause.

Si, au contraire, quelque principe moins pur, moins élaboré, tel que la lymphe, qui n'est qu'un sang blanc et plus aqueux, vient à dominer par suite de l'atonie des organes sécréteurs ou de toute autre cause, il ne peut manquer d'arriver que l'énergie du système ne diminue, et qu'une espèce d'apathie ne succède à cette force musculaire qui distingue la prédominance du sang.

En troisième lieu, il est reconnu que l'ordre et la régularité des fonctions digestives sont le premier mobile de nos mouvemens et de nos habitudes ; qu'un homme n'a pas le même caractère quand il digère mal que quand il digère bien. Tout ce qui peut influer sur les fonctions digestives influe donc par là même sur les habitudes du tempérament.

Déjà, dans notre Cours d'hygiène, nous avions adopté la définition du savant Hallé.

Les tempéramens sont susceptibles d'être modifiés et même produits, à quelques égards, artificiellement ; par conséquent d'être réformés par l'éducation, l'habitude et le régime. Suivant la manière de certaines facultés, on peut disposer l'homme à prendre, autant que sa première constitution le permet, et dans les limites de son tempérament spécial, les modifications les plus favorables à son existence heureuse et à sa conservation.

Certains viscères, et même des régions entières, présentent souvent des dispositions particulières très-différentes des dispositions générales, et dont l'influence sur la santé et sur la vie est d'une grande importance. Ce sont ces dispositions spéciales qui ont déterminé le professeur Hallé à adopter la dénomination de *tempéramens partiels*.

Les tempéramens partiels résultent tantôt d'une disposition spéciale de l'un des systèmes généraux dans quelque région du corps, tantôt de l'action dominante d'un viscère sur toute l'économie. M. Hallé admettait particulièrement deux tempéramens partiels : le catarrheux ou pituiteux, et le bilieux, en prenant ces deux dernières expressions dans un sens plus restreint que celui qu'elles ont communément.

Eh! pourquoi ne rangerions-nous pas parmi les tempéramens partiels appartenant également au système nerveux, non-seulement certaines mesures de facultés intellectuelles, mais encore les dispositions nées avec quelques individus, impérieuses, souvent irrésistibles, qui dominent l'âme, et dont les rapports avec l'organisation nerveuse, mieux connus, nous donneraient le secret de beaucoup de caractéres qui sont ou l'admiration ou l'effroi de la société? Car toutes les vertus, tous les penchans, toutes les erreurs et tous les crimes ne sont pas toujours les fruits de l'éducation, des habitudes ou des exemples, ni toujours subordonnés aux positions et aux circonstances.

Enfin l'âge, les saisons, les climats peuvent en diminuer ou aggraver les caractéres, de sorte qu'il est vrai de dire *que chaque homme doit étudier son tempérament*. Il serait, à la rigueur, impossible qu'un étranger lui en fît une description exacte.

Il n'est pas donné à l'homme de changer la nature de son tempérament : c'est une prédisposition qu'il apporte en venant au monde, et qu'il faut que le temps modifie; mais il lui est donné d'en corriger les excès, d'en prévenir les ravages par un régime que l'art est venu à bout de tracer, en s'appuyant sur les secours de l'expérience. Il y aurait, certes, autant d'absurdité à négliger les leçons de ce genre qu'à vouloir lutter contre la nature de sa constitution.

Sans entrer ici dans de plus longs détails sur les tempéramens, nous dirons que s'il en est d'innés pour ainsi dire, il en est d'autres qui résultent du genre de vie, de l'éducation, des professions, et d'une infinité de circonstances souvent inaperçues, qu'il faut par conséquent admettre, outre les tempéramens *naturels*, *des tempéramens acquis*, c'est-à-dire des résultats des modifications qu'a subies la trame primitive de notre organisation. Rien de si commun en effet que de voir des individus délicats et débiles acquérir par les exercices et le régime une force à laquelle ils semblaient ne pouvoir prétendre, et d'autres perdre par une indolente oisiveté tous les avantages d'une vigoureuse constitution.

Ne vous alarmez donc point sur le caractère du tempérament qui vous domine; mais ne luttez point contre ce tempérament. Apprenez à le connaître. Pour vous aider dans vos efforts, nous allons vous décrire chacun d'eux en détail et avec exactitude. Ayez assez de sagesse pour suivre les règles des divers régimes dont nous accompagnerons nos observations : c'est, soyez-en sûr, le moyen de vivre longtemps et sans crainte.

Tempérament sanguin. — Tant que le tempérament sanguin reste dans ses limites naturelles, que rien n'en dérange la marche, qu'aucune influence ne le porte vers l'excès, on ne pourrait souhaiter à un homme une meilleure constitution, parce que c'est celle qui rapproche davantage de cette perfection idéale du tempérament dont nous trouvons la description chez les anciens. L'homme qui en est doué est le portrait vivant de la santé et de la force morale et musculaire. Une peau souple et ferme, des chairs consistantes, mais compressibles et élastiques, un teint brillant et bien nuancé, une chaleur tempérée qui donne à la peau une transpiration régulière : voilà l'ensemble des signes du tempérament sanguin.

Nous n'oserions proposer des remèdes à une constitution que tous les hommes doivent ambitionner, et que tous les efforts de l'art ne pourraient jamais produire ! Quand on a reçu de la nature un tel trésor, on n'a plus rien à acquérir, on ne doit que le conserver. Le seul conseil que l'on puisse donner à ces hommes favorisés, c'est celui de la sagesse : *Ne quid nimis, Jouissez, mais n'abusez pas.*

Ce tempérament correspond souvent à la définition donnée au tempérament bilieux par certains auteurs ; les qualités qu'il produit ou qu'il suppose, suivant Cabanis, paraissent contribuer le plus au bonheur particulier et aux progrès de l'état social, tant à cause du juste degré d'activité qu'il imprime, que de la justesse d'esprit et de la douceur des manières qui le caractérisent ; en général, c'est le tempérament qui semble prédominer chez les Français. Suivant la remarque du philosophe que nous venons de citer, il serait facile de voir qu'il a constamment influé sur nos habitudes nationales depuis que les progrès de la civilisation ont réglé notre existence politique.

Pour se faire une idée exacte du tempérament sanguin, et pour se livrer avec fruit à l'observation de ses phénomènes divers et de ses effets, il ne suffit pas d'en étudier les caractères génériques et abstraits, il faut l'étudier dans les cas particuliers et dans les diverses variétés qu'il présente. Ces variétés sont très-multipliées, mais leur nombre n'est pas sans limite ; si on les rapporte aux modifications éventuelles que certains systèmes d'organes ou certains viscères en particulier sont susceptibles de faire éprouver aux effets de la prédominance sanguine, on verra que les systèmes lymphatique, nerveux et musculaire, le cerveau, le foie, l'appareil gastrique et l'appareil sexuel, par leur prédominance secondaire, peuvent seuls modifier le tempérament sanguin pur. Par conséquent ses principales variétés peuvent se réduire aux tempéramens sanguin lymphatique, sanguin nerveux, sanguin musculaire, sanguin bilieux, sanguin mélancolique, sanguin génital et sanguin cérébral.

Parmi ces principales variétés, il en est d'originaires et d'autres acquises ; nous apportons le germe des unes en naissant ; elles se développent en nous, en vertu d'une disposition innée, inconnue dans sa nature, et indépendamment des circonstances dans lesquelles nous sommes placés. Les autres, au contraire, purement accidentelles, sont le résultat des indispositions profondes imprimées à un ou à plusieurs de nos organes ou systèmes d'organes, par la longue influence des choses à l'action desquelles nous sommes exposés. Le climat, le régime, les exercices, les passions et les maladies sont de toutes les causes dont nous recevons l'influence, les plus capables de produire ces sortes de variétés.

Tempérament lymphatique. — Moins riche, moins puissant, le tempérament lymphatique n'en est pas moins resserré dans les limites de la nature, et presque hors du domaine de l'art de guérir. L'hygiène seule peut lui donner des leçons. Une constitution molle, faiblement colorée, des formes très-arrondies, des chairs peu élastiques, une chaleur médiocre, une peau humide, tel est le tempérament lymphatique.

Il ne produit point les prodiges du tempérament sanguin, mais sa marche est régulière, peut-être un peu trop monotone. Les passions vives et impétueuses appartiennent au tempérament sanguin ; le calme et la paix sont le propre du tempérament lymphatique. Le tempérament sanguin sait commander ; le tempérament lymphatique sait obéir ; c'est l'état de santé : le tempérament sanguin est la santé même.

Les toniques, les fortifians, les excitans conviennent à ce tempérament pour en modifier l'excès ; il réclame des transpirations abondantes, de l'exercice pris avec régularité, un usage fréquent, mais modéré, du vin et des boissons qui peuvent imprimer de la tonicité à la fibre musculaire. Enfin, le but de tous ses efforts est de s'avancer vers les proportions du tempérament sanguin, s'il ne veut pas tomber dans une atonie aussi nuisible aux fonctions du corps qu'à celles de l'esprit.

Les différences que ce tempérament peut présenter, relativement à ses portions avec les autres appareils du corps, sont une des circonstances qui influent sur la physionomie physique et morale de l'homme. Le système lymphatique est une des parties les plus exposées à être malades, et dont les maladies ont l'influence la plus profonde et la plus marquée sur l'état général de la nutrition : on sait qu'une grande partie des cachexies tiennent à des lésions de ce système. Ce tempérament est, en général, celui des habitans des contrées froides et humides, c'est celui des enfans et de la plupart des femmes. Le corysa, les aphthes, les scrofules, le carreau, la leucorrhée ou flueurs blanches, les hydropisies, sont les affections les plus fréquentes chez ces individus; toutes leurs maladies sont peu intenses, lentes et d'une résolution difficile.

Tempérament bilieux. — Le tempérament bilieux peut s'allier avec l'un ou l'autre des deux tempéramens dont nous venons de parler, c'est-à-dire que la sécrétion bilieuse peut prédominer de concert avec la lymphe. Cette prédominance habituelle de la bile peut bien n'être pas incompatible avec l'état de santé; mais, dans tous les cas, il n'est pas moins vrai de dire qu'elle prédispose à l'état maladif qui se décèle bientôt par une pâleur de visage et *un débordement de bile* qui ne laisse plus aucun doute sur la cause du mal. Aussi nous ne négligerons pas ce tempérament, qui rentre d'une manière si naturelle dans les applications de nos principes, et nous croirons rendre service à nos lecteurs bilieux en leur prescrivant le régime hygiénique qui leur est le plus convenable.

Le tempérament bilieux est caractérisé par la prédominance de la bile. Les individus doués de ce tempérament sont vifs, fougueux, et l'on rencontre souvent le génie parmi eux; mais il est exposé à beaucoup d'accidens. et ne peut qu'être modifié dans sa nature; l'art doit donc s'attacher à le modifier et à prévenir ses dangers.

Le tempérament bilieux se caractérise ostensiblement par la couleur de la peau qui est d'un brun jaunâtre, par un embonpoint médiocre, par des formes durement exprimées.

L'homme bilieux est celui qui a un teint foncé, les muscles vigoureux, les cheveux noirs, le corps velu. la barbe touffue, les yeux brillans, noirs et saillans, l'haleine de feu, la physionomie expressive et sévère, le pouls élastique, dur et précipité; il est impétueux, irascible, généreux, ardent de gloire, dédaigneux d'argent, travailleur infatigable, mais par accès plutôt qu'avec constance, mangeur insatiable, plus par besoin de réparer que par le goût de la table; il prise plus les convives que les mets; dominateur, brave jusqu'au mépris de la vie, jaloux, quoique inconstant; il a une énergie excessive de vitalité. Les maladies qui dérivent de cette constitution sont des affections dues à l'exaltation de la bile; elles sont aiguës, longues, et dégénèrent facilement en chroniques dans la vieillesse; mais elles se préviennent aisément par une diète végétale, l'usage raisonné des acides, les bains tièdes, les lavemens, le sommeil, la distraction des plaisirs modérés. Les bains doivent faire la base des moyens de guérison des êtres doué de cette constitution ardente, qui dégénère vers cinquante ans, et devient alors mélancolique.

Les symptômes qui annoncent les accidens que peut occasionner la prédominance bilieuse sont en général connus de tout le monde : les digestions pénibles, des aigreurs dans la bouche, une langue chargée et pâteuse, le teint blafard, des expectorations plus concrètes, des crachats épais, etc.

CHAPITRE IV.

Embarras des premières voies. — Aigreurs d'estomac. — De la bile et des maladies bilieuses. — Des vents ou flatuosités. — Le foie; maladies de cet organe. — Obstructions. — Ictère ou jaunisse. — Des glaires.

---

§ Ier. — Embarras des premières voies.

On nomme ainsi une accumulation des matières morbides dans le tube digestif. Ces matières saburrales et morbides forment un embarras gastrique intestinal et gastro-intestinal.

L'embarras gastrique, ou de l'estomac, se divise en bilieux, en muqueux et en bilioso-muqueux. Les personnes qui sont dans la force de l'âge, celles chez lesquelles domine le tempérament bilieux, dont les solides s'irritent aisément, et dont la sensibilité morale est extrême, sont les plus sujettes à cette affection, qui se manifeste principalement chez les hommes. Ses causes externes sont une température chaude et humide, les émanations délétères des hôpitaux, des prisons, des vaisseaux, des étangs, des marais; les alimens de mauvaise nature, les excès de table, les veilles trop longues ou trop fréquentes, les fatigues du corps, la vie sédentaire, les excès d'étude, la tristesse, les mouvemens impétueux de la colère, etc. Ce même embarras se manifeste souvent à la suite de blessures dans les différentes parties du corps, surtout dans celles de la tête. Il commence ordinairement par une pesanteur générale, une diminution de l'appétit, le dégoût pour les alimens gras, et un sentiment de malaise accompagné d'un léger enduit jaunâtre à la base de la langue, quelquefois de nausées, et souvent de maux de tête.

Lorsque cette affection a fait quelques progrès, les fonctions cérébrales s'embarrassent; les facultés intellectuelles s'engourdissent; la langue se couvre de plus en plus d'un enduit jaunâtre; la bouche, de pâteuse qu'elle était, devient amère, et le malade y éprouve une sensation de chaleur; assez souvent il est tourmenté d'une soif qu'il cherche à calmer avec des boissons acides; son haleine est chaude, bilieuse, et même fétide. Il lui survient des nausées; il fait des efforts pour vomir, et même il vomit spontanément des matières saburrales, biliformes, bilieuses, qui lui laissent dans la bouche une amertume fort désagréable. Chez les sujets irritables et nerveux, on remarque souvent des éblouissemens, l'obscurcissement de la vue, une récité momentanée, des tintemens, des bourdonnemens d'oreilles, des vertiges, des mouvemens convulsifs.

L'embarras gastrique, quelles que soient ses variétés, et malgré ses phénomènes, est une maladie dont s'occupe assez peu la médecine proprement dite : jamais il n'est funeste par lui-même. Cependant, comme il peut devenir la cause occasionnelle de plusieurs maladies graves, il ne faut point l'abandonner aux efforts de la nature. Son traitement consiste à solliciter la résolution des matières qui le constituent, et à déterminer leur expulsion hors du corps : ce qui a lieu par les *grains de santé du docteur Franck*, précédés d'une petite diète et de quelques boissons acidulées ou légèrement amères. La diète a pour objet principal l'abstinence des corps gras, du laitage, des pâtisseries et des ragoûts; le malade fera usage de potages aux herbes, et même à la viande avec de l'oseille cuite, de quelques légumes, tels que l'oseille, la chicorée, les carottes cuites, etc. ; son vin sera de bonne qualité et trempé de beaucoup d'eau.

L'*embarras intestinal* est formé de matières morbides amassées dans le tube alimentaire, et surtout dans l'intestin grêle. Ses variétés sont les mêmes que celles de l'embarras gastrique. Les praticiens appliquent à sa guérison plusieurs sortes de traitemens, qui sont tous représentés par l'usage des *grains de santé* et du *toni-purgatif*, et par le régime dont il vient d'être question.

Pourquoi, dans ces circonstances, aurait-on recours au *vomitif*, qui ébranle tout le système, préférablement au *purgatif*, qui agit doucement et avec non moins d'efficacité ? La nature n'a-t-elle pas établi les voies inférieures pour les déjections ? N'est-ce pas plutôt par l'anus que par la bouche que doivent passer ces matières dégoûtantes et morbides qui infectent tout ce qu'elles touchent ?

Beaumont, le 22 avril 1823.

Monsieur,

C'est après avoir lu votre ouvrage que j'ai pensé que je devais approvisionner la petite pharmacie qui est à mon usage pour les malades qui ont recours à mon ministère, puisque j'exerce l'art de guérir dans la petite ville de Beaumont. J'ai donc administré vos médicamens avec un succès au delà de mes espérances pour la médication des embarras de l'estomac et des intestins ; mais ayant remarqué que vous avez substitué, dans plusieurs circonstances, le sel désopilant perfectionné aux bouillons aux herbes, j'ai donné à mes malades un paquet de ce sel qu'ils ont fait dissoudre dans trois verres d'eau le jour de la purgation : en avalant à un quart d'heure de distance ces trois verres, ils ont été parfaitement purgés. Je vous proteste que ce mode me réussit constamment, et que j'ai remplacé de cette manière plusieurs autres médicamens dégoûtans et les infusions de plantes laxatives.

Je vous assure que des remercimens bien sincères ne suffisent pas pour cette précieuse découverte.

J'ai l'honneur d'être bien sincèrement, etc.

GIRARDOT.

§ II. — Aigreurs d'estomac.

Les aigreurs d'estomac prennent leur source dans la
dégénération des humeurs, dont une partie se forme
dans les premières voies en matières acides qui provoquent des vomissemens ; quelquefois la présence de ces
matière aigres constitue une affection maladive, connue sous le nom d'*aigreurs* ; cette affection est plus familières aux jeunes filles, aux sujets vaporeux, aux
pauvres gens mal'nourris. On croit généralement,
et avec raison, qu'elle dépend d'une faiblesse particulière dans les facultés digestives. Pour expulser cette
humeur dépravée, on use des anti-émétiques, dont
les effets peuvent neutraliser le mouvement répulsif
causé par elle, mais non pas dégager les voies des matières acides qui les embarrassent ; cette évacuation
cause des accidens d'autant plus fâcheux, que tous les
absorbans, dont on fait usage ordinairement en pareil
cas, sont d'un effet presque nul.

Les personnes les plus exposées aux aigreurs d'estomac sont celles qui occupent leur esprit immédiatement après le repas, les gens de lettres, les employés
des administrations, les amateurs passionnés de la lecture, les dames de comptoir. Chez la plupart de ces
personnes, ces indisposition se changent en maladies
chroniques, et les aigreurs leur surviennent non-seulement à l'instant de leur digestion, mais encore le matin en se levant. Nous en avons connu un très-grand
nombre dont l'affection résistait à tous les évacuans
usités jusqu'à ce jour. Elles avaient vainement essayé
des carminatifs renommés ; rien n'opérait. Ayant eu-

tendu parler de notre méthode, ces malades sont accourus pour en faire usage, et tout indice des aigreurs dont ils se plaignaient a disparu. Ils digèrent fort bien, savourent ce qu'ils mangent; leur estomac est réglé dans ses fonctions; en un mot, leur santé est fort bonne.

Parmi les personnes auxquelles nous avons donné des consultations verbales ou par écrit, nous en citerions un grand nombre qui, pour combattre les aigreurs d'estomac qui avaient résisté à la magnésie et à d'autres absorbans, ont employé avec succès 1° deux *grains de santé du docteur Franck*, pris dans une cuillerée d'eau, avant dîner; 2° le lendemain matin, une dose de sel désopilant dans trois verres d'eau; 3° le matin, une goutte ou deux de *l'essence éthérée et balsamique* dans une demi-tasse de café pur, presque sans sucre, suivi d'un grand verre d'eau froide : un seul exemple suffira pour le prouver.

M. Mérillo, parfumeur à Barcelone, était sujet à de continuelles aigreurs d'estomac; il avait fait usage, sans succès, des émétiques. Un voyageur français, qui avait quelque notion de la médecine, et qui lui-même s'était bien trouvé de l'emploi de notre méthode, lui conseilla l'usage de nos médicamens, ainsi que des *grains de santé du docteur Franck*. A son retour dans la capitale, ce même voyageur se hâta de nous apprendre que cet Espagnol en avait fait un usage si sage et si heureux que, plusieurs semaines après, toutes ces aigreurs, devenues chroniques, avaient disparu, après avoir résisté auparavant à tous les évacuans dont il avait fait usage.

Cette affection est plus familière aux enfans, aux femmes hystériques, aux sujets vaporeux, hypoconodriaques, paresseux ; elle paraît dépendre d'une faiblesse particulière dans les facultés digestives, faiblesse originelle et primitive, ou introduite par l'usage de certains alimens gras, caséeux, farineux, échauffés.

L'affection dont il s'agit présente deux indications principales : la première, d'évacuer les acides déjà formés ; la seconde, d'en empêcher la production en fortifiant toute l'économie.

De toutes les lettres que nous avons reçues relativement à la curation de cette incommodité, nous nous contentons d'insérer celle-ci :

Paris, le 28 octobre 1823.

Monsieur,

Vous vous rappellerez sans doute la consultation verbale que vous m'avez donnée, il y a environ un mois, dans votre cabinet, relativement à des aigreurs d'estomac qui troublaient le bénéfice de mes digestions. Vous me demandâtes le traitement que j'avais employé pour les combattre ; je vous répondis que le médecin qui m'avait traité m'avait prescrit une diète légère, l'exercice, l'usage de la magnésie, et l'emploi des substances amères. Vous ne désapprouvâtes pas ce mode de traitement ; mais vous me dîtes que pour remplir les deux indications qui se présentaient, d'évacuer et de tonifier, vous pensiez que le *toni-purgatif*, précédé et accompagné de l'usage de votre sel désopilant, suffirait. En effet, la dose d'une cuillerée a apporté un mieux-être dans mon incommodité ; j'ai cru devoir augmenter cette dose jusqu'à trois cuillerées par jour, avec les moyens que vous indiquez. Je vous annonce avec satisfaction un succès complet ; je ne me ressens plus du tout de mes aigreurs d'estomac, et je vous prie d'agréer les sentimens de la plus vive gratitude de votre très-dévoué serviteur

Rollot,
Employé à la Trésorerie.

P. S. Je n'ai pas oublié de faire usage, tous les matins en me levant, de deux tasses d'une infusion de camomille romaine.

§ III. — De la bile et des maladies causées par cette humeur.

La bile est une humeur animalisée, liquide, d'une couleur brune jaunâtre ou verte, quelquefois pâle, d'une odeur fade et d'une saveur amère. Elle est manifestement destinée au complément de la digestion, c'est-à-dire à la séparation de la partie chyleuse de la matière qui doit être évacuée sous la forme d'excrémens. Elle se forme dans l'homme avec plus ou moins de rapidité : chez divers sujets, cela se borne à quelques onces en vingt-quatre heures ; chez d'autres, le même espace de temps en produit une livre et même une livre et demie. On dit de ces derniers qu'ils sont d'un tempérament bilieux.

La bile peut pécher par défaut ou par excès. Le premier état résulte souvent du relâchement de tout le corps et de la faiblesse des sécrétions, comme il arrive dans les hydropisies et à la suite d'autres maladies graves. L'inflammation du foie, les suppurations, les indurations squirreuses qui se forment dans cet organe, le resserrement spasmodique des canaux excréteurs de la bile, sont autant de causes qui peuvent interrompre, suspendre la sécrétion de cette humeur ou en diminuer la quantité. On conçoit quels doivent être les effets de cette suspension ou de cette diminution ; privés de ce suc dissolvant, les alimens parcourent les voies intestinales sans subir l'élaboration qu'exige une bonne digestion ; et causent la faiblesse de la nutrition, l'amas des mucosités dans le tube digestif. D'un autre côté, certains élémens de la bile, qui circulent avec la masse sanguine du système de la veine porte, peuvent être transportés dans les vaisseaux capillaires de la peau, comme on l'observe dans la jaunisse, maladie qui prouve au moins que la partie colorante du fluide biliaire est passée dans le tissu cutané.

La surabondance de la bile s'observe très-fréquemment; elle a sa cause primitive dans l'activité du foie qui en sécrète une plus grande quantité. Cet état, qui a souvent une influence fâcheuse sur l'économie vivante, peut provenir de beaucoup de circonstances : chez les uns, c'est une prédisposition naturelle; chez les autres, cette exubérance paraît résulter d'une abondante nourriture animale, des passions vives, des fortes contentions de l'esprit; l'âge adulte, l'extrême chaleur des saisons et des climats, surtout lorsqu'on n'y est pas accoutumé, l'abus des liqueurs spiritueuses, les constitutions épidémiques, et, en un mot, toutes les causes qui exaltent les propriétés vitales du foie et y font naître une sorte de mouvement fluxionnaire, ont une influence incontestable sur la production d'une plus grande quantité de bile.

Ce que les auteurs ont nommé épaississement de la bile est un état qui existe assez souvent dans le corps humain, et qui peut provenir, soit du mouvement circulatoire dans le système de la veine porte, soit du séjour prolongé de la bile dans la vésicule du fiel; une vie sédentaire, une position habituellement courbée, un âge avancé, le défaut d'exercice, peuvent aussi le produire.

Rien de plus variable que la couleur de la bile dans les affections morbifiques : les anciens ont observé une infinité de nuances qu'il serait trop long de rapporter ici. Tantôt ce fluide a la teinte d'un jaune d'œuf, tantôt il est rougeâtre; on le voit fréquemment d'une couleur verte, porracée, surtout chez les enfans tourmentés par le travail de la dentition, et dans les autres maladies où les systèmes hépatique et gastrique sont vivement attaqués; quelquefois aussi cette humeur paraît noire, d'un brun foncé ou d'un gris cendré. Ces dernières altérations de couleur dénotent une véritable décomposition de la bile; elles indiquent, par conséquent, une lésion profonde des organes qui président à la sécrétion de ce fluide, comme on l'observe spécialement dans la fièvre jaune.

Les altérations dont la bile est susceptible sont les causes plus ou moins prochaines de plusieurs maladies.

Les symptômes des affections bilieuses sont le dégoût, la perte de l'appétit, l'amertume de la bouche, l'aversion pour les substances animales, une teinte jaune au blanc de l'œil, au contour des lèvres et des ailes du nez. Tous ces symptômes disparaissent de suite par une évacuation abondante produite par notre méthode.

Il est d'autant plus important de s'opposer à temps à l'invasion de la bile, que les maladies qui en résultent sont aiguës, souvent longues, et qu'elles dégénèrent facilement en chroniques dans la vieillesse.

Rien n'est plus commun que ce genre d'affections dans les quartiers humides de la capitale, dans les rues peu aérées, dans la Cité, dans le quartier Saint-Jacques, sur les derrières de l'Hôtel de Ville, etc., ainsi qu'en font foi les catalogues des visites que nous faisons ou des consultations que nous donnons chaque jour dans notre domicile, rue d'Antin. Nous avons déjà parlé des circonstances fâcheuses et de l'influence qu'exerce le mauvais air, et des autres causes, dans notre ouvrage sur la topographie médicale de Paris.

Il serait trop long de donner ici la nomenclature des maladies de ce genre qui tirent leur source de l'abondance et de la mauvaise qualité de la bile. Nous voyons fréquemment des personnes qui en rendent spontanément une quantité considérable, sans que les viscères en soient soulagés.

Un employé de la poste en était tellement engorgé, que ses facultés intellectuelles s'en ressentaient quelquefois. Il restait fréquemment dans un état comateux qui l'empêchait de vaquer aux occupations de son emploi. On le voyait, la tête penchée, rendre par la bouche des glaires qui s'allongeaient et se succédaient comme un filet d'eau; il éprouvait continuellement des aigreurs d'estomac ; il avait toujours la langue chargée et la bouche pâteuse. Cet individu a été délivré de ses glaires par l'emploi non interrompu de nos médicamens. On remarque chez lui un grand fonds de bon sens dont jusqu'alors il n'avait pas donné beaucoup de signes. Il raisonne avec justesse, et l'on ne trouve plus dans sa conduite une insouciance, une bizarrerie, une versatilité qui le rendaient auparavant le fléau de sa famille ; tant il est vrai que la présence de la bile affecte gravement les facultés mentales et peut produire les affections les plus variées !

Nous avons rencontré des hommes que la prédominance de cette humeur rendait monomanes. Les uns ne rêvaient que spectres, et raisonnaient bien sur tout le reste ; les autres se croyaient destinés à périr le lendemain, et ce lendemain devenait encore pour eux la veille de la mort. D'autres perdaient la santé à force de chercher de vieux livres qu'ils ne lisaient pas, et dont ils ne connaissaient que la couverture. D'autres enfin, au lieu d'être tourmentés par une idée fixe, étaient les modèles les mieux caractérisés de l'inconstance et de la légèreté.

Toutes ces diverses monomanies ont cédé à l'effet *antibilieux* de notre méthode. La cause une fois supprimée, la racine du mal une fois extirpée, le bon sens est revenu aux malades avec la santé.

M. Dupuis, demeurant rue Saint-Martin, à Paris, se trouvait, depuis longues années, sujet à des débordemens de bile qui se déclaraient presque périodiquement tous les mois. Il en vomissait quelquefois des quantités si considérables à jeun, que le médecin même en était étonné. Le régime que nous lui avons prescrit, suivi régulièrement, l'a délivré depuis deux ans de cette indisposition qui, sous l'influence d'une saison funeste ou de toute autre circonstance, n'aurait pas manqué de dégénérer en une maladie aiguë.

Madame Bignon, de Versailles, demeurant à Paris.

rendait journellement par la bouche de l'eau en abondance et en filets glaireux et limpides. Ce débordement était précédé de crudités dans l'estomac, de vertiges, de refroidissement, et quelquefois de mouvemens convulsifs. On attribuait cet état morbide à l'exposition au nord de l'appartement de cette dame et à sa vie sédentaire et inoccupée. Le changement d'habitation et de régime n'eut aucun résultat. Nous lui avons ordonné, en un seul jour, jusqu'à trois doses de *toni-purgatif,* ce qui lui fit rendre par les voies inférieures une très-grande quantité de matières glaireuses et fétides ; le lendemain, un paquet de sel désopilant dans trois verres d'eau. Elle resta huit jours sans éprouver la moindre secousse. Le huitième, mêmes symptômes et mêmes évacuations. Nous n'administrâmes cette fois qu'une seule dose à la malade, et nous lui recommandâmes d'en reprendre une tous les huit jours pendant un mois, et le second mois après le quinzième jour. Il y a un an qu'elle continue ce traitement, et il y a un an qu'elle jouit de la santé la plus florissante.

Mademoiselle Gaudin, couturière, rue Saint-Denis, fut obligée de renoncer à aller travailler en ville, parce que toutes ses matinées se passaient à rendre de longs filets d'une glaire jaunâtre et dégoûtante. A peu de chose près, nous lui avons ordonné le même régime qu'à madame Bignon, et mademoiselle Gaudin est parfaitement rétablie de son indisposition.

Nous ne citerons pas ici beaucoup d'autres observations qui ne nous rappelleraient que des résultats aussi heureux. Puissent nos lecteurs se bien persuader qu'on ne saurait trop tôt obvier aux dangers d'une trop grande abondance de bile ! Les grains de santé ont aussi produit un très-bon effet.

§ IV. — Vents ou flatuosités.

Ces gaz délétères se développent le plus souvent dans

l'estomac et dans les intestins. Ils sont plus ou moins
incommodes, selon qu'ils éprouvent plus ou moins
d'obstacles à leur sortie. Ces gaz se trouvent dans tous
nos alimens ; raréfiés avec l'air que nous respirons, ils
se dilatent dans l'organe de la digestion, en raison des
forces et de la composition plus ou moins flatueuse des
substances qui servent à notre nourriture. Ils se développent en moindre quantité lorsque cet organe a opéré
une bonne élaboration des substances nutritives, et par
la même raison ils s'échappent facilement par les voies
aériennes ou inférieures. Au contraire, lorsque l'organe
n'agit que faiblement, il favorise l'accumulation et le
séjour de ces hôtes incommodes.

Les vents sont très-communs dans l'état de santé,
parce qu'ils résultent nécessairement de l'intromission
d'une quantité d'air atmosphérique qui passe avec les
substances alimentaires dans l'appareil digestif, et qui
fait partie de la composition de ces substances. Ils sont
plus communs encore dans l'état de maladie, et bien
plus dangereux par la faiblesse où cet état réduit l'organe de la digestion.

On distingue deux principales espèces de flatuosités :
celles de l'estomac, et celles des intestins. Les premières
sont connues sous le nom de rapport, de renvoi, de rot.
La faiblesse de l'estomac ou de la constitution, l'excès
de l'étude ou du travail dans le cabinet, l'habitude du
repos, les excès de la table, la tristesse, les inquiétudes,
enfin tout ce qui peut nuire aux forces digestives, disposent à cette espèce de flatuosités. Valétudinaires,
vieillards, gens de lettres, femmes hystériques, conva-
lescens, gourmands, goutteux, hypocondriaques, tous
sont venteux, pour peu qu'ils fassent usage d'alimens
flatueux et qu'ils s'écartent du régime qui convient à
leur situation morale ou physique.

Ces flatuosités s'échappent par la bouche tantôt avec
bruit, tantôt en silence. Tantôt elles sont acides, amères,
fétides ; tantôt elles sont inodores ou insipides : sou-

vent elles conservent l'odeur des alimens qu'on a pris, comme l'oignon, l'ail, la rave, le chou, le beurre, etc. Lorsque l'estomac ne se trouve point avoir assez d'énergie pour les expulser, il survient des nausées, des vomissemens, surtout après le repas, quelquefois une diarrhée plus ou moins abondante; une couche humorale, blanchâtre ou jaune, tapisse la langue; et l'ensemble de l'organisme est attaqué de malaise et de lourdeur. Heureux l'individu qui en est quitte pour ces seules incommodités! car ces flatuosités, emprisonnées dans le tube digestif, peuvent conduire celui qui fait de vains efforts pour les expulser aux vertiges, aux syncopes et même à de légères atteintes d'apoplexie.

Les vents intestinaux font entendre un bruit sourd dans la cavité abdominale, d'où ils s'échappent avec ou sans bruit. Dans le premier cas ils se nomment *borborygmes*, et dans le second, *vents* proprement dits. Ces flatuosités intestinales contractent, en traversant le canal intestinal qui renferme la partie la plus grossière des alimens élaborés par le système digestif, une odeur plus ou moins fétide, et sont expulsés par l'orifice du rectum, suivant la nature des matières excrémentielles et l'état des intestins. Lorsque ceux-ci sont doués de toute leur énergie, ils agissent efficacement sur les gaz et les excitent à s'échapper. Si cette éruption ne peut se faire, les gaz peuvent prendre un développement tel qu'il en résulterait l'intumescence, la tension du ventre, une douleur dans la région des hypocondres, dans celle de l'ombilic, et d'autres phénomènes aussi dangereux que ceux que produisent les vents renfermés dans l'estomac.

Lorsque ces gaz, parcourant librement le canal alimentaire, ne sont pas trop multipliés et qu'ils s'échappent avec facilité, ils ne sont pas dangereux; mais lorsqu'ils s'accumulent dans quelque portion de ce canal, et qu'ils rencontrent un obstacle à leur sortie, ils produisent divers symptômes et accidens plus ou moins redoutables, selon qu'ils sont liés ou non à une autre affection morbide. Si , malgré la liberté de leur sortie , ils deviennent incommodes par leur fréquence , c'est un signe que les organes digestifs sont dans un état d'atonie auquel il est instant de remédier.

Lorsqu'un individu , qui d'ailleurs jouit d'une bonne santé , ressent dans l'estomac et les intestins des gaz délétères par suite d'intempérance , cet état n'est pas ordinairement de longue durée , et se dissipe de lui-même par une diète sévère , et surtout par l'emploi de notre méthode.

Si les flatuosités sont occasionnées par une vie sédentaire ou par le travail du cabinet, on y remédie aisément par l'exercice , qui rend aux organes le ressort qu'ils ont perdu , aiguise l'appétit , perfectionne le travail digestif, et prévient ainsi le retour de cette incommodité.

Les gaz intestinaux sont-ils produits par des affections morales , telles que les chagrins concentrés , comme ils sont presque toujours accompagnés de spasmes , on les combat avec des calmans et les antispasmodiques , mais surtout en faisant diversion à la tristesse des idées par d'agréables occupations , par des jeux et autres divertissemens.

On a constamment remarqué que les alimens qui contiennent beaucoup de fécule ont la propriété d'être venteux : tels sont les haricots , les pois , les pommes de terre , les choux , etc. On corrige la disposition de ces substances gazeuses par l'addition de quelques aromates et de condimens un peu chauds. Les alimens fermentés. ceux dont quelque acide forme l'assaisonnement . donnent peu de vents. Les cuisiniers peuvent , à cet égard , être très-utiles à la santé de ceux qui les emploient.

Quant à l'usage de nos médicamens recommandés contre les flatuosités , nous devons prévenir nos lecteurs qu'il ne doit avoir lieu qu'après l'accomplissement de la digestion.

Un notaire s'adressa, il y a quelques mois, à notre Bureau de Consultations pour réclamer des conseils relatifs à l'incommodité journalière des flatuosités qui le tourmentaient depuis son adolescence. Après l'avoir questionné sur son régime, sur ses habitudes et sa constitution, il nous fut facile de voir que la débilité de l'appareil digestif avait donné naissance aux vents fréquens qu'il rendait journellement. Nous lui demandâmes quel avait été le traitement qu'il avait employé. Son médecin lui avait prescrit l'usage des médicamens toniques, tels que la gentiane, la teinture du quinquina avec le vin, la cannelle. Nous avons pensé que l'emploi de notre méthode était indiqué non-seulement par l'état d'atonie du canal intestinal, mais encore par l'empâtement des viscères abdominaux. Nous lui avons prescrit avec succès l'emploi de notre sel désopilant, dont nous parlerons plus en détail, et surtout l'usage des grains de santé.

Voici une lettre qui nous a été adressée le 4 janvier 1825.

Monsieur,

Obligé à une vie sédentaire par la nature de mes fonctions, j'étais tourmenté d'une affection venteuse fort incommode pour mes collaborateurs et pour les personnes que je voyais en société. On me conseilla les astringens; leur effet, loin de détruire mon incommodité, fut de l'obliger à se manifester avec une indiscrétion qui m'humiliait. Je chargeai un de mes correspondans de me faire passer un médicament qui pût me délivrer d'un mal qui aurait fini par me forcer à me séquestrer de la société. Il m'envoya une caisse avec l'instruction qui lui fut donnée dans le Bureau des Consultations, relativement au cas où je me trouvais. J'ai fait usage de vos médicamens, aussitôt après les avoir reçus, avec toutes les indications prescrites. Les vents se sont calmés peu à peu, et vos médicamens leur ont fait prendre la fuite pour ne plus revenir, comme je l'espère, car il y a quinze jours que je ne m'aperçois plus de leur présence.

J'ai l'honneur d'être, etc.

MONTARNAL, Employé.

§ V. — Le foie ; maladie de cet organe.

Le foie, situé dans la cavité de l'abdomen, et dont la fonction principale est de sécréter la bile, est le plus volumineux et le plus pesant des viscères du corps humain. Notre objet n'est point d'en décrire la forme et la couleur, ni d'en indiquer la situation, ce qui n'appartient qu'aux anatomistes, mais d'en exposer les maladies.

Les maladies de ce viscère sont de deux sortes : les lésions, qui ne sont reconnues d'une manière exacte que sur le cadavre, et celles qui l'attaquent comme organe sécrétoire. Nous ne parlons que de ces dernières, dans le nombre desquelles nous ne comptons ni la *fièvre bilieuse*, dont on a reconnu que le siége existait dans les voies alimentaires, ni la *fièvre jaune*, que quelques auteurs regardent comme une fièvre bilieuse très-intense et contagieuse, et d'autres comme une fièvre ataxique non contagieuse, ni les *embarras gastriques*, qui ne sauraient être classés exclusivement parmi les maladies de l'organe sécrétoire de la bile, puisqu'il en est de muqueux et d'alimentaires, etc., ni la *migraine*, parce que, lorsqu'on vomit dans cette indisposition, on ne rejette pas toujours de la bile.

On peut ranger parmi les maladies du foie, 1° la *colique bilieuse*, que l'on observe pendant les étés secs et chauds : elle attaque surtout les jeunes gens d'un tempérament bilieux qui se nourrissent de substances grasses, de viandes abondantes, de laitage, etc. Elle se traite au moyen des délayans, des boissons acidulées, des laxatifs.

2° La *colique hépatique*, variété de la précédente. La nature de cette maladie, les évacuations et le traitement sont exactement les mêmes, à la différence de l'état fébrile, qui ne se fait remarquer que pendant les instans où les concrétions biliaires franchissent les canaux excréteurs de la bile, car sa production est souvent l'effet des calculs biliaires qui font effort pour sortir, et qui causent, tant qu'ils sont dans ces canaux, les symptômes énoncés. Du moment qu'ils entrent dans le canal intestinal, la maladie cesse. Si, au contraire, la colique hépatique n'est produite que par une bile trop épaisse qui, coulant avec difficulté, engorge les canaux excréteurs, elle est moins douloureuse, et sa terminaison est plus facile et plus prompte.

Le *flux hépatique*. On donne ce nom à des écoulemens par l'anus, ou quelquefois par la bouche, de matières liquides qu'on suppose venir du foie. Ces écoulemens sont bilieux, purulens, sanguinolens. On désigne vulgairement les premiers sous le nom de *débordemens de bile*. Effectivement cette humeur, sécrétée avec abondance, s'écoule incessamment et procure des évacuations d'une bile abondante et presque pure. Ce dernier flux est le seul qu'on doive nommer *hépatique*.

Plusieurs maladies attaquent le foie comme organe glanduleux ; les principales sont : l'*hépatite aiguë*, l'*hépatite chronique* et les *obstructions*, dont nous allons parler dans un paragraphe de ce chapitre.

L'*hépatite chronique* paraît n'être que l'hépatite aiguë qui se développe lentement et n'offre que des traits radoucis. Elle se manifeste d'une manière obscure et incertaine : les malades éprouvent une douleur peu marquée, sourde, profonde, un état de malaise abdominal dont ils ont peine à se rendre compte. Si l'on applique fortement la main sur l'hypocondre droit, on en augmente un peu la douleur. Parfois il se manifeste une petite toux sèche ; il y a dégoût, inappétence, inquiétude générale ; il existe, dès le commencement de la maladie, un léger trouble dans la circulation, et, lorsqu'il a fait des progrès marqués, il y a un état fébrile, mais avec faiblesse et lenteur. Le mal peut être plusieurs années à parcourir les différentes périodes, mais ordinairement il ne passe guère six à huit mois, un an ou dix-huit mois au plus, espace de temps pendant lequel les malades maigrissent et prennent un teint hâve, avec toutes les apparences d'un tempérament bilieux. Il est à remarquer que, chez ceux qui ont naturellement ce tempérament, cette maladie est plus fréquente.

Lorsque la maladie est chronique, notre méthode est employée avec succès. Nous avons prescrit à quelques malades des frictions avec moitié essence éthérée et moitié huile d'amendes douces sur l'hypocondre droit, ayant soin de varier, de doser, de mixtionner suivant les circonstances de la maladie.

Le foie est quelquefois attaqué d'une affection *hydatique* causée par le séjour qu'y font certains vers nommés *hydatides*. C'est une espèce d'hydropisie, véritable amas séreux sécrété par ces vers. On indique, pour combattre ces insectes hépatiques, les vermifuges, les amers, les *grains de santé*, le *toni-purgatif*, le *sel désopilant*. Au reste, nous avouerons que sur ce point, comme sur une grande quantité d'autres maladies du foie, l'art médical laisse beaucoup à désirer.

Un employé de la Trésorerie, sujet à des évacuations qu'il supprima par des lavemens d'eau froide et vinaigrée, et des boissons astringentes, devint jaune, maigrit, eut de fréquens vomissemens, éprouva des mouvemens fébriles et une douleur d'abord légère, ensuite très-vive dans la région du foie. Les urines étaient rouges, un hoquet fréquent survint. Nous le mîmes à l'usage des boissons délayantes, des lavemens émolliens, des fomentations sur le ventre, des *grains de santé* et du *toni-purgatif*. La tension du bas-ventre diminua, les selles devinrent bilieuses, les urines s'éclaircirent, la jaunisse diminua, ainsi que la fièvre et le hoquet; enfin en peu de jours le malade fut guéri.

Nous pourrions ici transmettre à nos lecteurs une plus grande quantité d'observations; mais la circonscription de cet ouvrage ne nous a pas permis de les consigner, non plus que le nombre de lettres qui nous sont adressées journellement pour nous remercier des cures que les malades mentionnent dans leurs épîtres.

§ VI. — Obstructions.

Nous ne nous arrêterons pas à décrire ici les différentes classifications que nos modernes ont établies sur les *obstructions du foie*. Qu'importe à notre sujet que la maladie dont nous parlons provienne *d'un gonflement causé par la stagnation du sang dans la veine porte*, *d'une infiltration de graisse qui donne au foie une couleur jaunâtre*, *d'une induration du foie*, etc.? Qu'importe encore d'en admettre six espèces avec M. Alibert, ou sept variétés avec plusieurs autres auteurs? l'obstruction du foie n'en est pas moins, dans tous les cas, un engorgement qui se manifeste dans cette glande, et qui provient d'un dérangement dans l'acte de la sécrétion qui lui est propre, ou de l'infiltration de toute autre humeur étrangère au genre de son élaboration.

Que l'on fasse après cela les classifications à la mode, basées sur les diversités des couleurs ou sur toute autre circonstance qui le plus souvent ne se représente pas deux fois, il faudra nécessairement que nos adversaires conviennent avec nous du principe qu'*il faut attaquer le mal à l'intérieur, c'est-à-dire par le canal alimentaire*. Ensuite nous les laisserons divaguer dans leurs doutes, errer dans le labyrinthe de leurs observations contradictoires, rejeter sur la nature le mauvais succès de leur traitement, ne tenir aucun compte de la nature quand la guérison a eu lieu, avouer enfin leur incertitude et la difficulté du sujet. Cette conduite est naturelle dans l'embarras de la position difficile où ils se sont placés.

Pour nous, une puérile condescendance ne nous a jamais forcé de tergiverser avec la multitude, de dire *non* parce qu'on a dit *non*. Notre système est là : quel est le foyer, le laboratoire des humeurs? c'est évidemment le canal alimentaire. Réparez l'humeur viciée dans ce centre admirable de l'organisation, et vous sauverez toute la circonférence.

Si la glande du foie est dans un état morbide, aucun praticien au monde ne serait assez fou pour vous conseiller d'attaquer le mal immédiatement dans le foie même : la mort serait le prix d'une aussi coupable témérité. Purifiez donc le canal des alimens en entraînant au dehors tous les germes morbifiques; ayez une méthode *qui change le point d'irritation qui se manifeste à l'hypocondre droit*, et qui pourtant n'ajoute pas encore à l'état d'affaiblissement qui est le résultat de la maladie. Commençons d'abord par indiquer les symptômes avant de parler du mode de traitement et du succès qu'il a toujours obtenu.

On observe assez fréquemment que le malade éprouve un malaise dans la région du foie, qu'il a toujours faim; sentiment qui augmente avec la maladie, et qui est bientôt accompagné d'un état de rétraction, de faiblesse, d'une espèce d'anéantissement, si nous pouvons nous exprimer ainsi. Les malades ont soif continuellement, et leurs boissons les plus agréables sont les acidulées; tôt ou tard leur appétit s'émousse; ils ne recherchent plus les alimens butyreux et gras, et leur langue se charge d'un enduit jaunâtre; ils sont constipés, ils respirent péniblement, ils toussent, et leur toux est sèche; enfin la diarrhée, le marasme et la mort terminent cette longue chaîne de douleurs.

Un homme que nous avons connu offrait, outre tous ces symptômes, une peau rude et sèche d'où transsudait une sueur de couleur jaunâtre et visqueuse. Son visage était bouffi le matin, ovale le soir, et les pieds s'enflaient à cette époque de la journée.

Un autre respirait si difficilement qu'on était obligé de le frictionner vigoureusement pour activer le jeu de l'organe pulmonaire.

Enfin il serait inutile de décrire tous les symptômes accessoires que nous avons vus accompagner la maladie du foie. Nous avons décrit les plus ordinaires, et le malade pourra facilement les reconnaître lui-même.

En conséquence, dès que les premiers symptômes se manifestent, il est urgent pour le malade de recourir à un régime végétal et austère, de ne point rester seul, de rechercher les délassemens et la dissipation d'esprit, de ne s'appesantir aucunement sur son état de maladie, et d'être bien persuadé que l'opiniâtreté du mal doit céder aux efforts de la nature. Les salades de chicorée sauvage, le cresson et l'oseille domineront dans les alimens de la journée; il mangera peu, mais souvent.

Tous les deux jours il procédera, par les moyens indiqués déjà tant de fois, à la prise d'une dose de nos médicamens.

MONSIEUR,

Il n'y a que deux mois que j'entendis parler pour la première fois de votre ouvrage. Un habitant de notre ville, qui, pour les affaires de son commerce, fait tous les ans le voyage de Paris, me raconta avec quel succès il avait fait usage de vos médicamens dans une maladie du foie dont il avait été attaqué. Comme il n'ignorait pas que je souffrais d'une obstruction dans cette partie, il avait pris sur lui de m'apporter de vos purgatifs. Je le remerciai de son obligeance, et, sans perdre de temps, je me mis au régime prescrit pour ma guérison. Pendant six semaines, j'ai exécuté votre ordonnance, et durant tout cet espace de temps, j'ai senti mon mal diminuer sensiblement : j'espère fermement que mon obstruction aura totalement disparu d'ici à trois semaines. Je ne sais comment cela se fait, après la quantité de tisanes que j'avais prises en vain, mais cela est.

J'ai l'honneur de vous saluer, en vous autorisant à faire de cette lettre l'usage qui vous conviendra.

MARDOUX.

Ce 21 février 1825.

§ VII. — Ictère ou jaunisse.

Cette maladie est caractérisée par la coloration en jaune des yeux et de la peau, par la teinte rouge ou safranée des urines, et la décoloration des matières rendues par les selles. Cette affection était déjà connue dans la plus haute antiquité. Le grand Hippocrate en fait une mention fréquente; elle a été décrite par tous les médecins grecs. latins, arabes, etc. Cependant les modernes, tels que Van-Swieten, Hoffman. Stoll, sont les seuls qui nous en aient donné de bonnes descriptions. Le professeur Pinel, dans sa *Nosographie philosophique*. ne regarde dans aucun cas la jaunisse comme une affection essentielle; il n'en parle que comme un symptôme ou une complication de quelque autre maladie. M. Loayer-Villermay professe la même doctrine, et rapporte toutes les espèces d'ictères à une affection du foie, soit idiopathique, soit sympathique.

La jaunisse peut être occasionnée directement ou indirectement par de nombreuses circonstances. Les causes prédisposantes à cette affection sont, sous le rapport de l'âge, cette portion de la vie comprise entre le commencement de la virilité et la fin de la première vieillesse, c'est-à-dire depuis vingt-cinq ans jusqu'à soixante-dix. Elle est très-rare chez les jeunes gens et dans la vieillesse avancée. Sous le rapport du sexe, la femme y est moins sujette que l'homme. parce que son tempérament est plus sanguin ou plus lymphatique. Elle s'y trouve plus exposée à l'approche des règles, lors de leur retard, dans son temps critique, et surtout pendant le dernier mois de la grossesse, lorsqu'elle est pénible.

Le tempérament bilieux est celui qui prédispose le plus à cette affection; une trop grande susceptibilité nerveuse est encore une de ses causes prédisposantes.

Les causes occasionnelles qui peuvent favoriser ou déterminer la jaunisse sont certains états de l'atmosphère, tels qu'une chaleur excessive en été, une humidité froide en automne, le passage subit du froid au chaud et du chaud au froid.

Les excès de table, le trop long usage du mauvais chocolat, du salep, de tous les farineux, les alimens de difficile digestion, les substances alimentaires huileuses, douceâtres, les viandes qui se corrompent, l'abus des liqueurs spiritueuses, les vins trop acides, la bière acescente et les eaux crues, sont des causes qui peuvent produire souvent la jaunisse.

Cette affection est encore fréquemment causée par la suppression des écoulemens naturels ou accidentels, sanguins, muqueux, purulens, et par celle d'une diarrhée habituelle; par une vie trop active, par une trop grande inaction, par un sommeil habituellement prolongé, par des efforts pour soulever des fardeaux. Les veilles prolongées peuvent aussi produire de fâcheux résultats, et sont plus nuisibles dans nos salons où l'on étouffe par le mauvais air produit par nos lumières à quinquets.

La jaunisse est surtout provoquée par les affections pénibles de l'âme, comme la colère, la frayeur, la tristesse, la jalousie, la haine, le chagrin, etc.; les longues méditations, les études forcées, surtout après le repas.

On a vu quelquefois cette affection survenir après l'emploi d'un vomitif et après une saignée.

Quel est le meilleur traitement à employer? Les indications générales sont : 1° de calmer le spasme ou la douleur, et de trouver une détente convenable ; 2° d'évacuer au dehors les matières saburrales des premières voies ; 3° d'attaquer directement la cause de l'affection, et de placer le système hépatique et toute l'économie dans les conditions convenables pour prévenir le retour de l'affection. D'ailleurs, dans le traitement de l'ictère, comme dans celui de toute autre affection, il faut avoir égard à l'âge, au sexe, au tempérament, aux causes de la maladie, à sa nature, à la variété des symptômes et aux complications.

Les *grains de santé* ont été employés dans la vue de remédier à la constipation, qui a presque toujours lieu dans la maladie dont nous traitons ; mais il faut avoir soin de ne pas les administrer trop tôt et quand il y a encore de l'irritation. Plusieurs médecins les ont jugés utiles sous le rapport de l'excitation qu'ils déterminent dans les intestins, excitation qui se prolonge jusqu'aux canaux biliaires. Sydenham faisait un grand usage des purgatifs ; il les réitérait tous les quatre jours. L'action brusque et prolongée des drastiques a, dans plusieurs cas, été suivie du succès ; il faut être réservé dans leur emploi, surtout lorsqu'on doit craindre un état nerveux ou inflammatoire. Quelques boissons délayantes et légèrement antispasmodiques, des bains, des lavemens, un exercice modéré et une douce gaieté forment la base du traitement que nous prescrivons, précédé et suivi de nos médicamens évacuans.

Madame Morelli, Italienne, attaquée d'une jaunisse causée par de profonds chagrins, avait employé inutilement, pendant plus de six mois, les vomitifs, les saignées et le régime le plus austère. Séquestrée de la société, privée du spectacle brillant de la nature, que ses yeux ne lui représentaient que sous la couleur dominante du jaune, elle entendit parler de notre méthode, elle se hâta de venir nous consulter. Pénétrés d'une vive compassion pour son état, nous lui exposâmes tous les effets de nos médicamens avec la manière d'en faire usage. Deux mois après, elle vint nous remercier avec des transports de joie difficiles à décrire. Son teint avait recouvré tout son éclat; plus de jaune sur le blanc de ses yeux, plus de voile qui leur dérobât les beautés naturelles. Enfin il s'était opéré en elle, au physique et au moral, un changement tel que nous eûmes d'abord de la peine à la reconnaître.

§ VIII. — Des glaires.

Rien n'est plus connu que le nom de *glaires*, que les anciens nommaient *flegme* ou *pituite*. Ce sont des humeurs collantes et visqueuses, le plus ordinairement blanchâtres, grisâtres ou d'une couleur jaune, que l'on expectore quelquefois en très-grande abondance. Les deux âges extrêmes de la vie, celui où l'organisme est dans toute sa fermentation et celui où le système est dans toute sa latitude, l'enfance et la vieillesse sont les deux âges les plus exposés aux influences de ces mucosités. Dans les uns, l'estomac et les poumons, doués de trop de tonicité, enfantent du superflu, et dans les autres ces organes, dépouillés de leur tonicité, ne remplissent leurs fonctions qu'imparfaitement; de là, dans l'un et l'autre cas, l'origine des *glaires*, qui ne sont, comme on le voit, que des humeurs mal élaborées.

Les glaires varient selon l'organe qu'elles affectent : celles qui tapissent la membrane muqueuse de l'estomac sont bien plus aqueuses que celles qui s'attachent aux membranes internes des poumons, et qui s'accumulent dans les bronches et la trachée-artère.

La présence de ces humeurs morbides se manifeste par des expectorations plus ou moins fatigantes, par l'aridité de la peau, par une tension dans la région précordiale, par une suffocation qui accompagne l'acte de la respiration, par la difficulté de digérer, pas des nausées plus ou moins actives, par des aigreurs ; et chez les femmes par les pertes blanches.

En général, soit que ces glaires se forment sous l'influence d'une cause extérieure, soit qu'elles doivent leur origine à une cause interne, c'est toujours contre les fonctions des membranes de l'estomac qu'elles exercent leur propriété atonique. Les alimens, transmis au canal alimentaire, délayés et noyés dans des sucs trop aqueux et incapables de les décomposer, ne se changent qu'imparfaitement en chyle, et ce chyle, mal élaboré, se portant par la circulation dans toutes les parties de l'organisation, donne lieu à une foule de maladies diverses, selon qu'il séjourne plus ou moins longtemps sur une surface quelconque.

Les principes les plus sûrs de l'hygiène prescrivent, pour le premier cas, contre la formation des glaires, d'éviter les températures froides et humides, de se garantir de l'influence des pluies trop prolongées, des exhalaisons marécageuses, des habitations obscures et peu aérées ; de s'interdire l'usage fréquent des substances mucilagineuses, grasses et farineuses ; des semences et des fruits avant leur entière maturité ; des viandes blanches et gélatineuses, et de ne faire aucun excès dans l'alimentation ; de fuir l'oisiveté et la mollesse, de se livrer avec méthode à l'exercice des promenades, et de ne pas négliger les frictions.

Ainsi les personnes, celles surtout d'un tempérament lymphatique, qui sont sujettes aux glaires, doivent habiter, autant que possible, les pays chauds et secs, les lieux élevés, les édifices, les appartemens exposés au midi, et faire usage de vêtemens de laine. Il faut qu'elles dorment modérément, et dans un lit ni trop mou ni trop chaud. Leurs alimens doivent être principalement tirés du règne animal ; les viandes noires et celles des animaux adultes et fortement exercés leur conviennent le mieux; les boissons toniques, prises modérément, telles qu'un vin généreux bien coloré, la forte bière, le café pur, leur sont très-utiles. La gaieté et d'agréables distractions ne leur sont pas moins avantageuses. Voilà les conseils que donne l'hygiène contre la formation des glaires.

Dans le second cas, quand ces humeurs morbides se sont formées en vertu d'une des causes qui influent, soit immédiatement sur l'organe de la digestion, soit médiatement par les vaisseaux absorbans de l'appareil cutané, les principes de la médecine pratique doivent nous porter à attaquer l'atonie glaireuse dans son foyer commun, c'est-à-dire dans le canal alimentaire, en agissant sur la contractilité musculaire par le moyen des évacuans.

Au reste, nous ne nous sommes attachés à conserver l'expression vulgaire de *glaires* que pour mieux nous faire entendre et afin d'établir une distinction entre les humeurs morbides qui se déversent dans le torrent de la circulation, et celles qui, s'arrêtant aux parois des organes, s'y épaississent et troublent le jeu de leurs fonctions. Mais sous quelque état qu'on les considère, sur quelque surface qu'on les surprenne, il n'en est pas moins vrai qu'elles ont toutes une source commune; qu'avec un degré de plus d'élaboration elles auraient rempli toutes les conditions des humeurs vivifiantes; que c'est toujours l'atonie qui les a produites, et qu'à leur tour toutes les humeurs ajoutent encore par leur existence à l'atonie dont elles émanent. Que faut-il donc employer pour en détruire l'influence? Chasser par le canal alimentaire celles qui y sont déjà rassemblées, et détruire l'atonie qui les a formées; agir en même temps sur la contractilité musculaire du canal des alimens pour en débarrasser la surface, et sur la contractilité fibrillaire des voies digestives pour leur imprimer une nouvelle tonicité; enfin évacuer et fortifier. C'est là le but que remplit, dans toutes ses conditions, la méthode que nous avons employée.

C'est surtout lorsque les glaires, en s'accumulant dans une partie quelconque de l'intestin, déterminent un embarras intestinal que nos médicamens sont d'une efficacité remarquable. Il n'est pas douteux que dans cette circonstance les purgatifs résineux ne soient préférables à ceux qui ne sont qu'acides et muqueux; la manne surtout ne convient nullement en cette circonstance. Du reste, il est plusieurs cas dans lesquels l'usage des substances toniques, amères et aromatiques est indiqué pour diminuer et pour prévenir l'accumulation des glaires dans l'appareil digestif.

Pour faciliter l'expulsion des glaires qui incommodent par leur présence sur la surface des bronches et de la trachée-artère, nous pourrions citer ici plusieurs exemples de personnes auxquelles nous avons fait respirer la vapeur de l'*essence éthérée et balsamique* à l'aide d'un instrument en fer-blanc que nous leur avons procuré : elles avaient soin d'ajouter quelques gouttes de cette essence dans un verre d'eau fraîche, et de prendre plusieurs cuillerées de cette eau ainsi mixtionnée avec une infusion de camomille romaine. La plupart des praticiens qui l'ont ainsi employée lui ont reconnu une action particulière sur le poumon.

Un employé de la Trésorerie, âgé à peu près de cinquante ans, ayant entendu parler des heureux succès de notre méthode pour l'expulsion des glaires, vint nous exposer qu'il était engorgé par cette humeur. Nous lui prescrivîmes, pendant quelques jours, l'usage des *grains de santé du docteur Franck*. Ce médicament n'ayant opéré que sur les premières voies, et facilité seulement la digestion, nous avons eu recours à des doses fractionnées du *toni-purgatif* et du *sel désopilant*. Le succès le plus complet a couronné nos espérances; cet employé est débarrassé de ses glaires; il mange avec appétit, dort bien, et proclame partout l'efficacité de nos médicamens, constatée sur une infinité de personnes qu'il est inutile de mentionner dans cet ouvrage.

Un horloger de Paris, qui, par sa profession, est obligé de ne pas faire beaucoup d'exercice, était incommodé depuis son enfance de glaires abondantes, de couleur tantôt blanchâtre, tantôt verdâtre : il en expectorait très-souvent ; il était sujet à de fréquens étourdissemens accompagnés de vertiges. Il vint nous consulter il y a quelques mois ; après lui avoir demandé la base du traitement qu'il avait employé, il nous répondit qu'il avait épuisé tout l'arsenal des fondans, des apéritifs ; que ni les pastilles d'ipécacuanha, ni la magnésie, etc., etc., n'avaient rien opéré. Nous pensâmes qu'il était urgent d'administrer nos médicamens. Nous le revîmes depuis qu'il a employé notre méthode, qui a produit les meilleurs effets.

Un homme de lettres, aussi distingué par l'étendue de ses connaissances que par son grand caractère, était sujet depuis longtemps à expectorer une humeur glaireuse fort incommode ; il rendait avec ses urines une grande quantité de sédiment glaireux. Cette indication, réunie à plusieurs autres qui nous furent exposées dans sa consultation orale, nous déterminèrent à lui conseiller un emploi raisonné de notre méthode. Son humeur glaireuse a disparu comme par enchantement. Cependant nous lui avons conseillé dernièrement de reprendre ce traitement vers le mois d'avril prochain, afin de prévenir le retour des accès dont il s'était plaint.

CHAPITRE V.

Constipation — Coliques. — Mélancolie — Hypocondrie. — Hydropisie.

§ Ier. — Constipation.

La constipation est l'état d'une personne qui ne peut aller librement à la selle. Elle consiste dans le séjour prolongé des excrémens dans les gros intestins, et surtout dans les cellules du canal intestinal où ils acquièrent une dureté plus ou moins considérable et une forme arrondie. Ils parcourent en suite ce trajet avec lenteur et en se durcissant toujours jusqu'à l'anus, d'où ils ne sont expulsés qu'avec de certains efforts ou par les moyens de l'art. Lorsqu'il a ... que les déjections alvines deviennent trop rares et douloureuses, il en peut résulter des accidens particuliers. Chez les personnes d'un tempérament chaud et sec, et qui, dans l'état naturel, ont la fibre raide, une constipation presque habituelle n'a souvent point d'inconvéniens.

S'il existe une rétention complète des déjections, on doit en rechercher la cause avec beaucoup de soin et y remédier promptement. Dans toute constipation opiniâtre, on doit s'assurer si elle ne provient point de quelque obstacle mécanique qui s'oppose à la sortie des matières stercorales, soit à l'origine du rectum, soit dans l'intestin même.

Lorsque la constipation est occasionnée par la sécrétion d'une trop petite quantité de bile, de suc pancréatique, et des mucosités qui doivent parcourir le canal et le lubréfier, par l'absorption trop énergique des canaux lymphatiques, par la négligence d'un stimulant habituel; ou si elle est entretenue par une augmentation de transpiration et de sueur, par l'usage d'alimens secs et visqueux, par une trop petite quantité de boisson, par l'abus de médicamens âcres, irritans, astringens, narcotiques, par une vie sédentaire; enfin lorsque les déjections sont arrêtées par le développement de quelque maladie, son traitement est relatif à ces différentes causes.

Lorsque la bile ne coule pas, et que Gaster fait mal ses fonctions, dit Riolan dans ses livres, et le professeur Pinel dans ses leçons, tout va mal. Voltaire s'est égayé sur le chapitre de la chaise percée, d'une manière qui apprête également à rire et à réfléchir, et il engage ceux qui vont le matin assiéger la porte des grands ou des hommes en place, pour obtenir des grâces, de s'informer adroitement s'ils ont le ventre libre.

Un dignitaire, chargé de fonctions brillantes, ne pouvait vaquer aux devoirs de sa place qu'après avoir pris au moins deux remèdes (c'est ainsi qu'à la cour de Louis XIV on convint de nommer les lavemens); tant qu'il *n'était pas allé du ventre*, il était pesant de la tête et du corps; ses idées étaient confuses, sa mémoire embarrassée, il ne pouvait s'appliquer; à peine parlait il, tout lui déplaisait, tout l'ennuyait, il voyait tout en noir.

Les hommes ordinairement constipés sont le plus souvent tristes, irascibles, et mécontens des autres comme d'eux-mêmes. Scarron qui, quoique très-infirme, était gai et facétieux; Voltaire, que l'on trouvait, au milieu de ses souffrances de tous les jours, plaisant, fécond et sublime, eussent été bien différens d'eux-mêmes, une fois en proie à la constipation.

Pourquoi les *grains de santé* n'étaient-ils pas connus à l'époque de Scarron et de Voltaire? Les gens de l'art doivent chercher à apprécier le degré d'utilité de notre pratique qui présente tant d'avantages, et dont l'emploi ne peut jamais être dangereux, maintenant que la médecine appelle à son secours non - seulement toutes les sciences qui peuvent éclairer sa marche, devenue plus assurée, mais encore qu'elle cherche à tirer parti de toutes les productions de l'industrie et de l'imagination humaine, pour combattre les maladies par des armes plus nombreuses et plus variées.

La constipation habituelle peut influer plus qu'on ne pense sur le sort des familles et même des empires. Le farouche Tibère et l'astucieux Cromwel, toujours constipés, furent constamment sombres, cruels, inaccessibles à la pitié, comme ce brillant cardinal de Richelieu, qui n'allait à la selle que par lavemens, fut morose et souvent impitoyable. Combien d'intrigans d'État, brouillons politiques, qui ne s'agitèrent que parce qu'ils ne furent point toujours exempts de constipation ! que d'événemens ne sont-ils pas expliqués physiologiquement par le tempérament bilieux-hépatique de Napoléon !

Nous irons plus loin, et nous ne craindrons pas de dire ici que souvent la pensée du crime prend son origine dans un dérangement quelconque de l'économie, et que si de grands scélérats eussent ressenti les effets sédatifs d'un *évacuant*, ils eussent vraisemblablement épargné leurs victimes. Ces mouvemens d'une vengeance féroce, cette fièvre brûlante du crime pourraient-ils exister avec l'équilibre des forces vitales, lorsque le système abdominal se balance avec le système nerveux, en un mot, que les fonctions s'opèrent sans désordre? Non, sans doute; la santé est un des principes de la sagesse : malheureusement ces deux choses, qu'on pourrait appeler les deux sœurs, ne sont pas toujours inséparables; et souvent il arrive qu'on néglige cette santé qui, non moins en morale qu'en physiologie, est un véritable bien.

Ravaillac aurait-il assassiné Henri IV, Damiens aurait-il attenté aux jours de Louis XV, Louvel aurait-il osé poignarder le duc de Berry? Non! nous n'osons le croire, si une purgation évacuante de leurs humeurs atrabilaires eût précédé leur préméditation meurtrière.

L'expérience est tout en faveur de notre pensée. L'ellébore chez les anciens et les fortes purgations parmi nous, n'ont-elles pas bien souvent rendu au cerveau des maniaques et des mélancoliques l'ordre des idées et la netteté du jugement? Or, quelle était la cause qui troublait leur intelligence, qui enfantait dans leur esprit ces idées bizarres, et dans leur cœur ces projets sinistres et ces noirs pensers, enfin qui leur inspirait une haine profonde pour la société, ces terreurs de la mort et ces désirs affreux du suicide? Cette cause n'existait pas dans leur cerveau, car après leur mort on n'a trouvé aucun dérangement dans leur encéphale; mais on a découvert au contraire dans la vésicule du fiel des calculs biliaires, des squirres, un abcès au foie et à la rate, des varices au mésentère, une accumulation d'un sang épais dans la veine-porte, etc.; c'est-à-dire que la cause était dans tous les organes que l'on peut soulager par les purgations.

Madame B***, demeurant à Passy, se trouvait depuis longtemps affectée de constipations périodiques; elles étaient accompagnées de douleurs vives dans les entrailles, d'un besoin fréquent et pénible d'aller à la selle qui, cependant, n'amenait aucun résultat. Ces constipations duraient ordinairement huit jours, quelquefois dix, quand les médicamens indiqués en pareil cas n'avaient pu opérer. Il arriva enfin que les constipations devinrent plus fréquentes, qu'un léger intervalle sépara les périodes, et que rien n'égala ni les tourmens de cette mère de famille, ni le dépérissement de sa santé.

Il est une fatalité qui veut que les malades n'arrivent à nous que lorsque tous les autres moyens ont été épuisés. Après l'emploi de notre méthode, les selles survinrent avec assez d'abondance, et un régime substantiel achèva de rétablir la santé de madame B***.

Nous ne citerons pas ici une infinité d'exemples d'une constipation opiniâtre que les *grains de santé du docteur Franck* ont suffi pour guérir. C'est dans ces cas leur plus beau triomphe.

§ II. — Coliques.

Le mot *colique*, dans le sens indiqué par l'étymologie, ne devrait signifier que toute maladie particulière à l'intestin *côlon*; mais on donne à ce mot un sens plus étendu, et l'on est convenu d'appeler *colique* toute douleur d'une partie quelconque du tube intestinal.

L'art a donné à cette affection différens noms : elle a été nommée *venteuse*, *stercorale*, *bilieuse*, *nerveuse*, *métastatique*. Cette variété de noms tient à ce que la colique attaque différemment les entrailles; mais les douleurs et les effets sont à peu près les mêmes. La colique venteuse a pour cause immédiate une débilité particulière de l'estomac et des intestins : elle provient ordinairement soit de la constitution de l'individu, soit des indigestions, soit des maladies antérieures. L'usage excessif des fruits crus, des vins doux, de la bière, et surtout des légumes et des farineux, les eaux minérales gazeuses, imprégnées d'hydrogène sulfuré, d'acide carbonique, la produisent encore. Ces substances, portées dans l'estomac lorsque cet organe a perdu de son ressort, peuvent donner lieu à un énorme développement de gaz. Cette colique dure plus ou moins longtemps ; mais, en général, elle existe sans fièvre, et se termine sans accidens graves.

La colique *stercorale* provient d'un résidu de matières alimentaires qui, par leur qualité ou leur quantité, occasionnent des douleurs dans la cavité abdominale.

Elle est toujours précédée de constipation ; le ventre est dur et presque insensible au toucher ; il offre des tumeurs inégales, bosselées et mobiles. Les personnes qui mènent une vie trop sédentaire, et celles qui font usage d'alimens matériels et grossiers, sont en général sujettes à cette espèce de colique.

La colique *bilieuse* prend sa source dans l'usage immodéré des viandes, surtout de celles de bœuf, de bêtes sauvages et de porc. Les boissons spiritueuses, la chaleur excessive du soleil, des fours, des cuisines, ou des mouvemens du corps trop violens, des accès de colère, etc., peuvent encore y donner lieu. Elle se déclare en été ou au commencement de l'automne. Elle attaque plus particulièrement les sujets adultes : de tempérament bilieux, chauds et irascibles. Elle s'annonce par la rareté et la couleur rousse des urines, par des rots infects, l'amertume de la bouche, la saleté de la langue, des nausées et même des vomissemens bilieux, une soif brûlante, une grande chaleur, surtout dans la région du bas-ventre. Quelquefois il y a constipation, quelquefois des matières bilieuses, très-fétides, sont rendues en grande quantité. Les malades sentent leurs intestins comme tordus, comme serrés par des cordes ; tantôt les douleurs se concentrent sur un seul point, tantôt elles se relâchent en laissant au malade quelques intervalles de repos, mais c'est pour revenir bientôt. Elle varie selon l'état, l'âge et la constitution du sujet. Elle est plus dangereuse pour les veillards et pour les sujets épuisés que pour les adultes vigoureux et bien portans. Elle est plus grave quand il y a constipation. Si elle est mal traitée, la fièvre putride peut survenir.

La colique *nerveuse* a pour symptôme essentiel des mouvemens spasmodiques. Elle affecte principalement les femmes nerveuses, hystériques ; de pénibles affections morales, comme la crainte, la colère, le chagrin, la moindre irritation qui se porte sur le tube digestif peuvent la déterminer. Elle est ordinairement accompagnée de développemens de gaz dans l'estomac et dans les intestins.

La colique *métastatique* est produite par la suppression de la transpiration, par le transport sur les intestins d'une affection goutteuse ou rhumatismale, par la répercussion de la plupart des affections cutanées, ou enfin par des crises qui, avortées dans d'autres parties, se font ensuite par le tube intestinal.

Quelques auteurs citent encore d'autres coliques, auxquelles ils donnent des noms particuliers; mais comme elles ont toutes les mêmes causes, les mêmes effets, et par conséquent les mêmes curations que celles de l'une de ces cinq classes, nous ne croyons pas devoir fatiguer le lecteur par une nomenclature oiseuse. Il nous suffit de le mettre à portée de distinguer les signes qui les caractérisent, et d'y appliquer les remèdes qui leur conviennent.

La purgation doit être un moyen efficace qui peut détruire l'accumulation des matières fécales qui surchargent les intestins, les rendent mobiles, et enfin leur ouvrir les voies de l'évacuation : aussi est-il important de l'appliquer à presque tous les genres de coliques, parce qu'elles ont à peu près toutes la même origine. On y préludera par des lavemens émolliens d'huile d'amandes douces, d'eau miellée, ou avec des feuilles de mauve; on se gardera bien d'y employer la camomille, l'absinthe ou le fenouil, substances carminatives qui échaufferaient les intestins. Les lavemens émolliens, tels que nous venons de les prescrire, ouvriront les extrémités du tube intestinal, et favoriseront la sortie des gaz développés. Comme les coliques attaquent ordinairement les personnes sédentaires, on doit recommander aux malades, dans leur convalescence, un exercice modéré, surtout celui du cheval, qui est si propre à faire reprendre aux intestins leur première tonicité.

Il n'est peut-être pas de traits d'un caractère plus effrayant que celui d'un homme de trente ans, qui se
trouvait habituellement tourmenté de coliques et de
tranchées. Cet homme sentait de loin l'arrivée de ses
douleurs ; une espèce de désespoir ou de mélancolie
noire le portait, comme par instinct, à éloigner tous
les instrumens tranchans qui se trouvaient sous sa main,
de peur d'être tenté, dans la violence de ses tourmens,
de se donner la mort. Dans quelque lieu que cette affection le surprît, il se roulait par terre, agité de mouvemens convulsifs ; il se déchirait les mains et le visage,
il poussait des cris aigus ; on l'aurait pris pour un épi-
leptique, s'il n'avait pas joui, même au milieu de ses
souffrances, de sa raison et de l'usage de ses sens. Les
intervalles de repos devenaient pour lui un nouveau
supplice ; il se croyait toujours menacé d'un autre accès
prochain, et la crainte de ses maux était encore plus
insupportable à son esprit que leur réalité. Cet homme,
toujours triste, sombre, avait l'œil troublé, la face
blême et tiraillée, les lèvres livides ; sa démarche était
chancelante, comme celle d'un homme livré à des vertiges ou à des étourdissemens ; son sommeil était fort
agité, ses rêves affreux, et son pouls offrait une irrégularité de pulsations que nous avons rarement observée.
Les partisans des sangsues les avaient employées de
toutes les manières. Le mal ne faisait qu'empirer. Cet
homme nous fut enfin adressé par une dame que nos
médicamens avaient sauvée. Le traitement que nous lui
avons indiqué l'a parfaitement guéri ; il a repris sa gaieté
naturelle, et il ne ressent plus la moindre atteinte de
ses terribles coliques qui le portaient à commettre un
suicide.

§ III. — Mélancolie.

Nous n'exposerons pas ici les opinions flottantes et in-
certaines d'un grand nombre de médecins sur la nature

et les caractères de la mélancolie; nous croyons la bien définir en disant que c'est un délire partiel, chronique, sans fièvre, déterminé ou entretenu par une passion triste, débilitante ou oppressive. Il ne faut pas confondre cette maladie avec l'hypocondrie, soit parce qu'elle est plus souvent héréditaire, soit parce que les causes qui la produisent sont plus ordinairement morales, soit enfin parce que dans la mélancolie les idées sont fixes et ne se reposent que sur l'objet d'une passion triste, et que dans l'hypocondrie, au contraire, le délire se porte sur tous les objets relatifs à la santé.

Les mélancoliques sont, en général, maigres et grêles; ils ont le teint pâle, jaunâtre, et quelquefois noirâtre; souvent le nez d'un rouge foncé. Leur physionomie est immobile; mais les muscles de la face, par un état de tension convulsif, expriment l'effroi et la crainte. Leurs yeux sont fixes ou baissés vers la terre; leur regard est inquiet, soupçonneux. Ils ont souvent le pouls lent, faible, concentré, quelquefois très-dur. Leur peau est d'une chaleur sèche et quelquefois brûlante; leur transpiration est interrompue, mais les extrémités des membres sont froides et quelquefois baignées de sueur. Ils dorment peu, ou leur sommeil est très-léger; encore est-il souvent interrompu, agité par des rêves plus ou moins sinistres, qui les réveillent en sursaut et leur offrent les objets par lesquels leur délire est produit ou entretenu. Leurs sécrétions présentent aussi des désordres remarquables, leur urine est abondante, claire, aqueuse, quelquefois rare, épaisse et bourbeuse.

Deux degrés bien distincts se font remarquer dans la mélancolie. Dans le premier, les malades conservent encore leur raison; mais tout fait sur eux une impression très-vive, tout est exagéré dans leurs sentimens, leurs pensées et leurs actions. Dans le second état, la sensibilité, concentrée sur un seul objet, semble avoir abandonné tous les organes. Il n'y a pas seulement exagération, mais le mélancolique est, de plus, hors des limites de la raison ; il se crée mille chimères plus ou moins ridicules, il associe les idées et les choses les plus disparates.

Les saisons et les climats ont une influence particulière sur la production de la mélancolie. L'automne est la saison où cette maladie paraît le plus souvent, surtout après un été chaud et sec. Le voisinage des marais, l'air brumeux et humide, en relâchant les solides, y prédisposent ; il en est de même des pays chauds et où il pleut rarement, lorsque certains vents soufflent. On connaît les effets mélancoliques du *sirocco* sur les Italiens.

La mélancolie éclate principalement dans la jeunesse et l'âge viril. De nombreuses observations prouvent qu'elle est fréquente de vingt-cinq à trente-cinq ans, et que, passé cet âge, elle va souvent en décroissant jusqu'à celui de cinquante-cinq ans. L'amour, les idées religieuses, l'onanisme, les excès d'étude dans la jeunesse, les soins de famille, le désir de s'enrichir, l'ambition, l'amour de la gloire dans l'âge viril, font beaucoup de mélancoliques.

Les passions amoureuses qui, chez les femmes, sont quelquefois si actives, le fanatisme religieux qu'elles portent à l'excès, lorsque l'amour ne les occupe pas exclusivement, la jalousie, la crainte, agissent plus énergiquement sur elles que sur les hommes : aussi la mélancolie religieuse est-elle plus fréquente chez elles, surtout dans les classes inférieures de la société ; les jeunes filles, les veuves, et quelquefois les femmes mariées au temps critique, sont en proie à la mélancolie érotique.

Le tempérament bilio-nerveux prédispose à la mélancolie. Les individus qui en sont doués sont rêveurs, taciturnes, défians, ombrageux, recherchent la solitude, et sont très-propres aux sciences et aux arts.

Les constitutions ou tempéramens acquis, dans lesquels prédomine le système hépatique et hémorroïdal, sont aussi prédisposés à la mélancolie.

Les causes physiques de la mélancolie agissent presque toutes en affaiblissant la constitution de l'individu, ou en imprimant aux fluides un caractère funeste. Le jeûne prolongé, la faim, l'abus de l'opium, des boissons chaudes échauffantes et des liqueurs alcooliques, causent souvent la mélancolie, et conduisent au suicide les personnes qui en sont atteintes.

Le traitement de la mélancolie ne doit point être borné à quelques médicamens. Avant d'en faire l'application, il faut s'être bien informé des causes éloignées et prochaines de la maladie, à cause de la multitude des formes sous lesquelles elle se présente.

Le mélancolique, dominé par ses habitudes, éloignant tout ce qui peut contrarier ses inclinations, arrangeant au gré de ses visions tous les objets qui l'entourent, ne peut ramener le calme dans son esprit qu'en s'éloignant de son séjour habituel, en voyageant dans des contrées qui jouissent d'une température douce, ou dont les sites présentent à son imagination de rians tableaux ou des scènes majestueuses. Il faut qu'il se familiarise peu à peu avec un monde nouveau où la douceur, les attentions, les égards, les témoignages continuels de bienveillance réveillent des sentimens qui semblaient lui être devenus étrangers.

Les moyens de traitement peuvent se ramener à trois chefs principaux, hygiénique, moral, pharmaceutique.

Un climat sec et tempéré, un beau ciel, un site agréable et varié conviennent parfaitement aux mélancoliques; leurs vêtemens doivent être souvent renouvelés, particulièrement les chaussures, car ils sont surtout exposés au froid des pieds. Les bains[1] tièdes leur

---

[1] Nous avons indiqué à plusieurs mélancoliques des bains d'une nature particulière, en faisant ajouter à l'eau de la baignoire lan-

sont d'une grande utilité pour le rétablissement de la transpiration. Il faut leur interdire les alimens salés, épicés et de difficile digestion, et leur prescrire des viandes rôties, une diète végétale, qui consiste non en végétaux farineux, mais en herbes potagères et en fruits bien mûrs, les oranges, la limonade légère, etc. L'exercice, de quelque manière qu'il soit pris, est, sans contredit, une des grandes ressources pour la guérison de la mélancolie. Le professeur Pinel, dans son *Traité de l'Aliénation mentale*, émet le vœu que tout hospice d'aliénés soit situé à la proximité d'une ferme où l'on puisse les faire travailler. Aux exercices du corps il faut joindre ceux de l'esprit; mais il faut avoir soin de diriger l'application des mélancoliques vers des lectures ou des études qui leur plaisent, ou vers les sciences naturelles.

Le traitement physique, lorsqu'il est secondé par l'hygiène, contribue à guérir un grand nombre de mélancoliques. Les anciens n'employaient pas d'autres remèdes que les évacuans, surtout les purgatifs. M. Pinel s'en tenait aux légers laxatifs, aux purgatifs doux. Les évacuans conviennent principalement dans la mélancolie caractérisée par la nonchalance, l'aversion pour le mouvement, et par la lenteur des fonctions. Certains mélancoliques repoussent toute espèce de médicament; il importe au suprême degré de leur provoquer des irritations ou des évacuations alvines, pour prévenir ou faire cesser la constipation. On emploie alors les *grains de santé du docteur Franck* et le *toni-purgatif*, dont le goût agréable ne fait point naître au malade l'idée d'un médicament. Les nombreux mélancoliques qui ont été guéris par nos moyens nous ont souvent témoigné leur reconnaissance. car c'est nous qui leur avons rendu l'amour de la vie, le contentement et le bonheur.

tôt des substances oléagineuses, calmantes, tantôt des substances toniques, suivant les indications qui se présentaient.

Quelques-uns prennnent de temps en temps dans un verre d'eau quelques gouttes de *l'essence*, et s'en trouvent bien.

Un individu, habitant Versailles, vint nous consulter sur une affection mélancolique qui le tourmentait à un tel point, qu'il parla dans notre cabinet de l'envie qu'il avait de se détruire; cependant nous vîmes bien que sa raison n'était pas assez égarée pour se porter à cet acte de désespoir. Nous étions en hiver : c'était l'époque de l'exaspération de sa mélancolie. La constipation était opiniâtre, indication suffisante pour l'administration des *grains de santé*. Nous lui prescrivîmes, avec une autorité qui lui en imposa, des frictions réitérées sur la colonne vertébrale avec l'*essence éthérée*, mixtionnée avec de l'huile d'amandes douces. Nous lui ordonnâmes des bains tièdes, dans lesquels il ferait ajouter un demi-flacon d'*essence éthérée*, une livre de savon et huit livres de sel gris, et autres médicamens. Nous l'engageâmes à faire souvent le voyage de Versailles à Paris. Il vint peu après nous annoncer qu'il n'était plus le même et que notre traitement l'avait complétement guéri.

§ IV. — Hypocondrie.

Il n'est pas de maladie plus généralement répandue, plus variée dans ses symptômes, plus délétère dans ses effets, plus constante dans sa durée, que cette affection nerveuse, connue sous le nom d'*hypocondrie*, et qui semble spécialement attaquer les organes digestifs. Nul âge et nulle classe de la société n'en sont exempts; l'artisan devenu sédentaire, l'homme de lettres, le soldat endormi dans le sein de la paix, le conquérant dans l'inaction, l'homme sensible éloigné de son amie et de son pays, le jeune homme qui se défend contre les premières atteintes de l'amour, nul ne lui échappe, et cette sombre maladie étend ses ravages sur toutes les têtes, sur l'homme obscur comme sur les grands de la terre.

Elle a pourtant des constitutions, des saisons et et des sexes privilégiés : les hommes y sont plus sujets que les femmes, le tempérament nerveux et bilieux plus que le lymphatique ; la continuité des pluies, l'excès du froid et de la chaleur la favorisent plus que les beaux jours du printemps et de l'automne.

Les habitudes, les mœurs, la mode surtout, cette usurpatrice bizarre des droits de la nature, enfin une foule de circonstances peuvent en augmenter l'intensité. Une ligature trop forte ; les corsets mensongers qui compriment les formes pour les dessiner aux dépens de la santé ; l'inertie du riche, l'inaction habituelle qui succède à des exercices plus ou moins laborieux ; la friandise poussée à l'excès ; l'habitude des liqueurs spiritueuses et des assaisonnemens trop épicés ; tous les abus enfin, de quelque genre qu'ils puissent être, en deviennent les causes plus ou moins immédiates.

On peut poser en principe que tout ce qui tend à ralentir l'activité de l'estomac et du tube alimentaire devient une cause de l'hypocondrie : les travaux de l'esprit, une affection mentale profonde, les occupations machinales et sédentaires qui ne comportent aucune espèce de distraction et de combinaisons de la pensée, etc.

L'hypocondrie peut aussi être une conséquence chronique d'une maladie aiguë, d'une inflammation vive, d'une fièvre gastrique, d'une syphilis négligée, d'une lésion dans l'organe cérébral. La gravité de l'Anglais, la paresse de l'Espagnol, la jalousie de l'Italien, y disposent plus fortement que la gaieté française, que la vigueur suisse, et que la douce uniformité de conduite des paisibles habitans des États-Unis.

Les hypocondriaques se plaignent, en général, d'un sentiment de gêne et de plénitude vers l'estomac ; ils digèrent péniblement, leur bouche est pâteuse le matin, ils éprouvent des hoquets, un besoin importun de saliver; ils ont des inclinations plus ou moins bizarres. Les vents, les borborygmes, les gargouillemens, les incommodent beaucoup. On remarque chez eux une constipation opiniâtre, qui fait place quelquefois à la diarrhée et à la colique, des quintes de toux sèche, des palpitations, une inquiétude qui se répand dans tous les traits de leur physionomie. Tout est vague, tout est incertain dans leurs goûts, leurs idées, et même dans le sentiment de leurs douleurs, dont il leur serait impossible, le plus souvent, d'indiquer le siége. Une seule pensée les occupe : la maladie à laquelle leur imagination ardente prête une foule de formes les plus variées, et dont elle grossit presque toujours l'intensité et les symptômes. Ils sont minutieux sur les détails les plus abjects qui ont un rapport quelconque à leur santé. Un hypocondriaque que cite le docteur *Louyer-Villermay*, avait consacré un appartement tout entier à recevoir les vases où il déposait son urine; il les passait très-souvent en revue, et semblait juger à la couleur et à l'odorat de leurs qualités morbides. Les hypocondriaques parlent avec une complaisance fastidieuse de toutes les circonstances de leurs maux ou prétendus maux. En résumé, il serait impossible de décrire toutes les formes que revêt cette bizarre maladie, qui n'est pas seulement le fruit de l'imagination, mais qui provient probablement d'une lésion ou d'un vice quelconque des hypocondriaques.

Qu'on n'attende pas de nous une description détaillée de tous les remèdes que les livres de matière médicale ont successivement annoncés comme des spécifiques souverains, et qui ont été abandonnés au moins comme jinutiles. Quoique cette maladie soit si variée dans ses formes, elle est presque toujours une dans sa cause; il suffit de l'étudier, et une fois connue, on parvient à la combattre et à l'extirper.

Le jeune Antiochus, fils de Séleucus, roi de Syrie, se mourait; l'art avait inutilement épuisé ses ressources. Erasistrate, appelé près du lit du malade, ne tarda pas à découvrir la cause de ce marasme hypocondriaque. La présence de Stratonice, belle-mère de ce jeune prince, et l'émotion qu'elle lui fit éprouver, révélèrent au génie observateur d'Érasistrate tout le secret de la crise; et l'hymen, sollicité par la voix de ce nouvel Esculape, arracha le jeune malade au tombeau. De même, ô vous qui donnez des soins à l'hypocondriaque, observez ses regards, ses gestes, ses désirs, ses goûts, et que ces remarques servent de base à votre traitement! Son hypocondrie tire-t-elle sa source d'une grande perte, tâchez de la lui faire oublier; d'un dépit amoureux, procurez une salutaire diversion; d'une vie trop sédentaire, rendez au malade l'exercice agréable, variez ses plaisirs, provoquez en lui la passion d'un amusement actif; vient-elle de la rage solitaire de la masturbation, n'abandonnez point l'insensé qui s'épuise; la solitude est pour lui un fléau : donnez un objet à cette passion trompée, et que les bienfaits de l'amour réparent tous les ravages de son délire.

Consolez, égayez, exercez : l'homme n'est point né pour l'inertie et la tristesse.

Voilà pour le moral : attaquez ensuite la maladie dans son foyer. L'hypocondrie, on ne saurait le nier, est en général principalement due à l'interruption de la sécrétion bilieuse, et à une affection du foie et de la rate; ces deux glandes ne sauraient être endommagées sans que les fonctions digestives en souffrent, et finissent par devenir paralysées. Faites couler la bile; entraînez l'humeur viciée dans le canal des alimens, purgez, et vous aurez chassé l'hypocondrie.

Presque tous les jours nous voyons arriver dans notre cabinet de consultations des malades dont l'hypocondrie est presque l'unique affection qu'ils nous exposent. Ils se plaignent que leurs parens, leurs amis les accusent d'être *des malades imaginaires*. L'imagination peut, en effet, chez plusieurs individus, exagérer les affections morbifiques; mais presque toujours une disposition organique est la cause occasionnelle de toutes ces plaintes. Lorsque cette disposition organique est dans son invasion primitive, et que la diversion peut être opérée, nos conseils hygiéniques ont souvent suspendu les progrès successifs de ces affections. Nous avons fait changer de régime à plusieurs de ces malades; à quelques-uns nous avons interdit l'usage de toute tisane, de tout médicament dont ils avaient fait un abus pernicieux.

Nous avons connu un ancien notaire dont l'hypocondrie avait pris sa source dans l'absence de l'exercice et dans une constitution primordiale. Nous lui avons conseillé d'abandonner son étude, et nous lui avons prescrit l'usage d'un grand verre d'eau fraîche, le matin en se levant, immédiatement après, une tasse de café pur, presque sans sucre; et tout de suite un autre grand verre d'eau fraîche. Il a fait de l'exercice, il a pris quelques doses légères du *sel désopilant*, et s'est mis à l'usage des frictions avec l'*essence éthérée balsamique*, que nous lui avons conseillée concurremment avec d'autres moyens. Il vient souvent nous féliciter du succès de ce traitement. Son hypocondrie a disparu, et il indique le régime auquel nous l'avons mis à tous ceux qui lui font compliment sur sa bonne santé.

§ V. — Hydropisie.

Ce mot désigne l'accumulation d'un liquide séreux dans une ou plusieurs cavités du corps qui sont le siège d'une exaltation, soit naturelle, soit accidentelle.

L'hydropisie est une des grandes maladies de l'homme ; elle règne dans tous les climats. Au milieu de cette variété de symptômes qui lui sont relatifs, on en trouve un qui est toujours constant et qui est en quelque façon le type précurseur de cette affection : c'est l'enflure de quelque partie voisine de la cavité affectée, comme les cuisses et les bourses ; l'hydropisie la plus commune est celle qui réside dans le ventre.

Les deux caractères les plus habituels de l'hydropisie sont une soif vive, ardente, et la rareté des urines qui qui s'épaississent et se colorent fortement.

On peut ramener les causes générales de l'hydropisie à un seul chef, qui est le *reliquat* d'une maladie guérie en apparence, mais dont la cause humorale n'a point été expulsée. La *sérosité* ramassée diminue la force de la vie organique par laquelle s'opèrent l'exhalation et l'absorption. Les voies se rétrécissent, s'obstruent ; alors il survient un épanchement. On a coutume de donner à l'hydropisie la même origine qu'aux maladies dont elle n'est que la suite, faute d'une guérison complète, comme une transpiration arrêtée, une fièvre putride, scarlatine, catarrhale, la rougeole, la cessation de quelques évacuations dont on n'a pas su rouvrir le cours.

L'hydropisie abdominale est la maladie la plus communément mal traitée, parce que le gonflement du ventre est un accident si apparent, si manifeste, que l'on ne cesse de diriger contre lui tous les efforts ; et le vulgaire adopte évidemment les moyens qui semblent tendre à ce but. Aussi use-t-on avec profusion de tisanes apéritives, sudorifiques, pour exciter les malades à uriner copieusement. Ces moyens, sans être dangereux, sont futiles. Lorsque ce gonflement est parvenu à un point excessif, la douloureuse ponction est mise en usage. Cette opération n'est elle-même qu'un faible palliatif que l'on est obligé de réitérer.

La purgation, au contraire, dans l'hydropisie des cavités abdominales, trouve un vaste champ pour exercer sa bienfaisante influence. Cette maladie est en quelque façon le triomphe de notre méthode purgative. Qu'on n'aille pas croire que l'engouement pour notre système nous fascine les yeux, au point de nous faire regarder ce moyen curatif comme universel! Si nous le proclamons comme le plus efficace dans l'hydropisie, c'est qu'ici, comme partout, nous appuyons notre opinion sur les autorités les plus respectables, sur les opinions particulières du père de la médecine, d'Hippocrate, qui traitait l'hydropisie par des purgations violentes [1]. L'Hippocrate de la médecine moderne, Sydenham, a suivi la même méthode, et prescrit de continuer les purgatifs sans relâche jusqu'à l'expulsion complète de la sérosité.

Hoffmann et une foule d'autres praticiens célèbres ont adopté le même système; ceux qui s'y sont montrés opposans n'ont voulu que faire école et sacrifier une conviction intime à un puéril amour-propre.

Le *purgatif*, employé à la naissance, même à la seconde période de la maladie, amènera des résultats dont nous pouvons d'avance assurer l'efficacité; plus tard, si l'action, en devenant plus lente, ne détermine pas une guérison prompte et complète, il en arrêtera du moins les progrès et en neutralisera les accidens.

Expliquer comment il arrive qu'un amas de sérosités se fixe et séjourne dans telle ou telle partie du corps, ce n'est point ce que nous prétendons faire, et ce phénomène est encore un mystère que n'a pu percer la science du médecin. Mais ce que nous devons sans cesse rappeler, c'est que, par un résultat spécial, nos médicamens, en attirant les humeurs vers les voies digestives, et en leur procurant un écoulement facile, doivent être d'une indispensable nécessité dans le cas d'hydropisie. Capables de procurer des selles aqueuses, abondantes, non-seulement ils donnent du ton à l'appa-

[1] *De morbis internis et externis*, tom XXV.

reil digestif, mais ils communiquent une nouvelle énergie à tout le système absorbant, ils augmentent le cours des urines, et ce phénomène contribue admirablement à diminuer l'intumescence des parties affectées. Le malade se sent moins oppressé, sa respiration est moins laborieuse, l'exercice de ses mouvemens locomoteurs se rétablit, et toutes ses fonctions reprennent une nouvelle énergie.

L'hydropisie est un de ces maux qui couvent en secret, et qui reparaissent tout à coup, quelquefois même à l'instant qu'un mieux général s'était fait sentir. Aussi ne serait-il pas inutile de continuer les doses, même après que les motifs de crainte auraient disparu.

Nous avons eu un exemple de guérison assez rare.

Un propriétaire, âgé de soixante ans, était hydropique depuis longues années; la sérosité s'était portée dans les cavités abdominales; une suite de symptômes en rendait le pronostic effrayant : conjonctive bleuâtre, figure boursouflée et pâle, lèvres quelquefois décolorées, quelquefois vermeilles, soif continuelle, urines chargées, troubles et en bien plus grande proportion que les boissons. Le moral n'était pas à l'abri de l'influence de cette maladie. La pensée de la mort se présentait sans cesse à l'esprit du souffrant sous les couleurs les plus noires; sommeil troublé, réveil plus fatigant encore, palpitations fréquentes. La diathèse séreuse avait résisté à toutes les ressources de l'art. Cet individu habitait un rez-de-chaussée dans sa maison, rue de l'Oursine, et, comme ce rez-de-chaussée était humide, nous nous empressâmes de lui ordonner le changement d'habitation en première ordonnance, parce qu'il est dans nos principes d'attaquer les causes avant d'attaquer les effets. Aucun succès marqué; même atonie, même intumescence. Alors nous n'hésitâmes plus, nous administrâmes, pendant deux mois, à dix jours d'intervalle, nos médicamens, et le malade, qui sur les derniers temps ne bougeait pas de place, vint nous remercier quelquefois en personne, et son état prospéra à vue d'œil. Ce vieillard ne manque pas de continuer l'usage des *grains de santé*.

Une dame de soixante ans souffrait depuis six ans d'une hydropisie dans la cavité abdominale ; elle avait déjà subi l'opération de la ponction sans succès ; le ventre était tellement gonflé qu'elle était obligée de le soutenir par le moyen d'un suspensoir.

Nous lui proposâmes l'emploi de notre méthode ; elle y consentit comme à un moyen désespéré. Elle en parla à ses anciens médecins, qui, sans désapprouver ostensiblement notre procédé, auraient d'abord préféré prescrire des moyens analogues. Cependant cette dame, qui avait épuisé jusqu'alors toutes les ressources de l'art, eut le courage de prendre nos médicamens. Quel ne fut point son enthousiasme pour notre traitement conservateur! Trois mois après en avoir fait usage, plus de gonflement, plus d'amas ; les urines étaient naturelles et fréquentes. Cette dame reprit tout son embonpoint, et sa guérison fut complète.

Nous avons reçu une lettre bien capable de constater l'heureuse influence de notre méthode sur la guérison de l'hydropisie.

Monsieur,

M'étant informé de votre adresse auprès du pharmacien qui tient dans notre ville le dépôt de vos médicamens, je me hâte de vous faire part des bons effets que j'en ai éprouvés dans une hydropisie dont j'étais attaqué depuis plus de deux ans. Cette maladie m'était survenue à la suite d'une fièvre quarte. Les médecins que je consultai me prescrivirent plusieurs traitemens, qui n'eurent d'autre résultat que de me faire dépenser beaucoup d'argent en toutes sortes de drogues. Cependant l'enflure se manifestait aux pieds, aux jambes, aux cuisses, aux mains, au visage, et même elle avait gagné le ventre, sur lequel je restai couché pendant plus de six mois sans pouvoir faire aucun mouvement. Me croirez-vous ? je supportai la ponction. Je me trouvais dans un état affreux, et les forces m'abandonnaient. Que n'ai-je plus tôt connu vos médicamens ! Mais enfin, comme dit le proverbe, *vaut mieux tard que jamais.* Un ami, affligé de ma situation qui lui paraissait désespérée, me dit : « On parle d'un *toni-purgatif* comme d'un puissant « spécifique contre plusieurs maladies chroniques. Que « n'essayez-vous d'en faire usage ? que risquez-vous ? « Sans doute il ne peut pas vous faire plus de mal que « les autres médicamens que vous avez pris ! Si je ne « me trompe, il a la vertu de faire beaucoup évacuer, « et en même temps de fortifier. » Je suivis ce conseil, et je n'hésitai pas, dans mon naufrage, à me confier à la planche de salut qui m'était offerte. Depuis trois mois, je prends, suivant l'indication, ce que vous m'avez ordonné, et chaque semaine, je dirai même chaque jour, je me sens beaucoup mieux ; mon enflure diminue à vue d'œil, les forces me reviennent, et j'espère une guérison complète. On m'a aussi conseillé quelques frictions avec une *essence éthérée* dont vous êtes l'inventeur : je désire également en faire usage.

J'ai l'honneur de vous saluer,

Antoine Mac**, horloger.

Genève, 15 octobre 1818.

S'il fallait consigner dans cet ouvrage les lettres diverses que nous avons reçues relativement à toutes les maladies ; si nous relations le nombre des observations journalières que notre pratique nous a mis à portée de faire, et surtout le résultat des consultations orales que nous donnons tous les jours dans notre cabinet, nous aurions été obligés d'en admettre un trop grand nombre ; nous nous sommes donc bornés à quelques-unes.

CHAPITRE VI.

Asthme. — Pituite. — Aphthes. — Rhume. — Catarrhe pulmonaire. — Éblouissement; évanouissement; étourdissement. — Migraine; maux de tête. — Éternument. — Apoplexie. — Hémiplégie; paralysie.

---

§ 1er. — Asthme.

Cette maladie est une affection spasmodique et périodique des organes de la respiration, accompagnée d'une sorte d'anhélation habituelle plus ou moins prononcée, et d'accès de suffocation fréquens, plus ou moins intenses; lors de ces accès, la respiration devient stercoreuse et sifflante. Elle est produite par la sérosité que le sang a déposée sur les poumons, et qui, en rétrécissant la capacité des bronches, gêne le mécanisme de la respiration, et rend plus fréquente l'action nécessaire pour aspirer l'air de l'atmosphère.

Les causes prédisposantes de l'asthme sont l'hérédité, une conformation vicieuse de la poitrine, l'obésité, une vie sédentaire et oisive, la vieillesse, l'exposition habituelle à une atmosphère chargée de matières pulvérulentes ou de vapeurs métalliques.

Parmi les causes occasionnelles, on doit ranger l'impression brusque d'un air froid, un accès de colère, un violent exercice après un repas copieux, la suppression d'une évacuation quelconque habituelle, la réapparition d'une maladie cutanée, aiguë ou chronique, une métastase goutteuse. L'asthme succède quelquefois à des fièvres intermittentes, à des péripneumonies. à des rhumes internes et opiniâtres.

Chez les sujets jeunes, l'asthme est peu fréquent et peu rebelle ; chez les vieillards, c'est une maladie presque incurable, qui n'admet qu'un traitement palliatif; mais elle n'est pas mortelle. Ordinairement les asthmatiques périssent d'une maladie autre que celle qui les a tourmentés si longtemps.

Chez les uns, l'asthme apparaît périodiquement par des accès ; chez les autres, il est continu. et sa présence est constatée par une respiration gênée et sifflante : dans le premier cas, les accès sont violens et s'annoncent, dans les premières heures de la nuit, par des bâillemens, des gonflemens de ventre ; ils sont ensuite caractérisés par la défaillance, par une respiration tellement gênée, que les épaules s'élèvent fortement à chaque inspiration ; la face est décolorée ; les extrémités deviennent froides ; l'émission d'une urine abondante et peu colorée accompagne quelquefois un vomissement de bile porracée. Les mêmes accidens continuent plusieurs nuit et diminuent de leur intensité aux premières heures du jour. Pour pallier la violence de l'accès, pendant lequel il y a presque toujours constipation, on usera de notre méthode.

L'usage fréquent des *grains de santé*, en tenant le ventre libre, préviendra les accès des asthmes périodiques ou les atténuera, et diminuera l'intensité de cette affection chronique. Ses effets sont éminemment efficaces, si les malades veulent s'astreindre à un régime doux et se priver de liqueurs, de bière et d'alimens échauffans.

Les asthmatiques doivent surtout avoir soin de s'abstenir de légumes farineux, qui peuvent faire volume dans l'estomac. et de ne point porter des vêtemens serrés. L'air de la campagne, la promenade. leur sont très-convenables. Une affection vive de l'âme amène ordinairement un accès.

Nous avons connu un sexagénaire, asthmatique depuis longtemps, et peu fortuné. Bien des gens qui s'intéressaient à son sort avaient tâché de lui procurer des places capables d'améliorer sa position. Mais cette infirmité importune et désagréable l'avait toujours forcé à les abandonner. Après avoir été délaissé successivement par une foule de praticiens de la capitale, le hasard le conduisit vers nous, et sa guérison ne nous parut pas impossible. Après un jour de diète, et l'usage des boissons rafraîchissantes à six heures du matin, nous lui fîmes prendre nos médicamens : beaucoup d'évacuations. Ensuite bouillon aux herbes, et le lendemain, une seconde dose des mêmes remèdes : évacuations plus nombreuses et respiration plus facile, à la grande satisfaction du malade. Nous n'en restâmes pas là : rien n'est plus tenace que l'asthme ; il reparait sous des symptômes plus violens, quand on le croit tout à fait banni ; aussi notre premier soin fut de diminuer la sécurité de notre malade. Un peu rétif à notre voix, il se crut délivré pour toujours ; il négligea nos avis : l'asthme, huit jours après, ne manqua pas de revenir le suffoquer. Le malheureux accourut auprès de nous ; nous lui prescrivîmes de prendre une seconde fois, et dans les mêmes proportions, les mêmes médicamens, et d'en faire usage pendant trois mois, à une dose par semaine. Il a suivi nos conseils, et son mal a disparu.

Dans un transport de reconnaissance, cet homme nous dit un jour : « J'ai dépensé en traitemens inutiles la moi- « tié des revenus de mon année, et un remède de *cinq* « *francs* m'a guéri ! »

Notre cabinet de consultations a souvent été visité par des individus atteints de cette maladie ; nous avons désiré connaître le traitement qui avait précédé leur visite. Ils avaient tous fait usage de boissons légèrement aromatiques, du petit-lait, de l'eau de veau, de l'eau d'orge, des infusions théiformes de fleurs de violettes, de bouillon-blanc, de mélisse, de menthe, d'hysope, de lierre terrestre, édulcorées avec l'oxymel scillitique ou le sirop d'ipécacuanha. Mais la cause présumée ou reconnue d'excès d'irritation ou de débilité ayant toujours subsisté malgré l'emploi de ces moyens, nous avons indiqué avec succès à quelques-uns l'usage de frictions le long de la colonne vertébrale et sur les bras, avec l'*essence éthérée*, concurremment avec des pédiluves très-chauds, aromatiques et salés. L'asthme ayant pour cause, chez d'autres, la suppression d'une évacuation ou d'une éruption exanthématique aiguë, de larges vésicatoires aux jambes, des sinapismes aux pieds leur ont réussi. Lorsque nous avons enfin eu la persuasion que c'était une rétrocession d'une maladie cutanée chronique, nous avons prescrit des frictions sur les bras avec l'*essence éthérée :* des boissons diaphorétiques et un traitement convenable aux diverses maladies répercutées.

Il n'y a pas longtemps que nous dîmes à un individu, à peine entré dans notre cabinet : *Vous êtes asthmatique.* Sa respiration annonçait une adhérence de la plèvre avec le poumon ; il y avait impossibilité de marcher vite ; il avait eu de la peine à monter l'escalier. Des retours périodiques plus ou moins fréquens d'accès de suffocation, surtout aux approches ou dans les premières heures de la nuit, ne lui laissaient aucun repos. Sa morosité était profonde. Il y avait gonflement du ventre et des symptômes de plénitude, ce qui nous détermina à lui indiquer l'usage de notre méthode. Il est venu nous dire, huit jours après, que sa respiration était moins laborieuse et plus développée, son expectoration plus facile. Nous pensons bien que ce médicament ne sera que palliatif, parce que l'asthme invétéré, et surtout héréditaire, est une affection presque incurable. Toutefois nous lui avons prescrit un régime sévère, des frictions fréquentes sur la colonne vertébrale, sobriété dans le manger, et abstinence absolue de substances grasses, liqueurs, etc.

§ II. — Pituite.

C'est le nom qu'on donne à une affection produite par l'accumulation, dans les cavités des organes digestifs et respiratoires, d'une humeur fluide et incolore, plus ou moins visqueuse. L'excrétion de cette humeur, extrêmement incommode, surtout chez les personnes d'un âge avancé, est le plus souvent la suite et l'effet d'un catarrhe chronique des membranes muqueuses, des voies aériennes, et du pharynx. Dans la surabondance d'humeurs dont elle surcharge l'économie, on voit une affection particulière des organes gastriques, à laquelle on doit remédier par des moyens appropriés à sa nature ; cependant les personnes d'un tempérament lymphatique muqueux y sont souvent sujettes sans être ou sans avoir été attaquées d'un catarrhe.

Comme le nombre des personnes affectées de cette maladie est considérable, surtout dans la classe des vieillards, et que, pour cette raison, ils ne sont pas moins incommodes à eux-mêmes qu'à la société, c'est rendre un service important à l'humanité que d'indiquer un médicament capable de faire disparaître l'affection pituiteuse. Nos moyens, en détruisant les derniers restes du catarrhe, en fortifiant l'appareil digestif, apaisent cette expectoration désagréable et souvent dangereuse par les efforts qui l'accompagnent.

Quelques individus d'une constitution faible ou avancés en âge, expectorent chaque matin, sans aucun effort de vomissement et par une sorte de regurgitation, un liquide incolore plus ou moins visqueux et ténu. Cette évacuation, qui n'est pas tout à fait incompatible avec l'état de santé, a cédé aux moyens que nous leur avons indiqués dans nos consultations orales ou par écrit.

Un ecclésiastique très-sédentaire, âgé de cinquante ans, d'une forte corpulence, était si fatigué de pituites, que nuit et jour, et dans toutes les fonctions de son ministère, cette humeur glaireuse ne lui laissait aucun repos, et l'avait même rendu insupportable à toutes les personnes qui l'approchaient. Ayant eu l'occasion de le voir, pour affaires de famille qui le concernaient, nous fûmes excessivement peinés des efforts continuels qu'il faisait pour se débarrasser de la pituite qui le suffoquait incessamment. Nous lui indiquâmes notre traitement comme un moyen de se délivrer de son ennemi. Il en a fait usage, et trois mois étaient à peine écoulés que toute l'humeur pituiteuse avait presque disparu. Il continue ce traitement à des intervalles plus éloignés, et depuis deux ans il ne craint plus les accès pituiteux.

Une dame de Lyon, âgée de trente-cinq ans, qui s'était rendue à Paris pour affaires, était incommodée depuis longtemps d'une pituite opiniâtre, dont l'usage d'un grand nombre de médicamens, une diète sévère, un exercice fréquent, n'avaient pu la délivrer. Elle vint nous consulter l'année dernière. Convaincus, d'après les questions que nous lui fîmes, que ces glaires pouvaient provenir en partie d'une humeur laiteuse, nous lui ordonnâmes des doses légères, mais successives, de nos médicamens. Elle se conforma à nos instructions, et au bout de deux mois elle se trouva entièrement débarrassée de sa pituite.

Un employé du ministère de la marine, âgé à peu près de cinquante ans, ayant entendu parler de notre heureux traitement pour l'expulsion des glaires pituiteuses, vint nous exposer qu'il était sujet à cette maladie; nous lui prescrivîmes d'abord l'usage des *grains de santé du docteur Franck;* mais ce médicament n'ayant opéré que sur les premières voies et facilité la digestion, nous eûmes recours à des doses fractionnées du *sel désopilant.* Le succès le plus complet couronna nos espérances ; cet employé est débarrassé de ses pituites : il mange avec appétit, dort bien, et proclame partout l'efficacité de ce- médicamens.

Un individu d'un tempérament lymphatique, lequel dispose davantage à la pituite, vint nous consulter. Il était tellement alarmé par l'abondance de cette sécrétion, que nous avons eu la plus grande peine à le rassurer et à lui faire concevoir l'espoir d'un soulagement et d'une amélioration quelconque. Quoique l'arrière-bouche, le pharynx, la trachée-artère en fussent habituellement surchargés, sa santé n'en ressentait aucune altération sensible. Il éprouvait cependant un malaise, un sentiment de gêne et de pesanteur; et si nous n'avions pas acquis la persuasion qu'il avait un embarras gastrique et intestinal, nous nous serions abstenus de lui indiquer le *toni-purgatif*. Nous lui avons conseillé de ne faire usage de ce médicament qu'après avoir épuisé les moyens qui pouvaient débarrasser les membranes muqueuses, et nous lui avons interdit les substances mucilagineuses, les farineux, les huiles, les crudités, les corps gras, les fruits non mûrs, les viandes blanches et glutineuses, celles des jeunes animaux; en lui recommandant d'éviter l'humidité, surtout aux pieds, de fuir la vie sédentaire, l'oisiveté, la mollesse, de faire de l'exercice, etc.

§ III. — Aphthes.

Les aphthes sont de petits ulcères superficiels, blanchâtres, qui paraissent sur les parties intérieures de la bouche et sur la langue : ces petits ulcères entretiennent une chaleur brûlante. Lorsque le nombre en augmente progressivement, et qu'ils n'ont point cédé à des boissons adoucissantes et à des gargarismes de même nature, ce sont alors les symptômes d'une maladie très-grave, qui est souvent la suite des fièvres survenues dans les pays humides, à la fin de l'automne ou au commencement de l'hiver.

Les signes précurseurs de cette maladie sont la difficulté de la déglutition , une sécheresse excessive de la langue et de l'intérieur de la bouche ; les caractères essentiels sont l'apparition de pustules de la grosseur d'un grain de millet d'une couleur blanchâtre ou cendrée. On peut attribuer la naissance de ces pustules à la sérosité répandue dans la bouche. La présence des aphthes étant la manifestation d'un vice dont l'existence n'est point récente , il importe de dépurer la masse des humeurs. Les acides doivent être évités , et l'usage d'alimens adoucissans prescrit.

Souvent ces ulcères proviennent de l'abus des forces que la nature nous a données pour le plaisir, ou de la contagion que le Nouveau-Monde a léguée à l'ancien. Dans l'un et l'autre cas , l'administration de nos médicamens est urgente ; on ne peut la différer sans s'exposer au reproche d'une négligence coupable. Toutes les fois que les ulcères se manifestent sur la surface , soit externe, soit interne de nos différens systèmes, il faut se hâter d'évacuer, afin que les humeurs viciées, attirées dans le canal alimentaire', soient entraînées et rejetées au dehors par le mouvement péristaltique des intestins. Nous ne saurions remettre ce principe assez souvent sous les yeux de nos lecteurs.

Un jeune homme, nouvellement arrivé à Paris, et qui venait de payer son tribut aux écueils de la capitale, vint se présenter à nous dans un état vraiment alarmant. Les parois intérieures des joues étaient tapissées d'aphtes livides et proéminens. Ce jeune homme ressentait des accès de mélancolie et de chagrin qui auraient fini par le pousser à quelque acte de désespoir, si nous n'avions rassuré son esprit par des espérances, et si enfin l'efficacité de notre traitement ne les avait réalisées.

Aujourd'hui son teint est redevenu vermeil, son œil vif, ses lèvres colorées, et tout annonce que le principe

de cette humeur a été entraîné par notre *sirop dépuratif* et par des évacuations nombreuses.

M. G***, âgé de quarante ans, célibataire, demeurant
au faubourg Saint-Jacques, à Paris, s'était livré, pendant sa jeunesse, aux plaisirs de l'amour avec des personnes malsaines et d'une propreté douteuse. Sans avoir
contracté la syphilis, il avait néanmoins reçu dans ses
humeurs certains principes délétères, d'où résultaient de
temps en temps de petits ulcères sur les lèvres, les gencives, au palais et sur l'intérieur des joues. Ayant entendu parler de nos succès curatifs, il vint nous consulter.
« Ce sont des aphthes, lui dîmes-nous; notre méthode
« les fera disparaître avec les causes qui les ont fait naî-
« tre. » Deux mois après, il revint nous voir, et nous dit
que sa bouche était parfaitement guérie. Alors il était
fort gai; auparavant, il se mourait de tristesse.

Chez les femmes, après leurs couches, les aphthes
sont accompagnés de salivation et tiennent toujours du
caractère inflammatoire; on favorisera dans ce cas l'é-
ruption, qui est ordinairement copieuse, par les fumigations émollientes.

Nos consultations écrites ou orales nous ont mis à
même de remarquer comme des symptômes assez communs l'ulcération des gencives, accompagnée d'un caractère de scorbut; très-souvent ces aphthes n'étaient
que symptomatiques et éphémères; ils se dévelop-
paient et parcouraient leurs périodes dans un temps
plus ou moins long.

Lorsqu'après le traitement raisonné et méthodique
que nous indiquions à nos malades, il n'y avait plus de
difficulté d'avaler, que la bouche n'était plus sèche,
qu'il n'y avait pas d'insomnie, que les gargarismes
dont nous avons parlé avaient été employés sans succès, nous avons touché les aphthes avec un pinceau
trempé dans un mélange d'eau de chaux et de miel
rosat, aiguisé avec l'acide sulfurique ou muriatique.

§ IV. — Rhume.

On appelle vulgairement rhume une affection catarrhale, légère, sans fièvre, et qui permet à celui qui en est atteint de vaquer à ses affaires, ou au moins de ne pas garder le lit. Lorsqu'elle frappe particulièrement les fosses nasales, on l'appelle *rhume de cerveau*, parce que l'on croit faussement que l'humeur catarrhale se forme dans le cerveau et découle par le nez. Si l'irritation se fixe sur la membrane des bronches, on lui donne le nom de *rhume de poitrine*. C'est la plus commune de toutes les maladies : dans l'hiver, plus de la moitié des individus en est attaquée, surtout dans les villes. Aussi est-elle connue généralement, et souvent traitée sans l'intervention d'un médecin ; le traitement employé est en quelque sorte domestique.

Les rhumes sont produits le plus souvent par une température froide, ou du moins par le refroidissement de l'atmosphère : c'est la raison pour laquelle ils sont communs en hiver, au printemps et en automne. Ils ont pour cause un froid inaccoutumé, l'exposition à un courant d'air plus vif que le milieu où l'on est, enfin le passage trop brusque d'une température à une autre. Les individus le plus constamment exposés aux intempéries des saisons ne sont pas le plus fréquemment enrhumés. Le citadin, qui ne quitte pas le coin de son feu, est affecté de rhume souvent même auprès de son foyer, tandis que l'ouvrier qui travaille en plein air brave les inclémences de l'atmosphère sans en ressentir la plus légère atteinte. Plus les habillemens sont chauds, plus ils provoquent le rhume, surtout si l'on porte les mêmes dans la maison et au dehors. Les gens du peuple, en général assez légèrement vêtus, sont beaucoup moins sujets au rhume que les individus riches ou aisés, qui ont le défaut de se trop couvrir. Les vête-

mens avec fourrures et la chaleur des appartemens occasionnent plus souvent ces affections que le froid proprement dit et les habits légers.

Que l'on ne s'abuse pas sur l'administration de toutes
les drogues que l'on emploie ordinairement en pareille circonstance. Au lieu de désemplir les poumons
des glaires qui les oppressent, elles ne font souvent
qu'en augmenter la quantité. Les sirops de *capillaire*,
d'*erysimum*, de *réglisse*, tant vantés contre le rhume,
ne font qu'empâter davantage ; ils entretiennent la
maladie en paraissant la soulager un instant, parce
qu'ils n'attaquent pas du tout le mal dans son véritable
siége, et qu'ils ne font que calmer lorsqu'il faut évacuer.

Cependant lorsque le rhume est inflammatoire, qu'il
affecte des individus sanguins et robustes, qu'il menace de durer six semaines à deux mois, qu'il présente des époques bien tranchées de crudités et de
coction dans les crachats, qu'il est accompagné de
fièvre dans l'origine et souvent d'une grosse toux, il
ne faut point administrer d'abord le *toni-purgatif*; il
faut absolument attendre la terminaison de la toux, et
faire précéder ce médicament par l'emploi d'une infusion théiforme de fleurs de camomille.

Ce n'est que dans l'espèce de rhume que nous ap-
pelons *muqueux et humoral*, qui n'est pas inflammatoire comme le précédent, qui ne débute pas par de
la fièvre, qui est accompagné d'une expectoration
grasse dès l'origine, sans aucune coction préalable,
et qui paraît dépendre d'un embarras gastrique ; c'est
dans ce rhume, disons-nous, qu'il convient d'employer
le *purgatif*; il débarrasse le malade de la bile ou
des viscosités surabondantes. Ce médicament triom-
phera surtout chez les personnes lymphatiques, sédentaires et d'un embonpoint évident, chez les enfans
et les femmes. C'est dans ce rhume enfin que l'emploi d'une ou deux doses a suffi pour obtenir un succès complet.

Nos observations nous ont présenté une circonstance particulière dans le rhume des enfans. La matière de l'expectoration, qui n'est point expulsée au dehors, est avalée et passe dans l'estomac. Il s'ensuit que cette matière s'accumule dans les voies digestives et cause de l'embarras dans le tube intestinal, mais nos médicamens expulsent ces mucosités. Nous avons eu la satisfaction de guérir ainsi du rhume un grand nombre d'enfans en pension dans différentes maisons d'éducation dont les chefs sont venus nous consulter.

§ V. — Catarrhe ; catarrhe pulmonaire.

On donne ce nom à toute inflammation aiguë ou chronique des membranes muqueuses : elle occupe principalement les follicules glanduleuses dont est semée la membrane des bronches; elle a toujours pour résultat une sécrétion plus abondante du *mucus* qui, dans l'état naturel, lubréfie continuellement ces membranes. Cette affection est fréquemment accompagnée d'un mouvement fébrile.

Les principales causes occasionnelles de ce catarrhe sont les vicissitudes des saisons, les brusques variations de l'atmosphère, particulièrement le passage subit du chaud au froid, de la sécheresse à l'humidité, comme il arrive en automne et au printemps; l'exposition subite à un air frais lorsqu'on est en sueur, ce qui occasionne la suppression de la transpiration; l'ingestion d'une boisson froide quand tout le corps est échauffé; l'exposition à l'influence d'une constitution catarrhale épidémique; l'inspiration d'un air vicié; la suppression d'une affection cutanée, d'un flux périodique. Quelquefois il faut l'attribuer à la rétrocession d'un flux habituel, d'un vieil ulcère, d'une dartre, d'un rhumatisme, de la goutte; d'autres fois il coexiste avec certaines maladies. Enfin d'autres causes peuvent la produire : telle est la présence d'un corps étranger.

sur une surface muqueuse; tels sont encore les piqûres, les contusions, les vers intestinaux, les purgatifs violens, l'inspiration de vapeurs irritantes, ammoniacales, la fumée des substances âcres, vénéneuses, etc.

Parmi les causes prédisposantes de cette affection, on compte ordinairement le tempérament lymphatique, l'enfance, la vieillesse, une constitution corporelle molle, faible et délicate, une conformation vicieuse de la poitrine, une grande susceptibilité nerveuse, l'état de convalescence, la facilité de transpirer abondamment, etc.

Le catarrhe pulmonaire est ordinairement précédé d'une lassitude générale, de céphalalgie, d'agitation, d'éternumens réitérés. A ces phénomènes succèdent une chaleur plus ou moins vive et un mouvement fébrile qui se fait sentir spécialement le soir. Bientôt la voix change, devient rauque, enrouée, la respiration difficile; une toux sèche, plus ou moins violente, fatigue le malade, qui en même temps perd l'appétit et le sommeil, éprouve de la soif, du dégoût, de l'amertume dans la bouche, quelquefois des envies de vomir, se plaint surtout d'anxiété et de plénitude dans la région précordiale, et présente au toucher une peau aride, parfois brûlante, et un pouls plus ou moins accéléré.

La durée commune du catarrhe pulmonaire est d'une à trois semaines. Parfois il se dissipe au bout de trois ou quatre jours; souvent il se prolonge au delà de deux ou trois semaines, suit une marche lente et prend un caractère chronique, principalement chez les vieillards et chez les individus dont les poumons ont été affaiblis par plusieurs affections du même genre. Alors il n'est pas rare de voir le mal dégénérer en une phthisie muqueuse. Parfois aussi son extrême violence le rend mortel en peu de jours, surtout lorsqu'il se fixe sur des organes épuisés et incapables d'une réaction énergique. Dans cette circonstance on lui donne le nom de catarrhe suffoquant. Les personnes âgées y sont le plus exposées.

Il est souvent accompagné de quelque autre affection; par exemple, il peut se compliquer d'un embarras gastrique et intestinal, c'est-à-dire de la présence de matières saburrales dans les premières voies. Alors les symptômes se manifestent avec plus d'intensité et s'associent à d'autres qui paraissent immédiatement. Le mal de tête est plus aigu, la bouche plus amère. la langue couverte d'un enduit muqueux jaunâtre; le malade se plaint davantage de dégoûts, de nausées. de douleurs à l'épigastre; souvent il éprouve des vomissemens spontanés ou provoqués par des quintes de toux.

Le traitement du catarrhe pulmonaire consiste à diminuer l'irritation, à favoriser l'expectoration et les autres excrétions, et à opposer aux complications les moyens que leur caractère indique. En effet, les complications exigent un traitement relatif à leur nature lorsque le mal prend un caractère asthénique. comme on le remarque assez fréquemment chez les vieillards; le mode curatif doit subir des modifications particulières et devenir très-actif; on fera frotter l'épine dorsale avec l'*essence éthérée*, on titillera le gros intestin par des lavemens, dans lesquels on ajoutera un paquet de notre *sel désopilant*.

Du reste, le traitement doit être modifié suivant les circonstances relatives à l'âge. au tempérament, à la saison, à la constitution atmosphérique, à l'intensité de la maladie : ainsi l'on ne fera pas au débile vieillard le même traitement qu'au jeune homme vigoureux; le premier a communément besoin d'excitans qui nuiraient au dernier. Le tempérament susceptible de la femme exige fréquemment. l'administration des antispasmodiques, qui n'auraient qu'une faible action sur un homme dans la force de l'âge.

Lorsque le catarrhe pulmonaire tend à devenir chronique, le médecin doit redoubler de vigilance pour empêcher une dégénération qui finit tantôt par un asthme humide, tantôt par une phthisie muqueuse, que le vulgaire caractérise alors de *rhume négligé*. Dans ce cas, le changement de manière de vivre, l'exercice à pied ou cheval, une habitation saine, les voyages, l'air de la campagne peuvent être très-utiles. Mais c'est surtout dans cette dernière espèce de catarrhe que notre méthode est employée avec succès; car, en débarrassant l'estomac et les voies intestinales, les poumons se dégorgent plus aisément des mucosités dont ils sont imprégnés. Nous avons aussi souvent remarqué dans notre pratique journalière le succès de l'*essence éthérée*, employée par des personnes atteintes de catarrhes rebelles qui avaient résisté à tous les sirops, aux tisanes adoucissantes et pectorales, à toutes les substances mucilagineuses; ces personnes ont eu recours à cette même *essence*, dont elles ont fait chauffer une quantité suffisante pour s'en frotter les pieds et surtout les bras, en les enveloppant avec des morceaux de flanelle ou de laine avant de se mettre au lit. De cette manière, la transpiration se rétablit, et la suffocation devient moins fréquente; on parvient à chasser une affection qui revenait sans cesse, et l'on triomphe enfin de catarrhes interminables.

Un homme âgé de cinquante-trois ans, ancien militaire, souffrait depuis longtemps d'un catarrhe que lui avaient procuré et la vie de soldat et l'usage habituel des boissons alcooliques; cette affection, devenue plus grave, avait fini par se porter sur le poumon. Ses crachats étaient devenus sanguinolens, et ensuite mêlés d'un pus épais et jaune foncé. Sa respiration était continuellement gênée, ses forces s'affaiblissaient de jour en jour, et il ne pouvait plus marcher qu'à l'aide d'une canne. Plusieurs médecins lui prescrivirent différens loochs et tisanes, qui ne calmèrent pas les accès du catarrhe. Malgré l'usage journalier de ces remèdes, il ne cessait de tousser et de rendre de temps en temps des crachats purulens; enfin son état paraissait désespéré. Une femme qui prenait à ce brave homme le plus grand intérêt, informée du succès de notre traitement dans le catarrhe chronique, vint implorer notre assistance. Notre militaire, dégoûté des médecins et des remèdes, refusa d'abord le moyen de guérison qui lui était offert. Enfin il se décida à en faire usage; sa voix devint plus claire, sa respiration plus facile. Il recouvra l'appétit et le sommeil; la toux qui l'exténuait fut moins fréquente; plus d'amertume dans la bouche, plus d'envie de vomir, plus d'anxiété, plus de plénitude dans la région précordiale. Enfin ce catarrhe, qui allait bientôt dégénérer en une phthisie muqueuse, avait disparu au bout de trois semaines de traitement.

§ VI. — Éblouissement, évanouissement, étourdissement.

Ces trois termes, qui paraissent presque synonymes dans la langue française, présentent en médecine des nuances qu'il est nécessaire d'établir, en donnant une description des phénomènes qui accompagnent chacune de ces affections. 1° L'éblouissement est l'effet d'un affaissement momentané et passager de l'organe cérébral. On croit vulgairement que c'est le sang qui se refoule vers le cerveau. Lorsque les éblouissemens sont fréquens, on peut les considérer comme un symptôme éloigné de l'apoplexie. 2° L'évanouissement est la suspension momentanée de toutes les fonctions soumises à la volonté de l'homme, accompagnée de pâleur et de sueur froide. Il est assez fréquent chez les sujets nerveux : c'est une des maladies physiques de la tête; la cause de cette affection n'est pas dangereuse si elle n'est pas souvent répétée. Les évanouissemens annoncent presque toujours une congestion sanguine dans la tête, et sont assez ordinairement les symptômes avant-coureurs d'une apoplexie. Si la congestion est accompagnée d'une pléthore, soit générale, soit incomplète, elle demande des moyens de révulsion appliqués aux membres inférieurs. 3° L'étourdissement, *capitis gravedo, vertigo,* est un état dans lequel tout à coup on sent une pesanteur considérable, surtout dans les parties antérieures de la tête; la vue se trouble, se couvre d'un nuage; les objets environnans paraissent doubles, ils semblent ensuite tourner autour de nous; il se fait un tintement, un bruit étonnant dans les oreilles; on chancelle, les jambes fléchissent, on tombe même, si l'on ne trouve aussitôt un appui. Les jeunes gens, surtout les personnes du sexe qui ne sont pas encore bien réglées, les hypocondriaques dont le ventre est serré, qui éprouvent des palpitations, qui ont des flatuosités, les femmes grosses ou hystériques, les personnes qui mènent une vie oisive, qui s'adonnent à la bonne chère, sont très-sujettes aux étourdissemens. Dans tous les âges, et quel que soit le tempérament, l'étourdissement a lieu par une multitude de causes. On sait que c'est un des premiers symptômes de l'ivresse. L'abus des liqueurs fortes, les excès avec les femmes, la fumée du tabac, la vapeur du charbon, les odeurs fortes, le produisent souvent; il accompagne les accès hystériques et épileptiques. Enfin la plénitude de l'estomac, la saburre des premières voies, la présence des vers, la suppression des évacuations, toutes ces causes peuvent produire l'étourdissement, en occasionnant un engorgement momentané dans les vaisseaux du cerveau. Chez les jeunes sujets, cet accident est léger et ne présente aucun danger. Chez les personnes âgées, surtout s'il revient fréquemment, il mérite plus d'attention; lorsqu'il est accompagné de vomissement et de l'abattement des forces, il fait craindre l'apoplexie et la paralysie : dans les autres circonstances, il faut avoir égard, pour le pronostic et pour la guérison, aux causes diverses qui peuvent le produire.

Nous allons présenter quelques exemples de personnes qui, pour combattre les incommodités dont nous parlons, ont avec succès employé les moyens que nous leur avons indiqués.

Plusieurs hommes de loi, de cabinet, des gens de lettres, etc., nous ont consultés sur les affections morbifiques dont nous venons d'entretenir nos lecteurs. Les étourdissemens, surtout à l'approche du printemps, étaient si fréquens chez plusieurs avocats, qu'ils éprouvaient l'impuissance de plaider à cette époque de l'année, dans la crainte d'être renversés à l'audience. Chez les uns, les étourdissemens avaient l'apparence de résider dans le système nerveux, chez les autres, dans le système sanguin. Une vive irritation se fixait-elle dans l'organe intellectuel, et occasionnait-elle une congestion cérébrale, toutefois nous avons indiqué deux modes de traitement; nous avons d'abord cédé à l'impulsion donnée et demandée par plusieurs de ces malades, en laissant appliquer des sangsues à l'anus; mais ce moyen ayant produit une perturbation sur l'ensemble de l'économie animale, et les étourdissemens étant revenus avec plus ou moins d'intensité, nous avons eu recours à des moyens de dérivation qui ont été plus efficaces. Nous avons prescrit une infusion de camomille romaine, puis quelques *grains de santé du docteur Franck*, pendant trois jours, et immédiatement après, l'usage du *sel désopilant.*

Nous pouvons certifier qu'aucun éblouissement, évanouissement, étourdissement, n'a résisté à ces moyens curatifs. Nous sommes bien persuadés que chez quelques-uns de ces malades l'apoplexie foudroyante dont ils étaient menacés a été éloignée pour un grand laps de temps; et, afin d'éviter à jamais les atteintes d'un mal aussi fréquent de nos jours, nous leur avons ordonné de faire usage, matin et soir, d'un bain de pieds extrêmement chaud, dans lequel on ajoutait deux poignées de sel gris et une demi-bouteille *d'essence éthérée balsa-*

mique. Il leur a été recommandé de ne laisser séjourner les pieds dans ce bain que l'espace de cinq à six minutes. A l'approche de chaque printemps, quelques uns de ces malades ont renouvelé ce mode de traitement, et les étourdissemens ont disparu pour toujours.

§ VII. — Céphalalgie, migraine, maux de tête.

Ces mots, qui sont presque synonymes, expriment une incommodité dont le principal caractère est une douleur gravative, lancinante et brûlante, qui quelquefois s'étend d'une tempe à l'autre, mais qui souvent n'occupe qu'un seul côté du front. Constamment, dans les deux cas, elle ne se fait sentir au début de l'accès que vers la région des sinus frontaux. Nous ne nous occuperons pas ici des différentes variations d'opinions qui existent dans les auteurs sur ce sujet, dont le plus grand nombre a pris l'effet pour la cause.

Quelle place pourrait-on assigner à la migraine ou aux maux de tête, dans un cadre nosographique? Les classerait-on dans les névroses, dans les névralgies, dans les maladies douloureuses sans fièvre ni inflammation? Il n'entre pas dans notre sujet de nous occuper de ces inutilités. Il suffit de dire que les débuts des maux de tête sont presque toujours brusques, et qu'ils s'annoncent par un malaise indéfinissable et par du froid aux pieds, par une douleur légère et comme contusive. On a de la tendance à porter sa main sur le front; les paupières se ferment involontairement; de fortes pulsations se font sentir dans les artères temporales; ce qui entoure celui qui souffre lui devient insupportable; le moindre bruit, le plus petit éclat de lumière, la plus faible odeur, le plus léger mouvement, tout concourt à augmenter son anxiété; des bâillemens, des nausées suivies quelquefois de vomissemens, le plus souvent sans aucun soulagement, voilà les symptômes que nous avons souvent observés dans les accès. Mais quelles en sont les causes?

Citerons-nous ici l'opinion d'Hoffmann, qui prétend que c'est un défaut de circulation de sang? de Pison, qui l'attribuait à un amas de sérosités (*à colluvie serosâ*)? de Tissot, qui en apercevait les causes dans les lésions de l'estomac? Nous nous bornerons à dire que la plus grande incertitude règne sur les causes déterminantes de cette maladie; pourquoi entamerions-nous une discussion qui ne serait d'aucune utilité pour la guérison de nos lecteurs?

Dans le nombre des céphalalgies, nous distinguons la pituiteuse ou catarrhale, la séreuse et la pléthorique. Il est constant qu'une disposition bilieuse de l'estomac ou des intestins joue ici le principal rôle; on ne doit en attribuer la cause qu'aux saburres des premières voies. Quel sera donc le meilleur traitement à employer? Quelques médecins ont appliqué les remèdes sur le lieu le plus voisin ou sur le lieu même de la douleur. Il est certain que nous avons obtenu du soulagement en prescrivant des frictions avec l'*essence éthérée* sur les tempes et le cou des personnes qui étaient sujettes aux maux de tête; quelques doses de cette essence, inspirées par les narines, ont produit presqu'une guérison. Parlerons-nous, d'après des observations pratiques qui nous sont personnelles, de l'emploi abusif et presque toujours inutile de l'ustion et des cautérisations, des vésicatoires, des sétons, de l'artère temporale ouverte, de l'artériotomie pratiquée près les oreilles, faite avec un fer rouge, de la phlébotomie, des ventouses scarifiées, des bains, etc.? Le savant docteur Double, dans ses recherches historiques sur l'artériotomie (*Journ. général de Médecine*, tom. XVIII), dit : « Remarquons aussi « que toutes les fois que l'artériotomie a réussi, les mé-« decins reconnaissaient pour cause un état inflamma-« toire, soit local, soit général, car les maladies peuvent « tenir à des causes autres que la pléthore sanguine. » Tissot, Cœlius-Aurélianus, Alexandre de Tralles, Bianchi, Van-Swieten, ont toujours trouvé les causes de la

migraine et des maux de tête fréquens dans les diverses
lésions et dispositions de l'estomac; ils n'ont donc pas
manqué de diriger leurs médicamens sur ce viscère.
Nous pouvons certifier que l'impératrice Joséphine, incommodée par des migraines fréquentes, était parvenue
à s'en guérir par l'usage continué des *grains de santé
du docteur Franck;* nous avons, depuis cet exemple,
prescrit ce médicament avec succès dans les cas analogues, en le donnant le matin, suivi d'une tasse de thé.
Nous avons vu réussir dans des congestions cérébrales,
que les malades appelaient violens maux de tête, un
bain de pieds très-chaud avec deux poignées de sel gris,
un verre de vinaigre et le quart d'un flacon d'*essence
éthérée balsamique.* Quelques personnes nous ont certifié
avoir prévenu par ce moyen des apoplexies foudroyantes
dont elle avaient ressenti quelque atteinte, surtout en
y ajoutant l'usage du *sel désopilant.*

Après avoir parlé des prescriptions que nous indiquons, puisées soit dans l'usage du *purgatif,* soit dans
celui de l'*essence éthérée,* il est inutile d'énumérer cette
série nombreuse de formules qui fait trop apercevoir la
variation des opinions sur le siége et les causes de l'affection qui nous occupe, et qui justifie si bien cette
parole d'Arétée, *medicatio instabilis.* Cependant l'on
apprendra avec plaisir que le célèbre Linné se guérit
d'une migraine qui avait résisté à tous les remèdes, en
buvant tous les matins, à jeun, une livre d'eau fraîche,
et en faisant de l'exercice avant le dîner. Cette cure simple ne devrait-elle pas fixer l'attention des médecins?
Mais il n'y a pas d'ordonnance à faire; il n'y a pas grand
mérite à se borner à dire à un malade: *Buvez de l'eau
et faites de l'exercice.* C'est néanmoins un maréchal
ferrant qui pressa Linné de boire de l'eau en abondance;
il le fit, et guérit.

Nous ne finirions pas si nous voulions mettre sous les
yeux de nos lecteurs toutes les lettres que nous avons
reçues des personnes qui nous doivent la guérison de

leurs maux. Nous nous contenterons d'en citer une écrite par une dame que nos consultations ont, pour ainsi dire, arrachée à des tourmens exagérés peut-être par son imagination :

Monsieur,

Mille et mille actions de grâces vous soient rendues ! Enfin je suis revenue à la vie et au bonheur, et ce sont vos conseils qui ont opéré ce miracle. Vous savez que depuis plus de dix ans j'étais tourmentée d'une migraine qui, chaque jour, à chaque instant, me faisait désirer la mort. A l'âge de trente-deux ans, plus de jouissance pour moi ; nulle saison, nul spectacle, nulle fête ne pouvaient faire diversion à mon supplice : partout je portais avec moi la souffrance et l'ennui. Oh ! si j'avais une ennemie, je ne lui souhaiterais qu'une migraine continue, aussi vive que celle qui m'a privée du bonheur pendant les plus belles années de ma vie. Lorsque je vous consultai, vous ne pûtes vous empêcher de m'exprimer toute la peine que vous causait ma triste situation. La part que vous paraissiez y prendre me fit naître l'espérance que j'en sortirais par l'effet de vos médicamens. J'en ai fait l'usage que votre sagesse m'a prescrit. Je suis guérie, et depuis plus de huit jours, ma tête libre me fait chérir cette existence que je détestais. Mon mari et mes deux filles sont au comble de la joie de me voir tranquille, gaie, et toujours disposée à partager leurs occupations. Que ne puis-je avoir cent voix pour annoncer partout les bienfaits de votre traitement ! Les migraines les plus invétérées ne pourront lui résister.

Recevez mes salutations.

JOSÉPHINE DABETTE, femme MURATORI.

Nantes, ce 15 janvier 1828.

Un individu est venu nous consulter, il n'y a pas long-temps, pour une douleur de tête ; les renseignemens que nous lui avons demandés nous ont appris que cette céphalalgie était héréditaire, qu'elle s'était développée après la puberté, que des affections morales, tristes, la masturbation, les études prolongées, en avaient aggravé la cause; cet individu était fort triste, sa vue et son ouïe étaient souvent troublées, il y avait sensibilité au cuir chevelu, le sommeil n'en était pas troublé; la durée de l'attaque variait et revenait périodiquement. Nous lui prescrivîmes un repos absolu, des pédiluves irritans, des frictions sur la colonne vertébrale avec l'*essence éthérée*, nos évacuans; mais comme cette douleur avait le type intermittent, le vin de quinine fut employé avec succès dans une boisson calmante et antispasmodique; il se trouve beaucoup mieux.

§ VIII. — Éternument.

[POUDRE CAPITALE DE SAINT-ANGE.]

L'éternument est un effort de la nature pour débarrasser la membrane pituitaire de ce qui la tourmente. Il a par lui-même une grande importance, en ce qu'il excite l'action du cœur et donne plus d'activité à la circulation. Il secoue l'estomac, le foie, la masse intestinale, et réveille l'énergie de tous les organes. Il ébranle le cerveau, en augmente la vitalité, et quelquefois même il excite les facultés intellectuelles. Souvent il fait cesser des pesanteurs de tête qui tiennent à une espèce d'inertie de l'appareil cérébral. Il s'est quelquefois montré un secours efficace contre certaines affections morbides de la gorge et de la poitrine.

La *poudre capitale de Saint-Ange* est connue comme un médicament très-utile pour exciter l'éternument. Appliquée sur la membrane pituitaire, elle y provoque une vive irritation; le sang se porte alors avec force dans les vaisseaux capillaires répandus sur cette partie; il s'y établit une sorte de fluxion active, dont l'exhalation et la sécrétion muqueuse, qui se font habituellement sur cette surface, sont singulièrement augmentées ; des éternumens répétés plus ou moins fréquemment viennent ajouter à ces effets. Cette poudre a beaucoup de succès dans quelques céphalées ; elle rend la vue plus forte, l'ouïe plus fine, etc. On la vante aussi dans les fluxions catarrhales des yeux, des oreilles, et dans les maux de dents.

De savans praticiens recommandent cette poudre dans les douleurs gravatives de la tête, dans la migraine, dans les affections vaporeuses ou soporatives, dans la faiblesse de la mémoire, dans les vertiges qui dépendent d'une langueur de l'action cérébrale, lorsqu'il y a pâleur de la face, disposition à l'engourdissement. Elle est d'une grande efficacité quand la membrane pituitaire est dans un état de relâchement, et qu'elle sécrète trop de mucosités.

C'est principalement dans les pays humides et froids, dans les endroits marécageux, dans les habitations situées sur un sol humide, qu'il est utile de faire usage de temps en temps de ce sternutatoire.

Les membres de notre Bureau de consultations médicales se sont concertés avec un habile pharmacien pour perfectionner cette poudre à la manière anglaise ; ils ont conseillé avec le plus grand succès, aux individus qui prennent du tabac, d'y mêler quelques prises de cette poudre ainsi perfectionnée, car de cette sorte elle vaut le meilleur tabac d'Espagne. Nous indiquerons aux personnes qui voudront en faire usage l'officine où elles pourront se la procurer.

§ IX. — Apoplexie.

Ce mot dérive d'un verbe grec qui signifie *frapper avec violence*. La maladie se caractérise par la diminution ou la perte de la sensibilité, par la cessation plus ou moins complète des mouvemens volontaires, et par un état soporeux.

On divise l'apoplexie en *séreuse* et *sanguine*. Lorsque l'une ou l'autre est d'un effet extrêmement subit, on l'appelle *foudroyante*; nous ne parlerons pas de celle-ci, parce qu'elle laisse peu d'espoir à tous les efforts de l'art. L'apoplexie *séreuse* est reconnue pour être humorale ; la seconde est causée par le sang. L'une et l'autre reconnaissent pour causes prédisposantes un tempérament sanguin et pléthorique, une tête volumineuse, un cou peu allongé.

Ses causes occasionnelles sont l'intempérance. La suppression d'un écoulement de sang quelconque, le passage subit du chaud au froid, le chagrin, une colère violente et concentrée, les plaies qui intéressent le cerveau, et tout ce qui peut comprimer cet organe. Elle s'annonce souvent par des tintemens d'oreilles, des vertiges, la coloration de la face, la salivation, la respiration précipitée.

La plupart des apoplexies ont lieu après des écarts dans le régime alimentaire. Elles sont dues à la difficulté que le sang éprouve pour retourner au cœur. Nous voyons le sang s'amasser dans les petits vaisseaux de la surface du corps, lorsque les forces sont épuisées ou diminuées.

L'apoplexie attaque beaucoup plus souvent les habitans des villes que ceux des campagnes, et les hommes plutôt que les femmes; elle est plus fréquente vers les solstices et les équinoxes.

Dès qu'une personne sera tombée en apoplexie, on s'occupera à l'instant même à desserrer ses vêtemens ; on la placera sur un fauteuil plutôt que sur un lit, ayant soin de faire incliner en arrière sa tête, que l'on tiendra nue; surtout on lui évitera toute espèce de secousse, et l'on ne fera pas de feu dans sa chambre.

L'apoplexie, soit humorale, soit sanguine (celle-ci est beaucoup plus fréquente), doit être traitée avec les mêmes moyens. Il importe d'opérer une dérivation par les voies inférieures. Dans plusieurs cas, la saignée est pernicieuse.

On soutiendra l'action des moyens prescrits, par tous les stimulans externes ; par l'inspiration de l'ammoniaque, par les frictions avec l'*essence éthérée* le long de la colonne vertébrale, par les pédiluves irritans, tels qu'ils sont indiqués dans notre dissertation relative à l'emploi de l'*essence éthérée*. Le traitement peut se compléter par l'usage des eaux minérales salines.

Des convulsions, un ou plusieurs accès de fièvre, ont terminé heureusement l'apoplexie ; la paralysie la précède quelquefois ; elle peut survenir dans son cours, sans être d'aucun avantage pour le malade ; elle est aussi assez fréquemment la terminaison de cette maladie. En général, l'apoplexie est rarement suivie du retour à une santé parfaite. Une lésion plus ou moins marquée des fonctions des sens et des facultés intellectuelles, surtout du jugement et de la mémoire ; la paralysie, les flatuosités, l'écoulement involontaire des larmes pour les causes les plus légères, l'assoupissement, les vertiges, l'embarras de la langue, l'hémiplégie, surtout celle du côté droit, sont les affections les plus ordinaires qui lui succèdent. Accablé de ces infirmités, le malade traîne une existence malheureuse que terminent ordinairement une ou plusieurs attaques.

Nous ne saurions trop conseiller l'usage de notre méthode aux personnes menacées d'apoplexie, dont la tête est enfoncée dans les épaules, dont la poitrine présente une large surface, et chez lesquelles de fréquentes suffocations surviennent. En attirant les humeurs vers le canal intestinal, on débarrassera le cerveau et on préviendra les funestes effets d'une congestion dans cet organe.

Une foule de personnes qui se trouvent menacées de ces accidens, et qui font un usage presque journalier de nos médicamens, nous ont appris qu'elles craignent moins l'apoplexie. Elle respirent librement ; elles n'éprouvent plus la lassitude qui suivait ordinairement la plus courte promenade, et leur visage n'est plus enluminé comme auparavant.

M. Lefèvre, propriétaire à Versailles, avait eu une attaque d'apoplexie qui lui avait laissé de fâcheux souvenirs. La pesanteur habituelle de la tête, les étourdissemens fréquens et les vertiges, tout lui annonçait qu'une seconde attaque n'était pas fort éloignée. Il vint nous consulter assez à temps pour détourner l'orage. Nous lui prescrivîmes plusieurs tasses d'une infusion de camomille romaine, et une diète rigoureuse. Il fit usage des *grains de santé du docteur Franck* pendant trois jours : ensuite nous lui administrâmes une assez forte dose de *toni-purgatif*, suivie, le même jour, d'un paquet de *sel désopilant*. Les évacuations arrivaient lentement ; cinq quarts d'heure après, une autre dose plus forte fut répétée, et immédiatement après les selles se succédèrent avec abondance : le malade rendit des glaires jaunâtres, striées de noir, et se sentit soulagé. Cependant la tête n'était pas encore tout à fait libre et la même pesanteur continuait à s'y faire sentir. Le régime végétal fut prescrit rigoureusement. On ne saurait se faire une idée de l'abondance et de l'âcreté des matières que M. Lefèvre rendit cette fois. Aussi tous les symptômes disparurent immédiatement, et le visage se dépouilla de ce pourpre qui le couvrait habituellement.

M. Lefèvre, fidèle à nos instructions, s'astreint à continuer son régime végétal quatre jours de la semaine, à ne faire aucun excès, surtout dans les boissons alcooliques, et à prendre, tous les deux mois, une ou deux doses de nos médicamens. Voilà déjà six ans que, grâce à ce régime, il jouit de la santé la plus florissante [1].

Le même phénomène a eu lieu, mais avec plus de ra-

---

[1] Ce malade a soin de boire deux verres d'eau froide sucrée en se levant, auxquels il ajoute deux ou trois gouttes de l'*essence éthérée*.

pidité, à l'égard d'un homme de lettres, âgé de cinquante ans, qui avait déjà subi une attaque d'apoplexie séreuse. Les effets se montrèrent dans toute leur étendue, et depuis ce temps rien n'a interrompu le calme que notre traitement lui a procuré.

Un ancien avoué de soixante-huit ans, qui venait d'avoir une attaque d'apoplexie accompagnée de symptômes légers, n'ayant pas éprouvé les accidens graves qui en sont la suite, eut assez de force pour se transporter dans notre Bureau de consultations : c'était un homme assez robuste, et jouissant de toutes les commodités de la vie. Nous avons dû nous appliquer à rechercher la cause de cet accident ; il était occasionné par une vie sédentaire, un travail de cabinet trop assidu, les excès de la table, et la suppression d'hémorroïdes. Nous lui avons indiqué avec succès le même traitement ; nous n'avons pas négligé les stimulans internes et externes ; nous lui avons prescrit l'infu-ion d'*arnica montana*, l'inspiration fréquente de l'ammoniaque, une tasse de café pur le matin, précédé et suivi d'un verre d'eau sucrée dans lequel on devait mettre quelques gouttes d'*essence éthérée ;* des frictions fréquentes avec cette essence sur la colonne vertébrale, mêlée avec moitié huile d'amandes douces ; des lavemens, et des pédiluves irritans. Nous lui avons recommandé, dans le cas où, malgré ces moyens, le retour de symptômes graves aurait lieu et produirait une seconde attaque, de mettre un vésicatoire à la nuque et des applications de glace sur la tête. Mais afin d'éloigner la rechute, qui nécessairement serait survenue, nous lui avons prescrit une diète modérée, l'usage des végétaux herbacés, les pédiluves fréquens et des eaux minérales salines.

Dans le grand nombre de lettres que nous avons reçues au sujet de l'imminence d'une apoplexie foudroyante, nous ne mettrons sous les yeux de nos lecteurs que la suivante, parce qu'elle renferme quelques détails qui confirment pleinement l'efficacité de notre traitement contre une affection trop souvent mortelle :

Monsieur,

C'est avec une indicible joie que je vous écris. Le 20 septembre dernier, mon mari, âgé de cinquante-huit ans, et d'un tempérament qui jusqu'alors l'avait dispensé d'avoir recours aux médecins, éprouva une violente attaque de cette apoplexie qu'ils appelaient séreuse. Il perdit l'usage de la parole et la connaissance. Vingt-quatre heures après, il recouvra l'une et l'autre, mais pour perdre, par la paralysie, l'usage de tous ses membres. Je fis appeler des médecins de notre endroit. Après s'être consultés, ils prescrivirent au pauvre malade plusieurs médicamens qui le laissèrent dans son état ; triste avertissement pour moi de la perte cruelle dont j'étais menacée !

J'écrivis aussitôt à Paris à l'un de nos correspondans pour le prier de me faire passer au plus vite vos médicamens, avec les indications nécessaires pour en faire usage. C'était, pour ainsi dire, la seule planche de salut qui nous restât après le naufrage.

Enfin que vous dirai-je de plus ? il est sauvé. Je dois vous dire que je n'ai point épargné les frictions avec *l'essence éthérée*.

Morin, femme Joly.

Tours, 30 novembre 1822.

On nous a consultés dernièrement sur une apoplexie qui n'était ni une hémorragie du cerveau, ni du poumon, ni du tissu cellulaire ; nous l'avons définie, d'après les symptômes, *apoplexie nerveuse*. Il y avait abolition presque complète du sentiment et du mouvement ; l'exercice de la respiration et de la circulation était parfaitement libre. C'était une femme qui en avait été frappée ; des affections vives de l'âme avaient précédé l'attaque, l'invasion avait été brusque, il y avait des mouvemens convulsifs et une grande mobilité dans les autres symptômes. Nous avons employé les lavemens, en y faisant ajouter une dose proportionnée de camphre à *l'essence éthérée :* la malade se trouve infiniment mieux.

§ X. — Hémiplégie; paralysie.

L'hémiplégie est une espèce de paralysie qui frappe la moitié latérale du corps. Elle est ou complète ou incomplète. Quelquefois cette dernière se borne au bras ou à la jambe, et devient une affection locale. Les causes de l'hémiplégie sont fort nombreuses : une commotion cérébrale, un coup violent qui pénètre dans le cerveau à travers l'orbite, une percussion violente dans la moelle épinière, une pléthore dans les vaisseaux du cerveau, les passions vives, comme la frayeur, la colère, peuvent la produire. Nous ne devons nous occuper que de l'hémiplégie humorale, qui est produite par le déplacement et l'extension d'un principe goutteux, rhumatismal, psorique, vénérien, et par la surabondance biliaire. Cette dernière, quoique souvent rebelle, peut cependant ê're soumise au mode de traitement que nous avons adopté dans notre ouvrage : il est donc inutile d'entretenir nos lecteurs des phénomènes qui appartiennent plus particulièrement à l'hémiplégie, puisqu'ils ont une grande connexité avec la paralysie dont nous allons parler.

On désigne sous ce nom l'abolition ou l'affaiblissement notable de la sensibilité et du mouvement volontaire dans une partie quelconque du corps. La paralysie consiste essentiellement dans le défaut ou dans l'absence de l'influence cérébrale sur les organes des sens ou du mouvement volontaire. C'est dans les altérations du cerveau qu'il faut chercher les causes naturelles qui la produisent. Or, ces altérations sont elles-mêmes le produit de la dépravation chronique des humeurs qui amènent la paralysie presque toujours à la suite de l'apoplexie. La paralysie est ou *complète* ou *incomplète*, selon qu'elle se manifeste par l'abolition ou par le simple affaiblissement de la sensibilité et de la contractilité animale.

La paralysie peut être produite par un grand nombre de causes variées, physiques, organiques et morales, soit que ces causes agissent directement sur le système nerveux, en comprimant, divisant ou excitant d'une manière quelconque le cerveau, et la moelle épinière à laquelle les nerfs cérébraux sont liés par une étroite sympathie, et dont ils partagent l'affection ; soit que leur mode d'action reste inconnu, comme il n'arrive que trop souvent.

L'état pléthorique porté à un haut degré, l'omission d'une purgation habituelle, la suppression de la sueur d'un ancien ulcère, d'un exutoire quelconque, doivent être regardés comme des causes fréquentes de cette affection, un des plus tristes apanages de l'homme ; car lui seul dans la nature y est sujet ; mais il faut observer que presque toujours elle est l'effet du luxe et de la mollesse, et qu'elle attaque rarement l'artisan robuste et laborieux qui travaille en plein air.

La paralysie paraît être plus commune chez les hommes que chez les femmes : on ne doit l'attribuer qu'aux excès et aux accidens divers auxquels ils sont beaucoup plus exposés qu'elles dans la société. Cette maladie est moins rare dans l'enfance que dans la jeunesse, et beaucoup plus fréquente chez les vieillards. Le côté gauche en est plus fréquemment atteint que le côté droit, et l'on attribue ce phénomène à la force plus grande qu'acquièrent les parties droites du corps, par un exercice plus habituel dans l'état social. Enfin la paralysie s'observe aussi plus souvent aux membres abdominaux qu'aux membre thorachiques.

La paralysie ne s'arrête par toujours à l'anéantissement de la partie latérale, elle exerce sur toute l'économie animale une bien plus grande influence : la perte de la parole, de l'ouïe, du goût de l'odorat, sont encore les terribles conséquences de cette affection. Enfin elle réduit l'homme aux phénomènes bornés d'une obscure végétation; elle le condamne à une vie courte et précaire.

Nous n'offrirons pas un remède curatif certain ; il est au-dessus de l'art de l'indiquer; mais nous pourrons dire aux sujets pléthoriques, à ceux chez qui l'excès des veilles a causé des symptômes de désorganisation totale, que l'usage périodique de nos remèdes rendra leur position moins douloureuse. Ce sont des palliatifs dont ils n'auront qu'à se louer.

Lorsque la paralysie n'a pas été arrêtée dans sa marche occulte, et que nos organes s'en trouvent frappés, l'usage du *toni-purgatif*, sans donner l'espoir d'une entière guérison, peut atténuer le mal : en brusquant l'évacuation des humeurs dépravées, il entretiendra la liberté du ventre, chose qui est recommandée même par les praticiens les plus opposés à la purgation. Des bains dans lesquels on fait fondre dix livres de sel gris, du mouvement, de la tranquillité d'esprit, seconderont nos médicamens dans leurs heureux effets. Il n'est pas très-rare que ce régime, suivi avec exactitude et persévérance, n'amène insensiblement une guérison entière : nous pouvons en citer quelques exemples.

Quoique nous ayons avoué précédemment que l'on pouvait se promettre rarement d'obvier aux fâcheuses conséquences de l'attaque de paralysie, nous pourrions cependant rapporter un grand nombre d'observations où notre traitement a fourni la preuve la plus complète de son heureuse influence.

Nous nous bornerons à donner ici la missive suivante :

Lettre de M. Veitre, rentier, rue de la Houssaye.

Paris, le 20 juin 1827.

MONSIEUR,

Je pense que je ne saurais mieux vous prouver ma reconnaissance qu'en vous faisant passer l'attestation la plus authentique d'une guérison que je ne dois qu'à la puissance de vos médicamens. Puissent les ennemis de votre doctrine et de votre désintéressement être réduits au silence en me lisant, et ne plus s'opposer, par les doutes qu'ils émettent, au bien que vous faites chaque jour !

Le 15 février 1826, je revenais de faire ma promenade ordinaire au Luxembourg. Il était huit heures du soir ; il faisait frais ; l'air était chargé d'humidité.

En mettant la clef dans la serrure, je me sentis frappé comme d'un coup de foudre, et je tombai sans connaissance. Il me serait impossible de parler de ce qui m'arriva après, et des soins que l'on me donna ; ma mémoire ne commença à dater que du 20 février, c'est-à-dire cinq jours après mon attaque.

Mais les personnes qui m'ont assisté m'ont assuré que pendant ces cinq jours je ne jouissais que de la faculté de respirer, que je remuais fort peu, que mes paupières ne se soulevèrent qu'une fois, et que si l'on m'eût piqué avec des épingles, je n'aurais pas senti la piqûre.

Lorsque j'eus repris mes sens, je ne tardai pas à m'apercevoir que je ne les avais pas tous, et que j'étais privé de l'ouïe, de l'odorat, que le goût était un peu émoussé, que mes membres ne se prêtaient pas tous au mouvement, enfin que je n'étais plus qu'un être mutilé et inutile.

Tous les secours de l'art ne manquèrent pas de m'être prodigués, et les pharmaciens n'eurent pas à se plaindre de mon accident. Je voudrais bien aussi n'avoir pas eu à me plaindre de leurs drogues.

Enfin, le mois de mars de l'année suivante, 1827,

j'eus le bonheur de vous recevoir, et de suivre le traitement que vous m'indiquâtes, et bientôt je fus rétabli.

Voilà ce dont vingt personnes ont été les témoins, et ce que j'atteste à qui voudra l'entendre.

Signé Veitre[1].

L'insertion de plusieurs lettres dans cet ouvrage n'est point de notre part une approbation absolue des assertions qu'elles contiennent ; ce sont la plupart des personnes qui, étrangères à l'art de guérir, confondent l'espèce, le genre et l'intensité des maladies. Nous invitons nos lecteurs à ne pas prendre une détermination quelconque dans des cas identiques, afin d'éviter les inconvéniens qui pourraient en résulter. L'abus est si souvent à côté de l'usage, que nous ne saurions trop recommander de nous consulter oralement ou par écrit. Nous discernerons alors les indications précises, en prescrivant un traitement raisonné et méthodique.

Nous terminerons ce paragraphe par une observation d'autant plus surprenante que nous avions nous-mêmes désespéré du malade qui en fait le sujet.

Un militaire, dont les facultés intellectuelles avaient été altérées par une attaque de paralysie, vint l'année dernière nous consulter. Il nous dit que sa mémoire s'était singulièrement affaiblie, et que son imagination s'était évanouie ; son caractère était devenu timide et méticuleux ; lui qui, dans les champs d'honneur, n'avait jamais manqué de courage, était devenu très-irritable et très-irascible ; son regard était fixe, et sa physionomie avait un caractère inhérent à cette maladie.

C'était donc un accident bien triste et bien déplorable contre lequel il venait implorer le secours de notre trai-

___

[1] Cette lettre, écrite par un homme étranger à l'art de guérir, ne doit pas être un exemple déterminant dans des cas analogues. Sa paralysie était incomplète.

tement. Ce qui l'affligeait le plus, ajouta-t-il, c'était d'être condamné à la triste dépendance de ses domestiques, lui dont la brillante destinée passée était aujourd'hui soumise aux phénomènes bornés d'une obscure végétation. Nous n'hésitâmes pas à lui dire que la médecine était encore peu éclairée sur la nature des lésions organiques qui produisent ou accompagnent la paralysie, et que sa maladie était une affection très-grave. Après avoir éclairé notre pronostic sur la nature des causes qui y avaient donné lieu, selon l'espèce, l'étendue et l'ancienneté de sa maladie, et selon le degré d'importance des organes qui en étaient affectés, nous pensâmes qu'il y avait peu de chances pour sa guérison. Un médecin lui avait déjà conseillé l'électricité : elle avait été vainement employée. Nous lui prescrivîmes les douches d'eau de Balaruc, à l'établissement de Tivoli. Les frictions très-fréquentes sur la colonne vertébrale avec l'*essence éthérée*, le soulagèrent beaucoup ; et, quoiqu'il fût fort et pléthorique, nous n'administrâmes qu'avec réserve nos procédés évacuans.

Il nous a mandé dernièrement qu'il fait un fréquent usage de lavemens à l'eau tiède, à laquelle il ajoute trois cuillerées d'huile d'olive et le *sel désopilant*. Ces lavemens lui procurent des évacuations qui le soulagent beaucoup. Il était également sujet à une constipation habituelle qu'il a combattue avec le plus grand succès par les *grains de santé*, mais surtout par l'application d'un morceau de flanelle imprégné de l'*essence éthérée*, sur les bras, les cuisses et les jambes.

CHAPITRE VII

Rhumatisme. — Goutte. — Clous ou furoncles. — Dartres. — Ophthalmie ou mal d'yeux. — De la fièvre et des fébrifuges.

§ 1er. — Du rhumatisme.

C'est une affection que les praticiens modernes considèrent comme une phlegmasie qui a son siége ordinaire dans les tissus musculaire et fibreux de l'économie animale. Ses principaux caractères sont : 1° des douleurs plus ou moins vives, continues ou intermittentes, fixes ou vagues, accompagnées ou non de chaleur, de gonflement, de rougeur, de mouvemens fébriles ; 2° une terminaison qui a lieu ordinairement par résolution, quelquefois par délitescence, rarement par suppuration, plus rarement encore par gangrène ; 3° enfin une grande mobilité et une tendance à la récidive.

Presque tous les nosologistes s'accordent à rapprocher le rhumatisme de la goutte, et à en faire deux genres voisins, dont l'un tantôt précède l'autre et en est tantôt précédé. Quelques-uns séparent, dans leurs classifications, le rhumatisme chronique du rhumatisme aigu, et placent ces deux modes dans des classes assez éloignées. On distingue les circonstances qui favorisent le développement du rhumatisme, et celles qui le déterminent.

Les premières causes prédisposantes se tirent, 1° de

l'âge ; 2° du sexe ; 3° du tempérament ; 4° de la constitution ; 5° de l'idiosyncrasie ; 6° de la disposition héréditaire ; 7° des habitudes ; 8° des professions ; 9° des climats.

1°. *L'âge.* Le rhumatisme, surtout l'aigu, appartient en général à l'âge viril ; et c'est depuis la vingtième année jusqu'à la cinquantième qu'il se manifeste le plus fréquemment et avec le plus de violence. Chez des sujets robustes, il n'est pas rare de voir paraître cette maladie jusqu'à soixante ans, et même au delà. Cependant, selon divers auteurs, si beaucoup de vieillards se plaignent de douleurs rhumatismales, c'est qu'ils ont déjà éprouvé plusieurs atteintes de rhumatisme, et que la maladie a passé chez eux à l'état chronique. Quelques faits infirment néanmoins cette observation générale : une femme de soixante-dix-neuf ans fut atteinte pour la première fois, à cet âge, d'un rhumatisme, pendant le cours d'une péripneumonie bilieuse ; elle en éprouva ensuite de temps à autre des atteintes assez vives. Ponsart et Pinel rattachent principalement cette affection aux adultes et aux vieillards. Bichat dit, dans son *Anatomie générale*, que le rhumatisme est rarement une maladie des enfans du premier âge, et que sur cent rhumatisans, il en est quatre-vingt-dix au-dessus de l'âge de quinze à seize ans.

2° *Le sexe.* Les femmes sont moins sujettes que l'homme au rhumatisme ; elles s'en trouvent néanmoins fréquemment atteintes par le dérangement ou par la suppression du flux menstruel. On observe, en général, qu'elles en sont surtout affectées entre la quarantième et la cinquantième année, époque de leur âge critique. Durant les couches et pendant l'allaitement, comme elles sont alors plus sensibles que dans tout autre temps aux influences qui peuvent occasionner ou développer le rhumatisme, il y a lieu de penser que diverses maladies qui leur arrivent après l'accouchement et à la suite du sevrage, et auxquelles elles donnent en général le nom de *lait répandu* , ne sont que des affections rhumatismales. Bosquillon, dans ses notes sur Cullen, admet l'existence d'une diathèse inflammatoire chez les nouvelles accouchées, et même chez les femmes qui nourrissent ; c'est à cette diathèse, plutôt qu'à des dépôts laiteux, qu'il attribue sa dixième espèce de rhumatisme symptomatique , où se trouve la sciatique rhumatismale.

3° *Le tempérament.* D'après les observations de Barthez et d'autres savans médecins , les individus d'un tempérament sanguin sont ceux chez lesquels le rhumatisme se manifeste le plus fréquemment. Les tempéramens bilieux y sont aussi assez sujets. On a remarqué que lorsque les personnes d'un tempérament lymphatico-sanguin étaient atteintes de rhumatisme, le mal avait presque toujours son siége aux articulations.

4° *Constitution.* En général , les personnes les plus sujettes au rhumatisme , et spécialement au rhumatisme aigu, sont d'une constitution forte et robuste. Cependant on voit aussi cette maladie attaquer des personnes faibles ; mais c'est qu'elles sont irritables et nerveuses. Quoi qu'il en soit , on peut assurer que ceux qu'elle atteint pour la première fois ont en général une bonne constitution.

5° *Idiosyncrasie.* Chaque individu ayant sa manière de se bien porter et celle d'être malade , il en résulte que tel sujet , toutes choses égales d'ailleurs , est plus exposé à telle maladie qu'à telle autre. Ainsi , tel individu , frappé d'un froid humide , contractera toujours un rhumatisme , tandis qu'un autre , dans la même circonstance , sera attaqué d'un catarrhe pulmonaire, et qu'un troisième , soumis à la même action, n'en éprouvera aucune incommodité. Il existe donc chez les différens individus , pour qu'ils soient atteints du rhumatisme comme de toute autre maladie , une aptitude particulière dont la nature nous est inconnue, et qui

ne nous est révélée que par les phénomènes morbifiques qui en sont le résultat. C'est à l'intensité plus ou
moins grande et à la durée de cette disposition qu'il faut
attribuer la fréquence du rhumatisme chez certains
sujets, et sa récidive chez ceux qu'il a déjà attaqués.

6° *Disposition héréditaire.* Il est généralement reconnu que le rhumatisme n'est point une maladie héréditaire, surtout si on le compare à la goutte. Cependant on ne peut guère s'empêcher de convenir, d'après
plusieurs analogies, qu'un individu, né de parens
habituellement affectés de rhumatisme, sera plus exposé à cette maladie que dans le cas contraire. Barthez
remarqua, dans une de ses consultations, que le sujet
pour lequel il fut consulté, et qui était atteint d'une
paralysie incomplète avec rhumatisme, était né de parens rhumatisans. Staal admet la disposition héréditaire rhumatismale.

7° *Les habitudes.* Une personne qui, par exemple,
a l'habitude de se couvrir ou de se vêtir avec beaucoup
de soin, sera atteinte du rhumatisme plus facilement
qu'une autre, si, étant moins couverte que de coutume, elle s'expose à une température froide et humide.

8° *Les professions.* Les militaires, les marins, les
conducteurs de trains de bois, ceux qui déchirent les
bateaux, ceux qui travaillent aux rivières, les pé-
cheurs, ceux surtout qui passent les nuits, les blanchis-
seurs, etc., sont sujets aux affections rhumatismales.
Il en de même des boulangers, par la transition de
l'air embrasé du four à l'air humide et froid du dehors.

9° *Les climats.* Les pays où le rhumatisme se manifeste le plus fréquemment sont ceux où l'air est
souvent froid et humide, où la température est sujette
à de nombreuses vicissitudes, les contrées maritimes,
par exemple. C'est à l'époque des grandes variations
atmosphériques, au printemps et à l'automne, qu'il se
présente dans la capitale, et, comme nous l'avons déjà
dit dans notre ouvrage intitulé *Topographie médicale*

de *Paris*, « les affections rhumatismales et les phthi-
« sies sont les maladies qui y sont les plus nombreu-
« ses; ce qu'on doit attribuer à la constitution atmo-
« sphérique de cette ville, qui semble imprimer à toutes
« les maladies un caractère identique et particulier. »
Le docteur Villeneuve, dans son *scientifique* article sur
les *rhumatismes*, page 466 du XLVIIIe vol. du *Dictionnaire des Sciences médicales*, a bien voulu mentionner notre remarque.

S'il était possible d'établir pour le corps humain une
statistique certaine comme pour le corps politique, il
résulterait des recherches faites à ce sujet, que le total
des maladies observées à Paris étant annuellement d'environ 26,992, et le nombre des affections rhumatismales de 1,177, la maladie dont nous parlons serait
à l'ensemble des autres dans la proportion à peu près
de 1 à 22.

En général, le rhumatisme est produit par une transition trop brusque d'un lieu où l'air est chaud et sec
dans un autre où il est froid et humide. Une température modérée, qui varie brusquement, en est plus souvent la cause qu'un froid très-vif et longtemps soutenu.
Les vents de sud et d'ouest le produisent fréquemment.
Un *vent coulis* détermine, dans beaucoup de circonstances, des douleurs rhumatismales. Le refroidissement des pieds est aussi une des causes fréquentes de
cette maladie.

Les saisons pendant lesquelles le rhumatisme se manifeste le plus fréquemment sont le printemps et l'automne. On voit aussi cette maladie survenir au commencement de l'hiver, lorsque le temps est nébuleux,
et à l'époque des dégels; enfin l'été lui donne quelquefois naissance, mais c'est toujours à la suite de transi-
tions du chaud au froid. Barthez avait connu une fille
qui éprouvait de violentes attaques de rhumatisme à
tous les solstices d'été et d'hiver, et qui n'en souffrait
jamais en d'autres temps.

Tous les auteurs modernes, à l'exception d'un petit nombre, reconnaissent que le rhumatisme, au moins celui qui est aigu, est de nature inflammatoire, et comme tel ils l'ont placé au nombre des phlegmasies; mais Barthez assure que le caractère inflammatoire n'a pas été bien distingué des autres espèces d'inflammations. Bichat confirme en partie cette assertion.

Quant au rhumatisme chronique, que plusieurs nosologistes séparent de l'aigu comme étant d'une nature différente, on ne trouve de conjectures sur son caractère que dans Barthez. Ce savant médecin le considère comme une inflammation lente qui lui paraît aussi accompagnée d'un effort de situation fixe des fibres affectées.

D'après les remarques de Baillou, le rhumatisme ne peut être considéré, dans quelques cas, comme *critique*, c'est-à-dire comme la solution ou la crise de plusieurs autres affections dont il est le résultat. Ainsi il n'est pas rare qu'il soit la suite ou la terminaison d'une fièvre bilieuse, d'un catarrhe, de la dyssenterie.

Comme c'est du *rhumatisme chronique* que nous devons principalement nous occuper, nous dirons qu'il peut être la suite d'un rhumatisme aigu ou survenir spontanément. Les circonstances qui le déterminent dans le premier cas sont surtout un traitement débilitant porté à l'excès, principalement sous le rapport des émissions sanguines. Cullen a remarqué que si les saignées ne parviennent point à guérir complétement, elles produisent le rhumatisme chronique. Brown, qui a fait la même remarque, ajoute que cette terminaison de l'affection aiguë arrive beaucoup moins lorsqu'on l'abandonne à la nature, en lui laissant suivre sa marche.

Le siége du rhumatisme chronique est le même que celui du rhumatisme aigu : ce sont toujours les systèmes

fibreux et musculaire qu'il affecte principalement, ensemble ou séparément.

Les douleurs sont plus sourdes que dans le rhumatisme aigu; elles augmentent par une pression exer-
cée sur les parties qui en sont le siége, ainsi que
par les mouvemens auxquels on oblige ces différentes
parties. Ces douleurs prennent ordinairement de l'accroissement par les variations du temps; le froid les
augmente, et pour l'ordinaire la chaleur les affaiblit. La nuit elles sont en général plus vives, ce qu'il
faut attribuer à la chaleur du lit et aux sécrétions
qui sont plus rares que pendant le jour. Dans quelques cas, la douleur peut être portée jusqu'au caractère aigu, soit par l'énergie de son principe, soit
par de nouvelles alternatives de chaud et de froid
humide.

Le rhumatisme chronique est ordinairement une
maladie plus incommode que dangereuse. Cependant,
soit par la disposition de l'individu, soit par quelque
vice dans le traitement, l'atrophie, l'ankylose peuvent
en être le résultat immédiat. Chez les sujet faibles, il
peut encore, par sa durée et son intensité, entraîner
de tels dérangemens dans les fonctions digestives et
nutritives, que le marasme et la mort en soient le
résultat.

Le rhumatisme étant une affection qui se présente
sous deux états fort opposés, l'aigu et le chronique,
il en résulte des indications très-différentes. Les seules
qui soient communes à tous les états, à toutes les variétés du rhumatisme, sont, indépendamment de l'âge,
du sexe et du tempérament, etc. : 1° de rechercher la voie de solution que prend la nature avant
de la seconder dans ses efforts; 2° de rétablir l'évacuation dont la suppression peut avoir occasionné l'affection existante. Il faut pourtant remarquer que le
rétablissement d'une évacuation, d'une excrétion,
dont la suppression a pu causer la maladie, n'est

pas toujours suivi du retour de la santé ; ainsi les sueurs abondantes, dont la suppression est souvent accusée d'être la cause du mal, sont loin, quand elles reparaissent, de faire cesser l'affection rhumatismale.

Le traitement du *rhumatisme aigu* est relatif à ces trois périodes : aux premiers instans de son invasion, à son intensité et à sa terminaison. Dans la première, on se borne aux boissons antiphlogistiques, aux lavemens et à l'administration des *grains de santé du docteur Franck*, comme très-propres à ouvrir la voie aux humeurs dont l'accumulation dans le canal intestinal peut causer une constipation opiniâtre très-défavorable au rhumatisme. Des bains d'eau légèrement tiède sont fort convenables, ainsi que des cataplasmes émolliens, et surtout des frictions sur la partie affectée faites avec l'*essence éthérée balsamique* mêlée avec de l'huile d'amandes douces. Quand l'état inflammatoire général est dissipé, que les phénomènes locaux sont calmés, on a souvent à combattre un embarras gastro-intestinal, qu'il faut attaquer avec notre traitement, sans oublier les frictions faites avec l'*essence éthérée*. Au reste, un habile praticien doit toujours avoir égard, dans l'emploi de nos médicamens, à l'âge, au sexe, au tempérament de l'individu, aux causes et au siége de l'affection rhumatismale, à ses métastases, à ses complications, etc.

Nous rejetons les sangsues dans cette maladie, comme un moyen toujours inutile et souvent dangereux. Dans le rhumatisme aigu, contentons-nous d'aider la nature par des évacuations sagement provoquées. Dans le rhumatisme chronique, soyons plus hardis dans l'emploi des purgatifs ; ils produisent un dérivatif extrêmement utile. Scudamore les regarde particulièrement comme propres à détourner la fluxion qui pourrait avoir lieu sur les membranes synoviales.

Quoique l'efficacité de l'*essence éthérée balsamique*

soit généralement connue, surtout pour la guérison des douleurs rhumatismales, voici un fait bien propre à la constater :

Le directeur des postes de Saujon, département de la Charente-Inférieure, nous a mandé, par sa lettre du 11 juillet 1823, qu'il « a lui-même éprouvé un ré- « sultat très-satisfaisant de *l'essence éthérée*, et qu'ayant « appliqué une compresse imbibée de cette liqueur « chaude sur une douleur rhumatismale qui lui était « survenue à l'épaule droite, elle a tout à fait cessé à la « quatrième friction. »

Signé DERNAZ.

M. Saunier était sujet depuis longtemps à des dou- leurs rhumatismales qui l'empêchaient de se mouvoir dans son lit, tant il souffrait dans les reins, les cuisses et autres parties du corps ; il n'a pas hésité à humecter un morceau de flanelle d'Angleterre, qu'il a arrosé une fois dans le jour avec *l'essence éthérée balsamique*. Il a appliqué cette flanelle sur ses reins, et l'a nouée avec un cordon sur le devant de son bas-ventre. Depuis plu- sieurs jours, il se lève avec facilité de son lit, marche très-bien, et s'applaudit d'avoir eu recours à ce moyen efficace pour guérir ses douleurs.

Voici les propres expressions d'une lettre que nous avons reçue de M. Lalanne, directeur de la poste de Dax :

« Je parle par expérience de votre admirable *essence* « *éthérée*; j'en ai fait usage à l'occasion d'une humeur « rhumatismale qui s'était fixée au gras du bras gauche, « et dont je souffrais beaucoup, puisque je ne pouvais « porter la main sur la tête. A la suite de quelques « bains, je fis usage des frictions avec cette *essence*; je « m'en suis trouvé à merveille. »

Signé LALANNE.

Voici ce que nous a écrit de Bordeaux, le 24 mai 1828,
M. Dubourg, rue du Chapeau-Rouge :

« M. Taveault, contrôleur des contributions, homme
« d'un embonpoint remarquable, avait un rhumatisme
« sur les reins qui l'empêchait de vaquer aux fonctions
« de sa place; de plus, il était exposé à une affection
« bilieuse qui le fatiguait depuis longtemps.

« M. Guéneau, avoué, éprouvait des douleurs de
« tête; la mélancolie s'était emparée de son caractère.
« L'un et l'autre, après avoir pris plusieurs remèdes
« sans efficacité, ont eu recours à votre traitement : ils
« ont été parfaitement guéris.

« M. Coppin avait une affection de l'estomac que les
« médecins ne pouvaient définir; la troisième dose de
« vos remèdes l'a parfaitement délivré des vents et fla-
« tuosités qui l'incommodaient beaucoup.

« Plusieurs chirurgiens de la campagne ont fait leur
« provision de vos médicamens, car ils peuvent satis-
« faire à presque toutes les indications qui se présentent
« dans leur pratique journalière. Ils en font la base de
« leur officine. » *Signé* Dubourg.

Un militaire, qui avait servi dans les gardes d'honneur,
avait contracté des douleurs rhumatismales qui, de
temps à autre, le tourmentaient au point de lui faire
envier le sort de ceux qui avaient péri sur le champ de
bataille de Leipsick. C'était surtout pendant les variations de l'atmosphère qu'elles se faisaient sentir avec le
plus de violence. En vain il s'était mis à l'usage des
bains, des sudorifiques, des tisanes; en vain il avait fait
plusieurs voyages aux endroits fameux par leurs eaux
minérales : tous ces moyens n'étaient que des palliatifs
qui lui procuraient un soulagement momentané, et l'affection douloureuse ne tardait pas à revenir. En suivant
nos prescriptions, il se trouva guéri.

Un négociant d'à peu près soixante ans, après avoir

lu dans notre précédente édition notre paragraphe sur le rhumatisme, vint dans notre Bureau de consultations pour conférer sur sa maladie, et nous pria de lui indiquer un traitement. Ses douleurs étaient sourdes comme elles le sont ordinairement dans les rhumatismes chroniques, et prenaient de l'accroissement dans le changement de température; la nuit elles étaient plus vives, ce qui dépend de la chaleur du lit, et parce que les malades, n'ayant aucun objet pour les distraire, fixent toute leur attention sur les douleurs qu'ils ressentent. Il y avait chez ce négociant une diminution des facultés digestives, et par suite la maigreur et le dépérissement ; les urines étaient troubles et nébuleuses. Ce malade, dans un état continuel de souffrances, était triste, morose, mélancolique; nous avons attribué sa maladie à une transition trop brusque d'un lieu où l'air était chaud et sec, dans un endroit où il était froid et humide; à la suppression d'une éruption habituelle, et à la fréquence du coït étant debout. L'état de son pouls, qui n'était point fébrile, nous fit écarter l'idée que son rhumatisme pût avoir le caractère aigu, puisqu'il n'y avait pas de rougeur sur les articulations douloureuses, qui étaient froides et raides. On ne pouvait facilement y exciter la sueur. Les bains chauds, les sudorifiques et des applications locales avaient été sans succès; on avait employé les émolliens et les opiacés sans que le malade en eût éprouvé le moindre soulagement. L'intensité de cette maladie, ses complications, la concomitance d'affections, nous auraient déterminés à renoncer au moyen du *toni-purgatif*, si un embarras gastrique et intestinal, tout à la fois bilieux et muqueux, ne l'avaient évidemment indiqué, puisque d'ailleurs il n'y avait aucune lésion organique des viscères abdominaux. Ce rhumatisme se présentant sous deux états fort opposés, nous voyions des indications très-différentes. Nous lui prescrivîmes donc, matin et soir, un lavement purgatif. La déplétion eut lieu, la dérivation soulagea beaucoup le malade; des frictions excitantes sur le lieu douloureux produisirent le meilleur effet ; elles furent poussées à un point extrême pour produire un effet vésicant. Les moyens internes consistèrent dans une infusion de sauge, feuilles d'oranger, le régime excitant et fortifiant.

C'est à l'application successive de nos différens remèdes qu'il dut un retour à la santé, d'autant moins à espérer, qu'il y avait complication dans sa maladie, et que les facultés digestives étant interrompues, il en résultait un état de maigreur qui le menaçait d'un dépérissement prochain. Ce vieillard reconnaissant se félicite tous les jours de l'efficacité de nos moyens curatifs.

§ II. — De la goutte.

La goutte est une phlegmasie des membranes synoviales articulaires.

On croit que la *goutte* tire son nom de l'afflux d'un liquide que le vulgaire s'imagine être distillé goutte à goutte sur le siége de la maladie.

C'est celui de nos maux qui s'est toujours montré le plus rebelle aux efforts de l'art. Il a été l'objet d'une foule de commentaires et d'observations chez les anciens et chez les modernes.

La goutte a été appelée fort ingénieusement *Protée*, car elle apparaît sous mille formes différentes.

Nous allons résumer tout ce qui appartient à cette affection, rassembler les caractères distinctifs établis dans les ouvrages des auteurs français et étrangers, tels que Sydenham, Musgrave, Stoll, Macbride, Bosquillon, Barthez, Alphonse Leroy, Pinel, Landré-Beauvais, etc.

Circonstances prédisposantes. Age mûr et vieillesse, sexe masculin; tempérament nerveux, irritable; état d'opulence; disposition innée, ordinairement héréditaire.

Causes déterminantes. Vie sédentaire; transpiration diminuée lentement; nourriture succulente et trop recherchée; abus des liqueurs spiritueuses et du café;

énervation par les plaisirs ou les peines de l'âme : le froid ne fait que révéler la maladie qui était latente.

Siége. Les capsules synoviales, ou au moins les autres parties blanches des articulations, sans extension sensible aux organes musculaires ; les petites articulations ; profond, concentré en un point, n'attaque jamais brusquement toutes les articulations, mais à la longue et successivement ; parotides rarement affectées. La première attaque se borne ordinairement à un des gros orteils.

Invasion. Précédée d'une perversion, d'un trouble des fonctions digestives ; appétit diminué ou augmenté ; dérangement du sommeil ; diminution de l'énergie.

Symptómes. Douleurs, principalement aux articulations du gros orteil, dont le retour est régulier ou irrégulier, et dont la non-apparition aux époques fixes ou la disparition prématurée est suivie de lésions variées d'organes internes, et surtout de l'estomac ; douleur comparable à celle d'un aiguillon, accompagnée d'élancemens, de tiraillemens ; tuméfaction succédant à la douleur ; rougeur foncée et d'apparence érysipélateuse. La cessation de la douleur annonce une grande amélioration ; mobilité extrême dans le siége de l'affection.

Durée. Premier accès ordinairement assez court ; il ne dure quelquefois que vingt-quatre heures.

Terminaison de l'accès. D'une manière ordinairement graduée jusqu'à parfaite résolution.

Métastases. Fréquentes et promptes ; la goutte abandonne souvent son siége ordinaire pour se porter sur les viscères, et surtout sur ceux de la digestion.

Récidives. Un second accès revient presque toujours quelques années après le premier ; les accès reviennent spontanément, et augmentent en général de fréquence, de durée et d'intensité ; les accès sont souvent périodiques. La goutte n'est jamais épidémique.

Espèces. Goutte ordinaire, goutte asthénique ; beaucoup plus rare.

Pronostic. Guérison radicale rare et difficile; maladie souvent funeste par sa métastase sur les organes intérieurs.

Autopsie. Gonflement des extrémités articulaires; concrétions dans les articulations.

Traitement. Pendant l'accès de goutte, on n'emploie que des palliatifs; dans l'intervalle des accès, on combat le principe de la maladie: saignées générales dangereuses pendant l'accès proprement dit.

Prophylactique. Abstinence de la bonne chère portée à l'excès; privation des liqueurs spiritueuses.

Sans être tout à fait étranger aux âges antérieurs, la goutte peut être considérée comme le triste apanage de la vieillesse. Souvent, ainsi que les hémorroïdes, elle semble exercer une influence salutaire sur les fonctions les plus essentielles à la vie, et de son apparition commence, pour plusieurs vieillards sujets auparavant à de graves indispositions, une nouvelle ère de santé.

De la goutte ordinaire. La première attaque se fait sentir à la fin de l'hiver; elle est précédée, pendant quelques semaines, d'une sensation désagréable, difficile à définir, et dans la région de l'estomac, de quelques mouvemens spasmodiques. La sueur des pieds est suspendue, les urines sont abondantes et assez semblables à la limonade. Quelques jours avant l'attaque, les vents et les flatuosités sont incommodes et fréquens; la veille même, l'appétit est plus vif que de coutume; la région de l'estomac est débarrassée; le sujet se trouve dans un état de santé tout à fait satisfaisant; il se couche, s'endort paisiblement, mais au milieu de la nuit il est réveillé par une douleur subite, presque toujours située au gros doigt du pied; il survient ensuite une fièvre légère. La douleur devient par degrés plus vive, et arrive enfin au plus haut période vers le déclin de la journée qui suit cette nuit; elle est si intense que les parties attaquées ne peuvent supporter aucun poids, aucun frottement, pas même celui du drap. Enfin, au bout de vingt-quatre heures, l'accès finit, et il se forme alors une petite tumeur avec rougeur sur la partie affectée. Après ce premier accès, jusqu'à la terminaison de l'attaque, qui dure ordinairement quinze jours, chaque soir il y a augmentation de douleur et de fièvre ; la goutte va aux deux pieds, monte aux genoux, aux coudes et aux mains. La douleur qui accompagne l'attaque n'a point un caractère unique : elle s'exerce sous diverses formes ; tantôt ce sont des tiraillemens épouvantables, tantôt des espèces de brûlures concentrées sur un seul point ; souvent il semble aussi que les os sont broyés et pilés. Plus la douleur est vive, plus l'accès est court.

Cette première attaque de goutte terminée, le malade rentre dans un état de santé parfaite. Ces attaques sont périodiques : elles reviennent à des époques constantes, mais il n'est pas impossible d'en prévenir le retour par des précautions bien prises.

Il sera d'autant plus important de prévenir ce retour, que, plus les attaques sont répétées, plus elles s'étendent sur les diverses articulations, non-seulement des pieds, mais encore de la jambe, du genou, des bras, etc.

Il y a quelques années que nous avions sous les yeux deux personnes qui nous offrirent à la fois le pronostic le mieux prononcé d'une attaque de goutte. On remarquait chez elles un cou-de-pied charnu et enflé, de gros os, un air pâle, des frissons vagues ; et, par un hasard heureux pour notre observation, ces deux individus, sans être parens, se trouvaient fils de goutteux. L'un était âgé de trente-cinq ans, et l'autre de quarante. Nous leur prédîmes également la possibilité, la probabilité même d'une attaque prochaine, et nous nous empressâmes de leur proposer un traitement préservatif. Beaucoup d'exercice, peu d'excès, peu de dérangement dans l'heure des repas, eau rougie, et point de vins spiritueux, tous les quinze jours diète, et nos évacuans à une assez forte dose, sans interrompre pourtant le cours de leurs occupations ordinaires.

L'individu âgé de quarante ans s'est soumis à ce régime; il est arrivé à l'âge de cinquante-cinq ans sans le moindre symptôme de goutte. Il continue ce traitement préservatif. L'autre individu de trente-cinq ans se moqua de notre pronostic; mais à l'âge de quarante ans, au milieu de la nuit, un jour de février, il nous fit appeler à son secours. Ce malheureux ressentait les douleurs d'un violent accès dans tout son paroxysme; son œil était égaré; on s'apercevait bien que la fièvre agissait sur ses facultés mentales; le mal s'était porté aux articulations du genou; mais les douleurs se faisaient ressentir de temps en temps dans différentes autres articulations.

Notre premier soin fut de rassurer l'esprit du malade, de lui donner quelques lueurs d'espérance, et de lui promettre de le préserver d'une seconde attaque, dès que le paroxysme de la première aurait disparu. Huit jours après, la fièvre l'avait quitté; des douleurs vagues se manifestaient assez rarement. Nous ne manquâmes pas de saisir cette occasion pour lui administrer nos médicamens. Il ne nous appartient pas peut-être de décrire nous-mêmes l'heureux résultat de ce traitement; le malade sait bien nous en dispenser; il est le premier à prôner sa guérison. Dix ans se sont écoulés, et, grâce à ce régime, cet individu n'a pas encore ressenti d'accès.

Comme nos principes thérapeutiques ne sont fondés que sur l'observation, nous nous garderons bien d'en conseiller l'emploi à l'instant de l'accès même ou pendant sa durée. Il serait sans doute dangereux d'attirer alors dans les voies alimentaires l'humeur des fluxions goutteuses qui se forment dans les articulations. Il faut attendre que l'accès soit passé.

De la goutte asthénique. La goutte chronique diffère de l'aiguë en ce qu'elle est irrégulière dans son cours, dans ses attaques; elle est moins douloureuse, mais elle est plus compliquée, plus longue; elle dure des mois, souvent un an, excepté dans les grandes chaleurs de l'été. Le malade est sujet à d'autres symptômes ; il éprouve des souffrances internes variées ; il est en proie à des affections tristes. La tumeur qui naît à la suite des accès est moins apparente, mais elle est stationnaire, ou bien elle diminue lentement ; le lieu où elle était reste douloureux. Souvent la matière morbifique se jette sur le cou, et empêche alors tous les mouvemens ; elle s'étend le long du bras, sur les doigts, les tord et les déforme. Les écoulemens des humeurs plus abondans fournissent des matières épaisses qui, d'abord fluides, durcissent et offrent l'aspect du plâtre ou de la craie.

Laissons à l'empirisme le soin de diviser et de subdiviser les maladies comme les traitemens. Il doit en imposer aux yeux par un appareil scientifique et par des nomenclatures. Pour nous, qui connaissons la marche simple de la nature, nous désirons, autant qu'il est possible, imiter sa simplicité. Cependant, comme il n'y a pas de remède unique antigoutteux, nous n'avons pas la prétention d'indiquer ceux que nous administrons comme un spécifique curatif de cette maladie. On ne saurait, nous le répétons, agir avec trop de discernement pour employer les moyens auxquels on a prétendu attribuer cette propriété. Un traitement quelconque doit être calculé sur les causes, l'espèce de la goutte, l'âge, le sexe et le tempérament.

Parmi le grand nombre d'individus atteints de la goutte qui sont venus nous consulter, les uns avaient employé un traitement empirique, les autres un traitement méthodique. Presque tous nous ont dit qu'avant d'être attaqués de la goutte ils avaient été sujets à des affections érysipélateuses ou dartreuses, à des affections mobiles en général, et où le caractère de phlegmasie était plus ou moins marqué. Il est certain du moins que, pour la goutte, soit à l'extérieur, soit à l'intérieur du corps surtout, nous n'avons vu dans les affections et les douleurs qu'elle produit qu'un être abstrait, et nous l'avons considérée comme une phlegmasie aiguë ou chronique, intense ou légère, toujours mobile plus ou moins, et cependant susceptible de fixité.

Nous ne pouvons énumérer ici tous les prétendus spécifiques tour à tour préconisés contre la goutte ; aucun ne mérite une attention particulière : ce qu'il y a de plus important à examiner, c'est si les circonstances permettent de les employer sans danger.

Les auteurs citent de nombreux exemples de goutteux guéris par des frictions faites avec des flanelles sèches chauffées ou parfumées d'aromates. Desault affirme qu'un vieillard centenaire s'était affranchi par ce moyen, pendant les trente dernières années de sa vie, d'attaques de goutte auxquelles il était très-sujet depuis longtemps. C'est donc d'après ces observations que nous avons souvent prescrit des frictions avec un mélange égal chauffé d'huile d'amandes douces et d'essence éthérée. Nous avons fait appliquer une peau de chat sauvage imprégnée du même mélange : plusieurs goutteux s'en applaudissent.

M. le maréchal de Bellune, atteint de la goutte, nous ayant consultés il y a quelques années, nous nous sommes empressés de lui transmettre une consultation très-détaillée, lui indiquant un traitement raisonné et méthodique qu'il a suivi ponctuellement et avec le plus grand succès. M. le duc nous a fait dire depuis par son valet de chambre qu'il n'avait qu'à se féliciter d'avoir mis en usage les divers moyens que nous lui avions proposés.

§ III. — Clous ou furoncles.

Le furoncle est une tumeur d'un rouge foncé, circonscrite, dure, élevée en pointe dans son milieu, et accompagnée d'une douleur tensive et pulsative, caractère de l'érysipèle, du flegmon et de l'anthrax. Quoiqu'il attaque toutes les parties du corps, il est plus fréquent dans celles où abonde le tissu cellulaire, savoir : à la marge de l'anus, aux fesses, au scrotum et à la partie interne des cuisses : il semble surtout choisir de préférence le voisinage des piqûres des sangsues et la place où des vésicatoires furent appliqués. Son volume varie singulièrement : il est des furoncles dont la grosseur excède à peine celle d'une tête d'épingle, mais presque toujours cette tumeur se rapproche plus ou moins d'une cerise par son étendue, et il arrive rarement qu'elle soit plus grosse qu'un œuf de pigeon.

Les furoncles sont vulgairement appelés *clous;* ce nom leur est venu de leur ressemblance entre la saillie qu'ils forment et la tête d'un clou.

Pour faire disparaître cette humeur, qui n'est que le symptôme d'une affection morbifique, on ne s'occupe ordinairement que de la traiter extérieurement, surtout avec des onguens ; c'est une erreur. Si vous n'attaquez pas le mal à sa source, tous ces symptômes reparaîtront ou se multiplieront.

On en compte assez souvent plusieurs à la fois, ou qui se succèdent rapidement. Dans le premier cas, la personne qui en est atteinte a de la fièvre, de l'insomnie, et du dégoût pour les alimens ; dans le second, il est rare que la douleur, quoique très-vive, soit assez forte pour imprimer au pouls un mouvement fébrile, et cet accident n'arrive que quand la tumeur offre un volume considérable.

Les causes du furoncle ne sont point locales. Assez fréquemment, deux ou trois jours avant son apparition, le malade éprouve des malaises, quelques légers frissons, et autres petites incommodités semblables, qui disparaissent en partie ou totalement lorsque le furoncle se manifeste de manière à pouvoir être considéré comme une métastase critique. Cependant il semble n'être en général qu'une affection symptomatique due au rapport intime qui existe entre l'organe cutané et le système digestif. C'est effectivement le désordre des premières voies qui le provoque le plus communément. Nul âge n'est à l'abri de cette affection. Elle est quelquefois épidémique.

La terminaison s'opère constamment par la suppuration. Le furoncle s'ouvre de lui-même à sa pointe, d'où il sort un pus mêlé de sang, avec une petite masse grisâtre et fibreuse, produite par la portion du tissu cellulaire qui a été frappée de gangrène. Cette masse est appelée *bourbillon*.

Quant au traitement local, nous dirons, dans la seule vue d'éclairer nos lecteurs, qu'il se borne à l'application d'une mouche d'*onguent de la mère*, ou d'un petit emplâtre de diachylon gommé, qu'on recouvre quelquefois d'un cataplasme émollient. Il faut employer les maturatifs jusqu'à ce que le *bourbillon* soit sorti. Alors on entretient un peu de charpie dans l'ouverture, jusqu'à ce que l'engorgement soit dissipé. La suppuration ne le fait disparaître que très-lentement ; et s'il tardait trop à se fondre, il faudrait le hâter par de doux irritans.

Nous ne saurions trop répéter que la concrétion des humeurs en est toujours la cause occasionnelle. Or, notre système est entièrement conforme aux observations journalières que les personnes affectées de clous ou furoncles ont confirmées. Nous avons remarqué qu'en détournant le siége de l'irritation qui se portait à la peau, le moyen que nous indiquons a toujours été couronné du succès. Nous observons néanmoins que c'est après avoir laissé calmer l'inflammation locale par les bains et des lotions émollientes, que la réussite de nos médicamens, répétés souvent à petites doses, est plus certaine.

§ IV. — Dartres.

Les dartres sont des éruptions d'humeurs viciées, dont la présence annonce la crise d'affections intérieures herpétiques. Ces sortes de maladies attaquent tous les âges et toutes les classes de la société. Le vice dartreux se glisse dans l'économie animale par une multitude de germes, et s'y propage par mille racines. Une foule de causes extérieures contribuent à sa production et à son développement.

La méthode de classification qui a été adoptée prouve qu'il existe un très-grand nombre d'espèces de dartres. L'analogie frappante de certains caractères physiques; l'influence de l'âge, du sexe, du tempérament, celle des conditions, des métiers, des habitudes, sont démontrées; enfin des preuves incontestables consignées dans les livres de l'art, sur l'hérédité, la propagation et les métastases des dartres, ont été toutes constatées à l'hôpital Saint-Louis.

Il existe donc beaucoup d'espèces de dartres, mais il serait trop long de considérer la variété de leurs symptômes, dont quelques-uns, très-effrayans, sont heureusement rares, quoique bien constatés. Nous ne parlerons que des genres de dartres les plus fréquentes : la pustule et la rongeante. L'une a pour caractère spécial de produire des pustules plus ou moins volumineuses ou plus ou moins rapprochées qui forment une croûte, laquelle se sèche, tombe et se reproduit de nouveau; l'autre apparaît aussi par des pustules, et devient un ulcère rongeant. Ces deux espèces de dartres choisissent souvent le visage pour leur siége.

L'acrimonie de la bile, un vice particulier de la sérosité du sang, peuvent être les causes occasionnelles des dartres; elles sont héréditaires, mais non contagieuses, comme le vulgaire le croit. Leur intensité est plus grande chez les vieillards. L'influence du tempérament sur leur reproduction est d'une évidence frappante. Chez les femmes, l'époque critique du retour de l'âge peut être une des causes productives des dartres. Certaines boissons et certains alimens en rendent la propagation plus active : une nourriture échauffante fait éprouver aux dartreux de plus vives démangeaisons.

Le traitement interne, employé ordinairement contre

les dartres, ne consiste qu'en palliatifs, dont les seuls effets sont de neutraliser, pour le moment, la violence de l'éruption, mais bientôt les symptômes reparaissent avec plus d'intensité. Il importe, pour obvier au mal, de suivre l'unique voie praticable en pareil cas, et de ramener ces éruptions aux vrais principes qui effectuent la guérison des autres maladies.

Nous avons dit que la cause des maladies n'était point dans le siége des symptômes, qu'il fallait la chercher dans le canal alimentaire, le laboratoire d'où partent toutes les humeurs intègres ou altérées. C'est surtout dans le traitement des dartres que ce principe se montre dans toute sa justesse. Quelques praticiens attaquent les dartres sur la peau ; ils ne font qu'entretenir le mal par des palliatifs plus ou moins heureux, et le mal, ainsi entretenu, ne fait qu'accroître et empirer en silence. Pour nous, sans le secours d'aucun de ces topiques mensongers, nous attaquons le mal dans sa source ; nous évacuons les voies digestives, nous purifions les humeurs morbides par le seul moyen qui puisse les purifier toutes à la fois. Le centre, une fois dépouillé du germe corrupteur, la périphérie doit devenir saine et sans tache, et la peau doit être délivrée du vice dartreux.

Il ne tiendrait qu'à nous de citer ici une foule d'observations qui tendent à prouver que par notre méthode on peut guérir ces maladies de la peau. Nous avons pensé qu'il serait trop long de les rapporter ici. L'emploi de notre traitement, en cette circonstance, est d'une simplicité sans égale et d'un résultat souvent heureux. Nous ne craignons pas de dire qu'il doit être préféré dans une infinité de cas analogues.

Nous avons été consultés par un homme de cinquante ans, que ses fonctions forçaient de fréquenter la société ; il avait la figure couverte d'une dartre farineuse (*herpes furfuraceus*), et il désespérait de son état. Il faut ajouter que l'affection se répercutait souvent sur le poumon, et qu'alors le malade était oppressé d'une manière alarmante. Cet état fâcheux a presque cédé à la persévérance du traitement que nous lui avons indiqué. Nous osons espérer que nous ne verrons plus revenir cette dartre; ce qui arrive souvent dans une maladie dont la curation est si difficile, et qui, semblable à l'hydre, paraît renaître d'elle-même.

Si nous avions pu douter de la vérité de ces assertions, elle nous eût été confirmée par la vue de plusieurs individus qui se sont présentés à notre Bureau de consultations : les uns, en effet, avaient une dartre furfuracée, les autres se plaignaient d'une dartre squammeuse; celui-ci d'une dartre crustacée, celui-là d'une dartre pustuleuse; et c'est de l'ensemble des observations qu'ils nous ont mis à même de faire, que nous avons déduit le mode de traitement que nous exposons à ce sujet.

Nous sommes persuadés qu'il y a des dartres dans lesquelles les mouvemens de la nature sont manifestement dépurateurs. Dans cette circonstance, lorsque nous avons vu qu'elles étaient le résultat d'une altération particulière du système dermoïde, et que souvent elles semblaient avoir pour but d'extirper du corps une matière étrangère ou nuisible, nous avons dit franchement aux malades : *Abstenez-vous de tout remède, et continuez à vous gratter.*

Nous avons toujours observé qu'il fallait souvent varier les médicamens dans les maladies chroniques, et particulièrement dans le traitement des affections cutanées; car les substances médicamenteuses auxquelles la nature est habituée produisent rarement un effet salutaire. Les malades éprouvent du soulagement par l'emploi d'un remède nouveau. Les lois physiologiques expliquent aisément ce phénomène. Nous avons l'habitude de demander aux personnes qui viennent nous consulter quels sont les remèdes qu'elles ont em-

ployés : ceux-ci avaient fait usage de la douce-amère,
ceux-là de la scabieuse ; les uns de la bardane, de la
fumeterre ; les autres du trèfle d'eau et du suc de pensée sauvage, que nous avions indiqués nous-mêmes,
étendus dans du petit-lait clarifié. Eh bien ! les malades
attaqués de maladies dartreuses n'ont pas guéri, malgré l'emploi de ces plantes, que les livres de matière
médicale indiquent presque comme des spécifiques.

La saine expérience a-t-elle toujours justifié les grands
éloges que l'on a donnés au soufre et à l'usage des eaux
minérales sulfureuses ? Nous ne chercherons pas à exposer comment il agit sur le système dermoïde : mais
plusieurs dartreux sont encore dartreux après en avoir
fait usage.

Devons-nous donc enfin, dans cette maladie rebelle,
indiquer comme spécifique l'emploi des purgatifs ?
Pour résoudre la question, ne suffit-il pas de citer le
professeur Alibert, qu'on trouve toujours dans sa mémoire et sous sa plume lorsqu'il s'agit de diathèse her-
pétique ? Voici comment il s'exprime : « Indépendam-
« ment des moyens particuliers qu'on peut désigner
« aux praticiens comme spécialement appropriés à la
« curation des dartres, il est des moyens généraux
« dont il importe de déterminer l'emploi : tels sont,
« par exemple, les purgatifs, qui peuvent être d'un se-
« cours très-avantageux, et qui, dans certains cas, sont
« d'une nécessité indispensable. On observe que l'es-
« pèce de perturbation produite dans l'économie ani-
« male par l'action du soufre et autres préparations
« médicales, donne constamment lieu à une accumu-
« lation de matière saburrale dans l'estomac et dans le
« conduit intestinal. C'est alors une indication pres-
« sante d'éliminer le foyer impur de l'intérieur des pre-
« mières voies ; si les purgatifs sont négligés, la gué-
« rison reste incomplète ou peu durable. Au surplus,
« ces sortes de remèdes sont plus ou moins sagement
« employés, selon les âges, les individus, les phéno-

« mènes concomitans , etc. ; ils conviennent aux en-
« fans , aux tempéramens bilieux , dans certaines saisons
« plutôt que dans d'autres. »

Nous avons employé souvent , pour les individus
qui sont venus nous consulter, le traitement prescrit
dans les ouvrages de matière médicale. Nous avons
échoué en voulant calmer l'irritation par des applications émollientes , par des bains tièdes, par des boissons délayantes , adoucissantes, même par un régime
doux et végétal ; nous avons vu des malades qui avaient
l'estomac épuisé par la grande quantité des tisanes faites
avec la douce-amère , la fumeterre , le trèfle d'eau , la
scabieuse , la pensée sauvage, la patience , la sapo-
naire , l'écorce d'orme pyramidal , etc.

Persuadés enfin de l'insuffisance de ces moyens préconisés pour la guérison des affections herpétiques,
nous avons indiqué avec le plus grand succès à des
dartreux l'usage d'un sirop dépuratif préparé avec soin
par notre pharmacien ; son emploi a été suivi et accompagné de bains, à l'eau desquels nous avons fait
ajouter une pâte composée. Ce traitement , suivi de
nos évacuans , a obtenu le plus heureux résultat ; nous
nous applaudissons chaque jour de le suivre avec persévérance en pareil cas.

§ V. — Ophthalmie ou mal d'yeux.

L'ophthalmie peut se définir une phlegmasie de la
conjonctive ; nous n'entrerons pas dans le détail des
causes qui peuvent produire cette affection.

L'organe de la vue , si compliqué dans sa structure,
si délicat dans toutes ses parties , est l'objet d'une négligence coupable et presque générale ; nous ne pouvons donc qu'applaudir au zèle de M. Reveillé-Parise,
lorsqu'il la signale ainsi dans son *Hygiène oculaire* : « On
« évite avec soin , dit-il , un son qui blesse l'oreille :
« l'odorat n'est flatté que par des odeurs suaves ; le

« goût ne veut que des saveurs douces , d'un piquant
« agréable , jamais âcres et brûlantes ; le toucher
« même ne cherche que les corps polis , les formes
« rondes , les surfaces adoucies : par quelle fatalité
« faut-il donc que la vue , d'une sensibité bien autre
« que celle des autres sens , soit continuellement bles-
« sée par des excès de tout genre dans le régime ; par
« des lumières [1] trop vives ou peu ménagées , souvent
« artificielles ; par une application sans relâche ; par
« des contrastes de couleurs toujours éclatantes et
« tranchées ; par cet amas d'objets brillans qui nous
« entourent , et dont les reflets lumineux frappent les
« yeux en tous temps , en tous lieux et dans toutes les
« directions ? »

Cet organe est exposé à une d'innombrables affections pathologiques , sans qu'on puisse leur assigner aucune cause externe , aucune lésion venue du
dehors.

Les engorgemens de la conjonctive , les épanche-
mens sanguins et lymphatiques , des excroissances can-
céreuses , l'accroissement des humeurs viciées et aqueuses , enfin une foule d'autres lésions organiques se manifestent spontanément , et quelquefois avec des caractères effrayans.

Les bains de pied sont en général fort utiles dans
tous les cas où le sang se porte en grande abondance
vers la tête. Ils ont l'avantage de pouvoir être administrés autant qu'on le juge à propos , et répétés tous
les jours , ou même deux fois par jour ; ils n'affaiblissent point comme font les bains entiers. Ils offrent
donc , dans l'ophthalmie , une ressource précieuse
qu'on ne doit pas négliger. On aura soin que l'eau soit

---

[1] Les quinquets sont une des plus funestes inventions pour l'organe de la vue. Nos salons de grandes réunions sont un foyer de
maladies d'yeux et d'affections de poitrine , à cause du nombre de
quinquets et du calorique de nos cheminées , qui devraient être
moins considérables les jours de réception.

aussi chaude que le malade pourra le supporter. Dans presque tous les cas d'ophthalmie, on pourra verser dans ce bain une poignée de sel gris et un quart ou la moitié d'une bouteille d'*essence éthérée*, qui communiquera à l'eau des propriétés stimulantes, et surtout se faire frictionner les jambes et les pieds avec suffisante quantité de cette essence chaude.

Très-souvent l'ophthalmie est purement symptomatique et dépend d'une irritation fixée sur l'appareil gastro-intestinal. En effet, c'est principalement à la conjonctive et aux paupières que la tuméfaction et la douleur s'établissent et persistent le plus longtemps dans les érysipèles de la face, parce qu'elles sont entretenues par l'état maladif des premières voies. Ce cas présente quelques indications particulières à remplir : d'abord la plénitude, la dureté et la fréquence du pouls, la violence de l'inflammation, la céphalalgie susorbitaire, la teinte jaunâtre du visage, l'amertume de la bouche, l'enduit épais et limoneux de la langue, la perte de l'appétit, les nausées ; en un mot, tous les symptômes de l'affection du système gastrique se réunissent pour éclairer sur la nature de l'affection. Alors les saignées seraient nuisibles : il faut mettre le malade à l'usage des boissons laxatives ; le petit-lait ou le bouillon aux herbes, auxquels on ajoute un paquet de notre *sel désopilant*, ont obtenu un fréquent succès.

Parlerons-nous ici des moyens externes ou topiques, connus généralement sous le nom de collyres ? Ces derniers sont émolliens, anodins, astringens ou résolutifs. Lorsque l'œil est très-irrité et très-douloureux, les collyres émolliens réussissent, tels que l'eau tiède, une décoction de guimauve ou de graine de lin avec une quantité d'eau suffisante dont on lave les yeux, en y ajoutant une goutte d'*essence éthérée* dans chaque verre. Le lait est aussi utile ; mais il ne faut pas abuser de ces moyens. Aussitôt que les douleurs ne seront plus aiguës, doit associer les résolutifs aux émolliens, parce que l'usage trop longtemps continué de ces derniers relâcherait les vaisseaux de la conjonctive, et ferait dégénérer en ophthalmie chronique celle qui d'abord était aiguë. Lorsque les ophthalmies sont dues à une cause externe, le sulfate de zinc et l'acétate de plomb ont été singulièrement vantés, dissous simplement dans l'eau, ou mêlés avec une décoction de sureau, de mélilot ou de camomille, à la dose de quelques gouttes. On imbibera aussi une compresse qui servira à couvrir l'œil pendant la nuit.

Nous connaissons un individu atteint d'une inflammation à la conjonctive, qui durait depuis longtemps, à laquelle on avait d'abord vainement opposé les sangsurs et les antiphlogistiques. Dans la consultation que nous lui avons transmise, nous avions pensé qu'en établissant un point d'irritation à la nuque, nous déplacerions peu à peu la cause de l'ophthalmie, et que nous parviendrions à guérir cette maladie; cependant un vésicatoire appliqué sur cette partie manqua son effet : cela était subordonné à certaines particularités individuelles; rarement ce remède est couronné de succès chez les individus bilieux et sanguins, et en général chez les personnes d'une constitution robuste : loin d'opérer une dérivation salutaire, le vésicatoire stimule, irrite et nuit en pareil cas plus souvent qu'il ne soulage.

Tout sert donc à démontrer que les évacuans peuvent offrir un moyen de curation entière, et qui ne présente aucun inconvénient. Les autres médicamens ne sont que des palliatifs toujours insuffisans et souvent dangereux.

Si l'on apprécie le système que nous avons développé dans plusieurs chapitres précédens de ce Manuel; si l'on s'est bien convaincu des rapports plus que sympathiques qui existent entre les fonctions digestives et l'universalité de nos organes et de nos appareils, on devra, dans une ophthalmie, de quelque nature qu'elle soit, se hâter de recourir à notre méthode. Cette diversion ne tardera pas à soulager l'organe de la vue ; et les humeurs, purifiées dans les voies digestives, n'arrivant plus aux yeux avec les qualités délétères qui avaient déterminé l'affection, le malade se sentira soulagé et sera guéri en peu de temps.

Nous connaissons une femme attaquée de l'*amaurosis*, qui était chez elle le produit d'une métastase laiteuse, et dont le mal a totalement cédé à l'usage réitéré des moyens que nous lui avons indiqués.

Nous avons reçu la lettre suivante d'un professeur de belles-lettres, qui fut complétement guéri d'une ophthalmie par notre traitement :

MONSIEUR,

Une application constante à l'étude, même pendant la nuit, m'avait singulièrement affaibli la vue. Une inflammation de cet organe me permettait à peine de soutenir quelques instans de lecture. Conformément à l'avis d'un médecin, je m'abstins pendant quelques semaines de tout exercice relatif à mes fonctions. Ce repos ne rendit pas à mes yeux la vigueur qu'ils avaient perdue. J'usai alors de plusieurs remèdes extérieurs, tout aussi inutilement. Une humeur séreuse finit par se répandre sur l'organe qu'avait abandonné l'inflammation ; je ne voyais plus qu'à travers mille nuages détachés qui le parcouraient en tous sens, et le matin, en me réveillant, mes paupières collées l'une à l'autre ne pouvaient se séparer qu'après avoir été bassinées avec de l'eau de plantain ; mais alors ce n'était qu'avec beaucoup de peine que je supportais l'éclat du jour. Un de mes amis, arrivé de la capitale, à qui je parlai de ce mauvais état de mes yeux, me dit : « Eh! mon ami, tout ce que tu fais pour te guérir est absolument inutile ; il faut attaquer le mal dans sa source ; il faut tarir cet écoulement de sérosités qui s'est dirigé vers ton organe visuel. C'est un bon purgatif qu'il te faut prendre. On parle beaucoup de celui

dont l'effet ne manque point pour la guérison de l'ophthalmie. »

J'ai suivi ce conseil de mon ami; j'ai fait prendre chez
M. Knodérer, votre pharmacien en notre ville, un flacon
de ce médicament; j'en ai fait l'usage indiqué. Le traitement a duré un mois, et depuis huit jours ma vue se
trouve parfaitement rétablie.

Je vous salue,

M***,

Professeur et bachelier ès-lettres.

Strasbourg, ce 25 avril 1820.

Un jeune homme s'étant présenté à notre Bureau de
consultations, nous exposa qu'il était atteint d'une
ophthalmie, que nous plaçâmes dans le genre chronique
après son inspection, et surtout d'après la narration du
consultant; cette ophthalmie, qu'il attribuait à des excès
de travail, à des lectures assidues, n'avait été provoquée
que par un vice particulier de sa constitution, qui réclamait l'usage des moyens propres à combattre ce vice.
L'imagination du malade se reportait sur une répercussion rhumatismale ou dartreuse; mais il se trompait sur
ce genre de métastase, fort rare vers l'orbite. C'était
plutôt une diathèse scrofuleuse, qui généralement
est la plus commune de toutes les ophthalmies chroniques, particulièrement chez les enfans, qui y sont
plus sujets que les adultes. Nous nous déterminâmes à
lui conseiller un exutoire vers la région du cou, en lui
prescrivant de l'entretenir soigneusement. Les moyens
internes appropriés aux scrofules, tels que notre *vin
dépuratif antiscorbutique*, et surtout un sirop dépuratif, lui furent ordonnés. Une grande amélioration suivit ce traitement, qu'il termina par quelques doses de
nos évacuans, qu'il s'était procurés à Rouen, et sa cure
fut complète. Nous avons eu occasion de revoir ce jeune
homme depuis quelques jours; c'était pour nous remercier de nos bons avis.

Monseigneur l'évêque de Namur, vieillard vénérable de quatre-vingts ans, avait la vue tellement affaiblie, qu'à peine pouvait-il voir avec le secours des lunettes. Il fit acheter, il y a peu de temps, chez M. Hustin, employé de la poste, quelques flacons d'*essence éthérée*. Le 16 juillet de cette année, 1823, nous apprîmes, avec une bien douce satisfaction, par une lettre de cet employé, en date du 11 du même mois, que ce respectable prélat avait parfaitement retrouvé, grâce à cette essence, la vue qu'il était sur le point de perdre entièrement, et qu'il avait recouvré, comme il l'a dit lui-même, *ses yeux de quinze ans*. Il ajoutait chaque jour une goutte de cette essence dans un verre d'eau pour se bassiner les yeux.

Un individu de cinquante ans environ est venu nous consulter sur une ophthalmie chronique qui affectait la conjonctive palpébrale, laquelle avait succédé à une ophthalmie aiguë ; elle n'était caractérisée que par une douleur qui n'avait lieu que par momens, par la rougeur et le gonflement des paupières, par la faiblesse de la vue, et par un larmoiement continuel; il attribuait cette espèce de maladie à un virus syphilitique. Nous eûmes de la peine à le détromper sur ce point, puisque les organes sexuels étaient exempts d'infection, et qu'aucun autre symptôme concomitant n'avait apparu. Il avait en vain employé les collyres, d'abord émolliens, et ensuite répercussifs. Nous avons cru devoir lui indiquer un régime nouveau pour ses alimens et ses boissons ; nous n'avons pas négligé de lui prescrire les pédiluves irritans dans lesquels *l'essence éthérée* était employée; les lavemens, fréquemment administrés, avaient été précédés d'un séton à la nuque. Ce malade va infiniment mieux, et s'applaudit du traitement que nous lui avons ordonné.

§ VI. — De la fièvre et des fébrifuges.

Lorsque l'on considère l'immensité d'écrits sur les

fièvres, les théories versatiles, la variété des opinions, les savantes divagations, les commentaires sur
des faits contestés, on se trouve condamné à la plus
pénible hésitation : on ne sait quel système on doit
adopter.

Si l'étendue de ce paragraphe nous permettait de
faire l'exposition et de tracer l'histoire des fièvres,
quel serait notre guide? des milliers de volumes ont
été écrits sur ces maladies. Partout nous trouvons de
beaux modèles isolés de description; nous admirons
des classifications plus ou moins ingénieuses; mais
nous sommes réduits à errer dans le vague, dès que
nous cherchons dans les livres des moyens d'acquérir
des connaissances positives sur la nature, sur les causes
prochaines des fièvres, et sur leur curation.

Les pathologistes, prenant souvent les effets pour
les causes, confondant les symptômes avec les lésions
qui les produisent, ont placé dans leurs cadres, comme
fièvres essentielles, des maladies qui, selon nous, ne
doivent point en porter le nom.

L'illustre auteur de la *Nosographie philosophique*,
le professeur Pinel, guidé par l'analyse, a répandu de
vives lumières dans ce chaos. Dans certains ordres
de fièvres, comme il le remarque dans son ouvrage,
la série successive des symptômes se développe avec
une sorte de régularité et d'harmonie, quels que
soient d'ailleurs l'agitation et l'état souffrant du malade, ce qui annonce une réaction favorable et fait présager une heureuse terminaison. Dans d'autres ordres,
des symptômes nerveux et spasmodiques n'offrent
qu'irrégularité ou désordre, des alternatives d'irritation ou d'affaissement, enfin des signes sinistres qu'on
a notés dès la plus haute antiquité, et qui ont été re-
connus et confirmés par l'observation des médecins les
plus habiles de tous les siècles.

Les fièvres sont les maladies les plus familières à
l'espèce humaine; ce sont aussi celles sur lesquelles

des esprits faux et superficiels se sont exercés avec le plus de liberté, ou plutôt avec le plus de désavantage pour les progrès de la science. Comment se reconnaître dans le dédale informe où nous jette une érudition vaste et sans choix? Comment espérer d'en sortir heureusement?

Ces maladies ont été observées et décrites dans tous les climats et pendant les saisons les plus variées. On connaît tous les écueils dans lesquels on peut tomber. Hippocrate les avait observées et tracées en homme de génie dès le berceau de la médecine. Il a pourtant laissé une foule d'objets incomplets, si l'on en excepte les signes fondamentaux du pronostic. En devons-nous être surpris? Ne fallait-il pas le concours de plusieurs siècles d'observations pour tracer en particulier les caractères génériques des fièvres continues, soit bénignes, soit délétères, et pour les considérer, soit dans leur état de complication, soit dans d'autres variétés accessoires propres à modifier leur marche? Le père de la médecine a-t-il pu, à une époque aussi reculée, exposer les formes si singulières et si disparates que prennent quelquefois les fièvres gastriques ou bilieuses, distinguer et approfondir les fièvres muqueuses considérées dans leurs divers types; déterminer le caractère dangereux des fièvres intermittentes pernicieuses, et les moyens presque sûrs d'en suspendre le cours?

Pour discuter ces différens systèmes, leur assigner la place qu'ils méritent, résoudre enfin un problème qui nous paraît d'une difficile solution, il faudrait composer un traité *ex professo;* telle n'est pas notre intention. Notre but est d'éclairer le lecteur, et non de l'éblouir par des mots. Comme ces divisions et leurs subdivisions, qui s'étendent à l'infini, n'ont, à notre avis, porté que sur des fondemens frivoles, et obtenu qu'une vogue passagère, nous n'envisagerons ici que les fièvres intermittentes, desquelles nos médicamens, employés comme fébrifuges, ont souvent triomphé. La dénomination de fébrifuge n'est peut-être pas exacte ni précise, puisque aucun médicament n'agit sur la fièvre elle-même par une propriété spécifique qui neutralise cette maladie comme un alcali neutralise un acide. Il serait donc plus exact, dans le langage de la matière médicale, de dire qu'il n'existe pas de fébrifuges proprement dits. Néanmoins, comme on observe beaucoup de médicamens qui, par leur manière d'agir sur les propriétés vitales, s'opposent à la récidive des affections morbides périodiques, et particulièrement à celle des fièvres d'accès ; comme les médicamens auxquels nous avons eu recours pour la guérison des fièvres intermittentes sont de ce genre, nous leur avons conservé le nom de fébrifuges, tout vague qu'il puisse être, parce qu'il est consacré depuis long-temps par l'usage.

Ce serait peut-être faire la satire la plus amère de la médecine que de rapporter ici les principes fondamentaux du traitement des fièvres, et d'indiquer toutes les substances végétales ou minérales qui ont été tour à tour mises en usage pour les guérir.

Les substances qui agissent contre les fièvres intermittentes sont très-nombreuses, et paraissent, à la première inspection, appartenir à des classes différentes de médicamens ; cependant elles peuvent toutes, d'après leurs effets immédiats sur l'économie animale, se ranger dans deux divisions principales : celle des excitans et celle des toniques.

Notre intention n'est pas de citer ici les substances minérales, végétales ou alcalines ; les toniques végétaux simplement astringens, les toniques végétaux astringens et amers. Lorsque le praticien cherche à produire une médication antifébrile proprement dite, il tend toujours à déterminer primitivement une excitation ou une sorte d'astriction plus ou moins étendue sur le canal intestinal.

Le médecin qui désire produire un effet prompt pour prévenir le retour des accès, détermine une excitation momentanée sur le canal intestinal et quelques évacuations alvines. Quoi de plus utile alors qu'un médicament dont l'effet immédiat est de tonifier en même temps que d'évacuer! Il est bon cependant, dans plusieurs cas, d'associer ce médicament avec les amers; alors les propriétés vitales, troublées par l'effet du paroxysme fébrile, reviennent à leur rhythme naturel, les mouvemens s'exercent d'une manière plus régulière, le frisson diminue et la fièvre disparaît par degrés; tandis qu'en même temps les organes digestifs, qui sont ordinairement affectés, reprennent peu à peu leur énergie habituelle, ainsi que les organes des sens et de la locomotion.

Mais en quoi consiste réellement la propriété antifébrile? C'est ce que nos connaissances chimiques ne nous permettent pas encore d'apprécier, et ce que nous ignorerons peut-être toujours : comment se rendre compte des effets de tel ou tel médicament sur l'économie animale?

Que l'on se méfie des vomitifs que les médecins vulgaires et routiniers administrent en pareille circonstance. Les commotions qu'ils occasionnent doivent être infiniment nuisibles à des corps déjà épuisés par des accès, et l'expérience journalière en démontre évidemment le danger.

Parmi les consultations que nous avons données verbalement ou par écrit relativement aux fièvres intermittentes, nous avons remarqué que les symptômes suivans ont presque toujours eu lieu : des lassitudes spontanées dans les membres, des bâillemens ; la durée de l'accès était plus ou moins longue; il était presque toujours accompagné de frisson et de claquement de dents; la peau sèche, pâle, livide ou marbrée; la bouche sèche, la respiration gênée, le pouls fréquent, serré et inégal; l'urine pâle; ensuite un accroissement de chaleur; la peau rouge, le pouls développé et fréquent: enfin une sueur plus ou moins abondante de la tête, du tronc et des membres; après l'accès, du malaise, de la fatigue et de la faiblesse.

Lorsque le malade qui nous consultait était atteint d'une de ces fièvres à l'époque du printemps, nous l'avons laissé parcourir toutes les périodes de l'accès, et nous n'avons administré notre traitement que vers la fin de la maladie, qui ordinairement se termine plus promptement qu'en automne. Nous avons toujours fait attention, dans l'une et l'autre circonstance, à l'embarras gastrique et intestinal; et ce n'est en général qu'après que les symptômes d'irritation étaient calmés que nous avons indiqué les remèdes dont nous parlons si souvent dans cet ouvrage. A l'appui du traitement dont il s'agit, nous citerons l'observation suivante :

Il y a quelques années, M. Lefèvre-Mergez fils, négociant à Arcis-sur-Aube, vint nous prier de nous transporter dans cette ville pour donner des soins à sa mère, laquelle, âgée de près de cinquante ans, était atteinte d'une fièvre continue, qui avait été précédée d'une fièvre intermittente. A notre arrivée, la malade ne pouvait rien avaler; elle était dans un commencement de marasme qui compliquait de violens accès de fièvre; elle était frappée de l'idée qu'elle ne survivrait pas, puisque sa grand'mère et sa mère étaient mortes, disait-elle, à son âge. Notre premier soin fut de favoriser la déglutition, de calmer l'irritation et l'inflammation de la bouche, en lui faisant faire des gargarismes avec une eau de guimauve, une tête de pavot, du pain d'épices et du lait. Deux jours après, une forte infusion de camomille romaine, à laquelle on ajoutait, sur chaque tasse, une cuillerée de notre vin de quinine. Les accès de fièvre diminuèrent peu à peu; enfin nous lui fîmes prendre un verre à liqueur de ce vin de quinine deux ou trois fois dans la journée; la fièvre disparut entièrement. Ses deux filles avaient la complaisance de lui faire des frictions fréquentes, depuis les pieds jusqu'à la tête, avec leurs mains imprégnées d'*essence éthérée* et d'huile d'amandes douces. La famille reconnaissante nous donne souvent des témoignages de son affectueux dévouement.

CHAPITRE VIII.

Maladies des femmes. — De la menstruation ou âge nubile.
— Flueurs blanches ou leucorrhée. — Allaitement; maladies laiteuses. — Âge critique des femmes.

§ Ier. — Maladies des femmes.

La femme, privilégiée par la nature sous tant de rapports, semble avoir été condamnée à la douleur par cette nature même. Celle qui fait les délices de la société ne reçoit, pour ainsi dire, que des tourmens en échange, et sa beauté même tire son principe de sa faiblesse.

Le Créateur, qui veille avec tant de soin à la conservation de son ouvrage, a voulu réunir l'homme et la femme par des liens indissolubles, nous voulons dire par le besoin. Il a donné à l'homme la force pour défendre la beauté impuissante, et à la femme la beauté pour enchaîner et dominer la force qui doit la protéger.

Aussi les règles changent-elles dans le traitement à suivre à l'égard de la femme et dans les précautions à prendre pour conserver sa santé.

Moins élevée dans sa stature, chez elles les os sont plus grêles; les articulations peu saillantes ajoutent à la légèreté de ses mouvemens, mais les muscles moins prononcés en diminuent l'énergie; le cœur peu volumineux occasionne une circulation moins rapide; le cerveau est un peu moins grand que chez l'homme.

Il faut en dire autant des deux lobes du poumon, ce qui contribue à ralentir l'activité de la respiration. Son tempérament est en général muqueux et lymphatique. Le tissu cellulaire est très-abondant sur toute la surface de son corps : c'est à son abondance qu'elle est redevable de la blancheur et de l'éclat de son teint, de la beauté et du poli de ses formes, ainsi que de l'exubérance de ces sucs blancs qui l'exposent à de si grandes altérations.

Plus faible en général et plus susceptible d'impressions que l'homme, elle doit s'observer davantage. Environnée d'écueils qu'elle n'a pas la force de franchir, elle ne saurait marcher avec trop de prudence. Tous les excès lui doivent être interdits ; elle ne peut impunément abuser de rien. Nous ne cesserons donc de lui recommander la tempérance, la sobriété, l'usage des alimens de facile digestion, l'abstinence des vins trop généreux ou des liqueurs fortes, un exercice modéré, surtout une manière de se vêtir qui l'expose moins aux intempéries des climats et des saisons. Mais comment la persuader sur ce dernier point? La mode parle et parle toujours en souveraine à ce sexe si facilement porté à lui obéir en esclave soumis. N'aimera-t-il pas mieux payer de sa santé, de sa vie même, une obéissance passive à ce despotisme, que d'écouter les conseils sévères de la raison? Nous ne parviendrons peut-être pas à nous faire entendre ; mais nous serions coupables de ne pas l'avoir essayé.

Depuis sa naissance jusqu'à l'âge de puberté, la femme ne présente que les maladies communes à l'autre sexe, la dentition, le carreau, la petite-vérole, la rougeole, la coqueluche, les convulsions, les maladies vermineuses, etc. Il n'en est pas de même à l'âge de puberté. C'est alors qu'une grande révolution s'opère dans son système, qu'un ordre de phénomènes nouveaux à ses yeux vient déranger ses idées et lui présenter un nouvel être que son imagination n'avait pas créé. Les organes de la génération, abandonnant leur nullité première, semblent recevoir une nouvelle existence; ils prennent une sorte de turgescence qui les rend le centre de la vie même, et qui fournit la solution de tous leurs écarts et de toutes leurs douleurs.

La femme, à l'âge que nous décrivons, n'a fait encore que le premier pas dans la carrière qu'elle est condamnée à parcourir. Les soins du ménage, les peines domestiques, la conception, les neuf mois de la gestation, les douleurs violentes de l'accouchement. plus cruelles peut-être que le temps de souffrances qui l'ont précédé. les suites de couches, l'assiduité. les fatigues de l'allaitement, les précautions qu'il exige, l'assiégent, la tourmentent successivement.

§ II. — De la menstruation.

On entend par ce mot une évacuation sanguine qui a lieu par la vulve chez les jeunes filles en état de puberté, et chez les femmes à des époques périodiques. le plus souvent de vingt-huit à trente jours. Elle commence dans nos climats à l'âge de douze à quatorze ans, et finit à celui de quarante-cinq ou cinquante.

On ne peut se dissimuler que lorsque cette évacuation commence à se déclarer pour la première fois. elle ne soit accompagnée de symptômes plus ou moins fâcheux, selon le plus ou moins de facilité qu'elle éprouve à se manifester. En effet, à cette époque la matrice, recevant un grand accroissement, devient le centre vers lequel la nature dirige toutes les forces de la vie. De passive qu'elle était, elle acquiert une sensibilité et une irritabilité qui, portées tout à coup au plus haut degré, exercent l'influence la plus active sur tout le reste de l'économie. Alors, de toutes les parties du corps, une très-grande quantité de fluides y vient abonder; il en résulte un état de gonflement, d'engorgement, de pléthore même, qui donne lieu à la plupart des phénomènes qu'on remarque dans cette circonstance.

Au moment où la menstruation va s'établir, il se manifeste assez généralement chez les jeunes filles un écoulement d'une matière fluide, blanchâtre, presque toujours le prélude de l'évacuation menstruelle; elle s'annonce le plus souvent par des agitations générales, des douleurs vagues, des pesanteurs dans les lombes et les cuisses, des engourdissemens dans les membres; les mamelles se gonflent et se durcissent; les parties sexuelles se tuméfient; les yeux sont tristes, abattus, douloureux; la tête est attaquée de vertiges, de pesanteurs; il y a des anxiétés précordiales; une chaleur vive se concentre vers l'épigastre (partie supérieure de l'estomac); des bâillemens se succèdent tour à tour, enfin cet état dure jusqu'au moment où l'évacuation sanguine se manifeste au dehors.

Dès que la menstruation aura pris le cours que lui indique la nature, il faudra veiller avec soin à ce que rien ne gêne ou n'empêche son retour périodique. La seconde époque doit être surtout l'objet d'une attention particulière. Dans les climats froids, dans les saisons rigoureuses, les jeunes filles dans cet état doivent éviter les intempéries de l'air, l'usage de l'eau froide, les impressions trop vives, de quelque nature qu'elles soient, et surtout la contrariété [1]; l'extrême susceptibilité qui les affecte alors fait à ceux qui les approchent un devoir de ne point irriter chez elles le système nerveux. La troisième, la quatrième époque ne demandent pas moins de précautions. Nous dirons plus : les femmes soigneuses de leur santé, celles mêmes chez qui la menstruation se

[1] *Voyez* notre chapitre sur l'hygiène, dans lequel nous parlons des contrariétés qu'éprouvent les jeunes personnes dans les pensionnats. Nous recommandons aux familles le pensionnat de demoiselles dirigé par la dame Pujol, rue des Batailles, n° 17, à Chaillot.

succède le plus régulièrement, devraient s'astreindre toute leur vie à ce régime hygiénique. C'est le moyen infaillible d'éviter une suppression, source intarissable de maladies.

Cette première éruption n'a pas moins d'influence sur le moral que sur le physique de la jeune fille. A cette époque remarquable de sa vie, elle devient triste et mélancolique; elle s'abandonne à de douces rêveries, et des larmes involontaires s'échappent de ses yeux.

Les évacuations qui peuvent remplacer les règles sont d'une part des flueurs blanches ou un dévoiement, et de l'autre, des suppurations plus ou moins abondantes, provoquées par un vésicatoire, un cautère, un ulcère quelconque. Dans ce cas, il serait imprudent d'abandonner la jeune fille ou la femme à de pareilles évacuations; elles finiraient par la jeter dans un état irrémédiable de faiblesse et de langueur. (Voyez ci-après notre article des *Flueurs blanches*.)

La grossesse et l'allaitement sont des causes ordinaires de la suppression des règles, sans que la santé de la femme en soit dérangée en aucune manière. Pendant la grossesse, le sang menstruel paraît évidemment destiné à fournir au produit de la conception les sucs nécessaires à son accroissement. Il en est de même pendant l'allaitement.

Parmi le grand nombre d'observations que nous pourrions citer ici de jeunes personnes chez lesquelles l'apparition des règles occasionnait des maladies, ou de femmes mal réglées qui nous ont témoigné leur satisfaction, nous nous bornerons aux suivantes :

Une jeune dame infiniment recommandable, Mme la comtesse de L***, sur la réputation de nos médicamens, vint, il y a quelque temps, nous consulter. Tantôt ses règles se supprimaient, tantôt elles reparaissaient à de longs intervalles et en petite quantité : de là constipation, défaut d'appétit, douleurs, pesanteur de tête, vertiges, malaise presque général et continuel. Elle s'était adressée à plusieurs médecins, elle avait, mais en vain, exécuté leurs ordonnances et mis à contribution les officines de plusieurs pharmaciens. Trois mois après, cette dame nous écrivit qu'elle *voyait périodiquement, et que tous ses maux avaient disparu.*

Une mère de famille amena dans notre Bureau de consultations sa demoiselle, qui nous parut d'une constitution forte et d'un tempérament sanguin ; cependant l'apparition de ses règles éprouvait des difficultés ; les symptômes suivans s'étaient manifestés : cette demoiselle avait de fréquens maux de tête, des bouffées de chaleur, des tintemens d'oreille, des étourdissemens ; son sommeil était interrompu, elle éprouvait quelquefois des mouvemens convulsifs ; elle pleurait, soupirait sans motif; la pulsation de son pouls était vive et fréquente ; elle était oppressée, tourmentée de coliques, fatiguée par le moindre exercice; elle se plaignait surtout de pesanteur vers les reins et de douleurs au bas-ventre. Dans ces circonstances, le *toni-purgatif* ne nous parut pas d'une indication précise et absolue. Malgré notre répugnance pour les sangsues, et dans la persuasion qu'une main sage peut quelquefois, pour le bien de l'humanité, tirer parti des poisons mêmes, nous avons consenti à l'application des sangsues à la vulve, en prenant toutefois les précautions nécessaires pour que le remède ne fût pas pire que le mal, et n'exposât pas la malade aux dangers décrits dans un de nos paragraphes précédens. Nous avons en outre prescrit des médicamens révulsifs, des bains de pieds aiguisés avec une quantité proportionnée d'*essence éthérée :* nous avons conseillé un régime alimentaire approprié, des bains de siége très-chauds, un exercice très-fréquent, enfin des distractions de toute espèce.

L'année dernière, une jeune fille se trouvait dans le même cas que la précédente ; elle éprouvait quelques symptômes de congestion vers la tête ; mais sa figure était sans couleur, ses yeux sans éclat, son pouls sans vigueur ; elle ressentait de faibles palpitations ; les artères temporales battaient avec peu de force ; elle digérait avec peine, elle désirait des alimens indigestes ou même totalement indigestibles ; elle se plaignait de pesanteur à la partie supérieure de l'abdomen, de leucorrhée. Dans ce cas, nous avons interdit absolument toute émission sanguine, elle eût retardé, empêché même l'accomplissement des vœux de la nature ; mais le *toni-purgatif* a été administré avec le plus grand succès ; nous le lui avons conseillé en boisson ; nous lui avons prescrit quelques pédiluves irritans, une alimentation nourrissante et réparatrice, l'usage du bon vin, du thé, du café pur et presque sans sucre, des bains de siége fort chauds, un exercice fréquent et peu fatigant. Ces moyens et ce régime ont obtenu le plus heureux succès. L'apparition du flux menstruel a fait disparaitre tous les symptômes dont nous avons parlé.

A l'aide d'un instrument en fer-blanc, nous avons fait diriger vers l'organe sexuel des fumigations de plantes aromatiques, et nous avons fait introduire dans le vagin une éponge imbibée d'eau chaude, à laquelle on ajoutait de l'*essence éthérée ;* cette petite éponge, attachée à un cordon, pouvait se retirer facilement ; des frictions sur les cuisses avec cette essence et de l'huile d'amandes douces, ont beaucoup contribué à soulager la malade.

Commensacq, le 22 août 1825.

Monsieur,

Je dois vous instruire, ainsi que vous me l'avez recommandé, du résultat du traitement que j'ai fait à Mme L***, ma fille.

Il me semble vous avoir dit que ses menstrues étaient supprimées depuis environ trois ans. Valétudinaire depuis lors, son estomac ne faisait que très-imparfaitement ses fonctions. La jaunisse s'était emparée de son char-

mant visage et de tout son corps. Elle était livrée à un
état fébrile. Avertie de tenir note du premier suintement
qu'elle sentirait avec gonflement, oppression de l'estomac et bouffées, elle l'a fait. Trois jours avant l'expiration de la période où ces symptômes devaient se renouveler, elle prend huit *grains de santé*. A la troisième
selle, le flux menstruel paraît ; la médecine produit un
effet merveilleux. Le flux continue pendant cinq jours
d'une manière très-satisfaisante. Un mieux très-pro-
noncé, et comme annonçant une prochaine guérison,
suit cette double évacuation. Trois jours avant l'expiration du mois, elle prend quatre cuillerées de *toni-purgatif*, dont l'effet fut admirable. Le surlendemain de
cette purgation, les menstrues paraissent sans être pré-
cédées d'aucune tranchée ; leur durée, leur qualité et
leur quantité font présumer un état de santé complet.
En effet, leur retour continue périodiquement et sans
altération. Son ictère a totalement disparu. Son teint a
repris son coloris ; son appétit, son air de fraîcheur et
de jeunesse, attestent sa guérison.

J'étais sorti pour faire ma tournée vers le déclin du
jour ; de retour, j'aperçois en entrant mes enfans, parmi
lesquels était madame L***. Ils se séparent subitement à
mon approche. Je demande où est leur mère ; ils me ré-
pondent d'un air triste : Elle est au lit. — Pourquoi
n'êtes-vous pas dans sa chambre ? — Elle ne veut pas
qu'on la fasse parler, ni qu'on lui porte de la lumière.
— (Quand ma femme est au lit hors son heure ordinaire, on peut être sûr qu'elle est malade.) Je m'approche de son lit avec une lumière ; elle cache son visage
sous la couverture. Je veux le regarder ; il est très-coloré,
son pouls est dur et violent. J'ordonne qu'on fasse chauffer de l'eau pour un bain de pieds. Elle dit qu'elle ne se
tiendra pas debout, et qu'elle n'y résistera pas. On lui
sort les jambes du lit, sur lequel elle reste étendue, sa
tête pendante en arrière ; on les introduit dans le bain
aussi chaud qu'elle le peut supporter. J'y avais mis deux

poignées de farine de graines de moutarde, autant de sel marin, une pinte de fort vinaigre, et la moitié d'un flacon d'*essence éthérée*. A la quatrième minute, elle s'écrie : Ah ! combien je suis soulagée. Elle y reste deux autres minutes. Je lui ai fait prendre ensuite quatre *grains de santé* suivis d'une tasse de thé pour délayer les alimens dans son estomac et les précipiter, parce que je craignais une congestion au cerveau. Elle dormit le reste de la nuit. Les selles commencèrent de bon matin. Cette incommodité n'eut aucune suite fâcheuse. Elle se porte très-bien depuis.

Mon second fils, maire de la commune, est atteint de la dyssenterie, maladie qui règne actuellement. Elle ne se déclara que le troisième jour : il a été obligé d'aller à la garde-robe toute la nuit. Je lui administre aussitôt quatre cuillerées de *toni ;* après son effet, je lui donne une tisane de riz. Le lendemain, le ténesme, de douloureuses épreintes et les excrémens sanguinolens continuent ; je lui fais prendre trois autres cuillerées de *toni* suivi de la même tisane. Il n'a pas fallu autre chose, et il est parfaitement guéri ; tandis que d'autres personnes, atteintes de la même maladie, *meurent* ou traînent une longue convalescence.

J'ai l'honneur, etc.

CASTEIGNÈDE, *juge de paix.*

§ III. — Flueurs blanches ou leucorrhée.

C'est une affection active ou passive de la membrane muqueuse de l'utérus et du vagin, accompagnée d'un écoulement humoral, qui, loin d'être toujours blanc, comme l'indique son nom, est singulièrement variable dans sa couleur. Cet écoulement dépend tantôt d'une phlegmasie aiguë ou chronique, tantôt d'une asthénie profonde de l'organisme, quelquefois de l'introduction d'un virus dans l'économie animale.

Notre plan , dans ce paragraphe , n'est pas d'entretenir nos lecteurs des écoulemens leucorrhéiques les plus violens, qui ont rapport avec le virus vénérien dont nous parlerons à l'article *Maladies syphilitiques*. L'affection morbifique dont il est question en est très-souvent indépendante. D'ailleurs nous devons élaguer ce vain et faux système d'érudition dont les auteurs ont obscurci cette matière , et nous ne pouvons en général nous livrer à des détails que semblent repousser la simplicité , la brièveté et le but même de cet ouvrage. Nous ne parlerons donc ni des formes diverses que peut affecter la leucorrhée , ni même de ses variétés.

Dans une maladie produite par des causes si multipliées , et susceptible de se montrer sous tant d'aspects différens , il est utile d'appeler l'attention des malades sur les symptômes les plus apparens , afin d'offrir, pour ainsi dire , certains points de ralliement propres à lui servir de guide dans les indications ; mais il n'est point indifférent de prendre telle ou telle base pour cette distribution secondaire , qui doit être essentiellement pratique, c'est-à-dire fondée sur des phénomènes constans, pris surtout parmi ces causes réunies d'après leur analogie d'action. Pourquoi donc diviser le catarrhe utérin en dix espèces entièrement déterminées d'après la couleur de l'écoulement? Le célèbre professeur Pinel , ayant senti le vice inhérent à toutes les divisions admises avant lui , prit dans ses leçons, pour base d'une nouvelle distribution , les causes du catarrhe utérin ; il en admit cinq variétés sous les titres : 1° de *constitutionnelle*, 2° de *métastatique* , 3° de *syphilitique* , 4° par *irritation locale* , 5° par *suite de couches*.

1° La leucorrhée *constitutionnelle* est un écoulement muqueux , atonique, de la membrane utéro-vaginale , qui paraît tenir à une disposition particulière de l'organisation. Elle peut être transmise aux malades par leurs parens , ou être le résultat de causes qui ont agi insensiblement et d'une manière permanente sur la constitution de l'individu depuis sa naissance. Cette espèce est très-fréquente.

La leucorrhée *accidentelle*, qui n'en diffère que par la cause, est la plus commune de toutes. Suivant nous, elle résulte de causes accidentelles connues, différentes de celles qui sont désignées dans les autres variétés. Dans leur nombre peuvent être placées la suppression des exutoires, d'une hémorragie, l'introduction de substances nuisibles dans l'économie, des affections morales, des irritations accidentelles.

2° Leucorrhée *métastatique*. On peut appeler ainsi les catarrhes utérins qui remplacent les sécrétions ou excrétions établies par la nature, en suivant leur marche et en prenant souvent leur caractère et leur force. Quoique cette variété ait plusieurs rapports avec la précédente, elle en diffère cependant en ce qu'elle est le supplément d'une évacuation naturelle; ce qui est un caractère essentiel et un point capital dans le traitement de cette affection, puisqu'on ne doit y voir, la plupart du temps, qu'une évacuation supplémentaire que la nature emploie pour se débarrasser d'un liquide qui, se trouvant en excès dans l'organisation, en trouble manifestement l'harmonie.

3° Leucorrhée *syphilitique*. Cette variété reconnaît pour cause unique l'introduction du virus vénérien dans l'économie animale. C'est toujours par le contact des parties malades que l'on contracte la leucorrhée syphilitique accidentelle, qui ne diffère en rien quelquefois de la syphilis elle-même, ou du moins qui nous offre une des formes sous lesquelles cette maladie se présente.

4° Leucorrhée *par irritation locale*. Sous ce titre on peut comprendre un flux muqueux qui s'établit tout à coup pendant le cours et le plus souvent vers la fin d'une maladie aiguë, dont il est ordinairement une heureuse solution. Ce n'est que sous le rapport de la différence du traitement que nous envisageons cette variété.

5° Il en est de même de l'espèce qui survient à la suite des couches.

La leucorrhée est ordinairement très-irrégulière ; l'écoulement continu varie beaucoup dans sa quantité, sa couleur, sa densité ; il y a absence absolue du retour irrégulier d'inflammation ; nulle tendance vers la guérison , et durée illimitée. Cet état est accompagné le plus souvent d'une langueur et d'une pâleur générales ; les malades éprouvent un sentiment de tiraillement dans l'estomac ; il y a lenteur dans les mouvemens ; la face devient bouffie et blafarde ; quelquefois le ventre se gonfle ; le tissu cellulaire des membres inférieurs s'infiltre et laisse l'impression du doigt qui la comprime ; l'estomac très-affaibli ne digère qu'incomplètement ; il survient même des vomissemens observés par Hippocrate. Cette affection a d'ailleurs presque toujours une si fâcheuse influence sur la santé , qu'il est impossible d'indiquer toutes les altérations maladives qu'elle entraîne ; souvent elle affecte profondément le moral et plonge la malade dans une sorte de mélancolie.

Quel est le traitement prophylactique de la leucorrhée? quel en est le traitement curatif? Le *traitement prophylactique* est intimement lié à la stricte observance des principes de la morale , de l'éducation et de l'hygiène , qui ont si souvent une si grande influence sur la vie et la santé des hommes. Pour se convaincre de cette vérité , il suffit de jeter un coup d'œil rapide sur la population de ces campagnes , salubres par leur exposition et par leur sol , où les habitans font beaucoup d'exercice et se livrent aux travaux rustiques. On y voit très-rarement des femmes sujettes aux flueurs blanches. Cette fâcheuse infirmité est , au contraire , très-commune dans les villes populeuses , surtout chez les habitans des quartiers humides et presque toujours privés des rayons du soleil. Là une foule de femmes naissent leucorrhéiques , ou le deviennent sous l'influence des localités et de beaucoup d'autres circonstances , parmi lesquelles il faut compter les maladies vénériennes, l'usage abusif des chaufferettes, la mauvaise nourriture, l'abus des liqueurs spiritueuses.

Quoi de plus important que de fortifier l'organisation, soit pour prévenir la maladie, quand on a de justes motifs de la craindre, soit pour repousser ses atteintes? Pour arriver à ce résultat, il convient de soustraire les jeunes filles aux influences débilitantes de l'humidité et de la chaleur par une vie active et des exercices convenables à leur âge. Nous avons vu bien souvent réussir les frictions sur la colonne vertébrale avec l'*essence éthérée balsamique*, et l'usage de plusieurs verres d'eau sucrée, dans lesquels on ajoutait quelques gouttes de cette liqueur, redonner à l'estomac le ton qu'il avait perdu.

Nous avons demandé à plusieurs femmes, qui sont venues nous consulter, quel avait été leur traitement. Les unes nous ont dit avoir employé le quinquina, les préparations martiales sous diverses formes, d'après des ordonnances de plusieurs médecins; d'autres avaient fait usage des infusions amères; d'autres enfin avaient eu recours aux eaux de Vichy; quelques-unes, dans une intensité profonde, avaient employé l'extrait de ciguë, des bains de siége, des injections, des fomentations variées et réitérées, des bains de vapeurs aromatiques. Nous leur avons indiqué l'usage de notre vin de quinine; celui d'un sirop antileucorrhéique, comme des moyens puissans qui avaient obtenu des succès non équivoques dans le catarrhe utérin ancien et rebelle.

On pourrait citer en faveur des purgatifs des faits tirés des ouvrages d'Hoffmann; on a souvent parlé de la guérison de la femme de Bœthus, obtenue par Galien : ce fut au moyen des purgatifs hydragogues que cet illustre médecin fit cesser une leucorrhée que ses confrères n'avaient pu guérir.

Dans le nombre des personnes qui nous sont redevables de leur guérison, il en est une dont nous rapporterons l'observation suivante :

Une jeune personne récemment mariée, d'une complexion lymphatique, qui n'avait eu jusqu'à l'époque de son mariage que quelques atteintes de flueurs blanches, en éprouva bientôt une augmentation imprévue. Dès ce moment, elle digéra mal ; des dégoûts et un malaise jusqu'alors inconnus survinrent ; la maigreur remplaçait déjà une sorte d'embonpoint dont elle jouissait. Elle n'avait pas osé, par une pudeur mal entendue, avouer à son médecin qu'elle avait des flueurs blanches. Un jour, son mari se présenta à notre Bureau de consultations, pour nous demander quel serait le meilleur traitement à employer. Nous lui fîmes une observation que nous adressons souvent, lorsque le malade ne se présente pas lui-même : *Les médecins ne sont pas sorciers, nous désirons connaître ce qui a précédé, accompagné et suivi la maladie.* En conséquence, nous l'invitâmes à nous amener son épouse pour nous donner par elle-même les renseignemens que nous désirions. Elle vint en effet nous transmettre les détails nécessaires ; après les avoir analysés et comparés les uns avec les autres, indépendamment de quelques circonstances inhérentes à l'organisation de la jeune mariée, comme une affection morale (c'était d'ailleurs à une époque de l'année où la saison est pluvieuse), nous lui fîmes observer que ses vêtemens étaient trop étroits et trop découverts. Elle éprouvait une grande faiblesse d'estomac, une perversion dans l'appétit journalier, de la répugnance pour des jouissances dont elle avait peut-être abusé ; déjà des médicamens, que le commérage indique trop souvent, n'avaient produit aucun effet. Cette dame avait assez d'aisance pour pouvoir aller à la campagne ; nous lui donnâmes l'assurance satisfaisante que le retour de la belle saison, l'air pur qu'elle allait respirer, l'exercice fréquent et poussé jusqu'à la fatigue, beaucoup de distractions, une nourriture tonique, des viandes rôties, quelques cuillerées de notre *vin de quinine* pris en petite quantité, des frictions journalières sur la colonne vertébrale avec l'*essence éthérée balsamique,* quelques doses de nos évacuans, et ensuite plusieurs bains de siége presque froids, dans lesquels on ajouterait trois ou quatre cuillerées de cette même essence, lui rendraient bientôt la santé. Elle a suivi exactement nos conseils, et nous avons appris que sa guérison est complète.

En général, dans nos consultations relatives aux flueurs blanches, nous avons remarqué les causes suivantes : les affections tristes, les erreurs de régime, de perversion ou de perte de l'appétit, des digestions laborieuses. Nous avons toujours, avec succès, conseillé l'habitation à la campagne, lorsqu'il y a possibilité, des vêtemens de laine sur la peau, des frictions sèches et aromatiques avec l'*essence éthérée*, beaucoup d'exercice, une nourriture tonique, et dans plusieurs cas des bains locaux, soit dans une petite baignoire ou dans un vase quelconque, auxquels on ajoutait quelques poignées de sel gris, plusieurs cuillerées d'*essence éthérée*, ayant soin de faire des injections fréquentes avec cette eau dans le vagin, et en accompagnant le traitement interne d'un sirop dépuratif de notre composition, dont on prendra deux cuillerées le matin, deux cuillerées le soir, mises dans un verre d'eau fraîche. On termine le traitement par l'usage du *toni-purgatif*, auquel on associe le *sel désopilant* que nous avons perfectionné.

§ IV. — Des maladies laiteuses.

Les maladies laiteuses sont celles qui affectent particulièrement l'organe mammaire, et qui tiennent essentiellement à la sécrétion du lait. Cet organe est en effet le seul où se sécrète le lait, où cette liqueur se retrouve avec les caractères qui la distinguent. Les maladies laiteuses, proprement dites, sont donc nécessairement d'abord purement locales; lorsqu'elles se lient à des phénomènes morbides, généraux et de certaine durée, c'est qu'il survient une maladie dépendante de l'affection locale, ou qui coïncide avec elle. Il ne faut pas confondre avec les maladies laiteuses toutes celles qui peuvent dépendre de la lactation, et même certaines affections locales de la mamelle, qui arrivent si fréquemment pendant l'époque de l'allaitement, mais qui sont étrangères au lait. Nous ne considérons comme maladies essentiellement laiteuses, que la fièvre de lait, les altérations physiques de ce fluide, son excessive excrétion, sa suppression, et la métastase laiteuse.

Les altérations physiques du lait sont sans doute assez nombreuses ; mais cette partie de l'histoire des maladies laiteuses nous est encore inconnue ; tout ce que l'on a dit à ce sujet n'est qu'hypothétique ou ne repose encore que sur un très-petit nombre d'expériences et de faits.

L'excrétion excessive du lait n'altère point d'abord d'une manière sensible la santé des femmes qui fournissent une quantité considérable de ce fluide. Deyeux et Parmentier rapportent, dans leur *Analyse sur le lait*, qu'une femme âgée de vingt-trois ans, et accouchée depuis quatre mois, nourrissait son enfant et lui fournissait deux livres de son lait en vingt-quatre heures. Cependant, d'après des observations certaines, on ne peut révoquer en doute qu'un écoulement laiteux trop abondant ne remplace toutes les autres excrétions, et ne précipite la malade dans un état de phthisie et quelquefois dans une sorte de cachexie mortelle. Les toniques et le régime animal sont les moyens les plus efficaces pour combattre cette *diathèse* laiteuse. La personne qui en est affectée doit s'interdire tous les alimens liquides et chauds, et ne vivre que de viandes rôties et froides. Tous les excitans de la peau sont en général très-recommandables : plusieurs femmes, attaquées de ce diabète mammaire, n'ont eu qu'à se féliciter de *l'essence éthérée*, administrée en forme de frictions , mélangée chaudement avec l'huile d'amandes douces.

Dans l'état actuel de nos connaissances , doit-on admettre des abcès ou des dépôts formés par le lait ? Les amas purulens qui se manifestent pendant la durée des couches ou de l'allaitement sont-ils analogues à tous ceux qu'on observe dans les différentes phlegmasies qui ont lieu à tout âge et dans les deux sexes ? Les affections qu'on a appelées apoplexie laiteuse , pleurésie laiteuse , diarrhée laiteuse , fièvre putride laiteuse , ne sont-elles pas des apoplexies , des pleurésies , des diarrhées , des fièvres putrides comme toutes celles qui se rencontrent hors le temps des couches et l'allaitement avec suppression ou métastase des lochies ou du lait , ou sans suppression ni métastase ?

On a donné le nom de *lait répandu* à des maladies très-différentes les unes des autres, mais plus particulièrement à de simples rhumatismes chroniques, très-fréquens chez les femmes qui ont eu des enfans; à des névralgies , à des maladies du tissu des organes, compliquées de douleurs rhumatismales ou nerveuses. Comme les sudorifiques et les purgatifs réussissent assez souvent dans ces maladies , les médicamens antilaiteux, qui sont ordinairement des sudorifiques ou des purgatifs, ont été employés avec succès ; ils ont contribué à perpétuer les opinions populaires sur les *maladies laiteuses*. Nos observations journalières confirment l'efficacité de nos médicamens contre les maladies dans lesquelles il nous a été positivement démontré qu'il existait une véritable répercussion de lait. Il y a des symptômes pathognomoniques sur lesquels nous avons basé l'administration de ces médicamens , qui ont obtenu un succès complet dans ces affections. Il est surtout important, dans ces cas , de faire précéder et accompagner le jour de l'administration du *toni-purgatif* d'un paquet de notre *sel désopilant* perfectionné , mis dans trois verres d'eau qu'on avale à un quart d'heure de distance.

Une femme de campagne des environs de Paris, âgée de trente ans et mère de plusieurs enfans, avait, comme beaucoup de femmes de sa classe, négligé les précautions nécessitées par les suites de couches. Elle en fut bien punie. Son sein droit fut crevassé en plusieurs endroits, et sur le coude du bras du même côté il survint une tumeur blanche, qui se développa sur la partie spongieuse de l'os. Quelques médicamens qu'elle eût employés contre ces crevasses et cette tumeur qui s'était abcédée, elle était loin d'être guérie, et le médecin ordinaire qui la soignait ne pouvait s'empêcher de prévenir un cancer au sein et une carie de l'os du coude. Ce médecin, sur une indication de la mère de la jeune femme, vint à soupçonner, avec raison, qu'une métastase laiteuse, combinée avec des glaires du canal digestif, était la cause de ces ravages. Il eut le bon esprit de prescrire à la malade l'usage du *toni-purgatif* et du *sel désopilant*, dont il connaissait l'efficacité dans les affections suites de l'accouchement, et bientôt il obtint une guérison complète. Ce médecin n'hésita point de rendre hommage à la vertu de nos médicamens, après l'administration méthodique et raisonnée qu'il en sut faire.

Une dame est venue nous consulter; elle attribuait toutes les incommodités qu'elle éprouvait à un *dépôt laiteux*, c'est ainsi qu'elle s'exprimait Malgré notre prévention contre ce système, il nous fut presque démontré que la métastase laiteuse était consécutive à des symptômes d'une maladie chronique déjà préexistante : le lait s'était tari par un accident imprévu pendant qu'elle nourrissait son dernier enfant; cette circonstance avait aggravé les douleurs dont la malade se plaignait; il nous fut donc impossible de ne pas admettre ici les effets d'une répercussion qui devaient avoir beaucoup contribué au développement de la maladie, si même ils ne l'avaient pas fait naître. Cette probabilité acquit chez nous une espèce de certitude. Nous conseillâmes donc un traitement presque analogue à une suppression des menstrues et des lochies. Il y avait complication saburrale, ce qui nous détermina pour l'usage des *grains de santé,* suivis du *toni-purgatif,* précédés et accompagnés du *sel désopilant.* Cette dame s'applaudit de nos conseils et se trouve infiniment mieux portante. Elle ajoute dans sa lettre qu'elle avalait avec plaisir ce médicament, et qu'elle le prenait comme une liqueur des plus agréables.

§ V. — De l'âge critique des femmes.

L'âge critique! ce nom seul inspire la crainte et commande la défiance. Essayons cependant d'apprendre à ses victimes comment elles peuvent en vaincre les dangers. C'est aux deux extrêmes de la vie, l'enfance et la vieillesse, que la femme éprouve les incommodités communes à l'autre sexe. Le milieu de sa carrière, comme nous l'avons déjà dit, est rempli de maux qui lui sont particuliers et qui empoisonnent ses plus douces jouissances. Tant qu'elle est un objet de culte, enivré d'encens, la main rigoureuse du Destin la frappe jusque sur ses autels, au milieu des hommages qu'on lui rend. Ce n'est point impunément qu'elle devient nubile, épouse et mère. Chacun de ses titres les plus chers est pour elle un brevet de douleurs. Elle ne peut espérer quelques instans de calme qu'en voyant s'évanouir tous les prestiges de l'illusion; encore doit-elle acheter ce repos par les plus rudes épreuves, par les plus pénibles sacrifices, et par une transition difficile qu'on appelle *l'âge critique;* à cette époque, elle est souvent exposée à des dangers imminens. Cette crise, dans nos climats, s'opère de quarante-cinq à cinquante ans, lorsque le printemps n'est plus pour elle qu'en perspective, et l'automne bien près de son déclin. Pour la supporter sans accident, la femme doit avoir le courage de se soumettre à toutes les règles de l'hygiène. Ses alimens, ses boissons, ses vêtemens, ses plaisirs, ses habitudes, enfin tous les agens physiques et moraux qui peuvent faire impression sur elle doivent être réglés avec la plus stricte sévérité.

La femme assez heureuse pour échapper aux périls de cette époque voit s'ouvrir pour elle une nouvelle carrière, moins brillante à la vérité, mais plus tranquille ; privée de plaisirs illusoires, mais presque exempte d'infirmités, juste compensation de ses souffrances précédentes. Elle peut même espérer de la pousser assez loin, et d'atteindre presque la barrière que la nature semble avoir prescrite à l'espèce humaine, et contre laquelle viennent se briser tous les efforts de notre vitalité : cette digue fatale est un siècle. La femme reste presque toujours en deçà ; l'homme seul a quelquefois la force de la franchir. Aussi voit-on peu de femmes centenaires, mais on en voit beaucoup qui sont avancées en âge.

A cette époque, la femme, frappée de stérilité, mais débarrassée d'une évacuation incommode, ressemble à ces arbres antiques, l'honneur de nos vergers ; moins riches de séve, ils ne produisent plus de fruits ; mais moins épuisés, ils tiennent plus fortement à la terre.

Il en est de la disparition des règles comme de leur première irruption : ainsi que cette dernière, elle a ses anomalies, ses variétés, qui ne sont ni moins nombreuses ni moins intéressantes. On voit des femmes qui *perdent* de très-bonne heure ; ce sont ordinairement celles chez qui la première apparition a été très-précoce ; il en est d'autres, au contraire, qui jouissent de la faculté d'être réglées jusque dans un âge très-avancé. Tous les auteurs, Haller entre autres, citent des exemples de femmes qui étaient réglées à quatre-vingts ans et au delà, quelques-unes également qui sont devenues grosses bien après le terme ordinaire; mais en général, on doit se défier des écoulemens qui outrepassent la cinquantaine : le plus souvent ces menstruations ne sont qu'un véritable état de maladie, dont on doit chercher à déterminer la cause et le siége, afin d'en combattre plus efficacement les fâcheux effets.

Le plus ordinairement la cessation des règles ne se fait pas d'une manière subite, à moins qu'elle n'ait lieu par suite d'un accident, comme une peur, une chute, une grande maladie, un événement malheureux, etc., etc.; mais la nature, longtemps auparavant, avertit la femme du changement qui va s'opérer chez elle par une diminution toujours plus marquée de l'évacuation menstruelle. Du moment où les règles se dérangent chez une femme qui a passé la quarantaine, il est rare qu'elles reparaissent ensuite avec régularité; au contraire, elles diminuent toujours de plus en plus jusqu'au moment où elles cessent sans retour. Lorsque la cessation se fait d'une manière régulière, la femme n'est exposée à aucun danger; mais pour profiter de cet avantage, il faut qu'elle ait constamment joui d'une bonne santé, que ses règles aient toujours marché d'une manière conforme au vœu de la nature, qu'elle n'ait point mené une vie intempérante, et qu'elle n'ait point vécu dans les plaisirs des sens et de la débauche; celles au contraire qui ont donné dans des écarts de toute espèce, et chez lesquelles les règles ont éprouvé toutes sortes de dérangemens, doivent s'attendre à être les victimes des maux les plus cruels au moment de l'âge du retour.

Un des premiers événemens qui surviennent lorsque les règles sont sur le point de disparaître, c'est une irrégularité dans leur apparition, soit pour le temps, soit pour la durée, soit pour la quantité surtout, sans que la femme en soit sensiblement incommodée. Quelquefois elles reviennent tous les quinze jours, d'autres fois elles sont plusieurs mois sans paraître; souvent, après une ou deux menstruations peu abondantes, il survient un flux immodéré qui est assez fréquemment suivi d'un écoulement blanc, qui, même dans quelques cas, remplace le sang menstruel, et qu'il faut respecter. Ces changemens ne peuvent arriver sans que la femme n'en éprouve quelques inquiétudes, certaine qu'elle est alors d'arriver à une époque critique; il faut la rassurer et l'instruire d'avance des événemens qui se succéderont, de peur qu'elle n'en soit effrayée. Les femmes doivent être d'autant plus attentives à observer les règles de conduite qu'il faut leur tracer à cette époque, que le bonheur du reste de leur vie dépend souvent du soin qu'elles prennent alors de leur santé. Si la cessation a lieu sans trouble, les femmes semblent renaître, et poussent leur carrière au delà de celle de la plupart des hommes.

Les maladies les plus ordinaires de cet âge résultent, d'une part, de l'état de relâchement et du défaut d'action des organes de la génération, et de l'autre, de la tendance et pour ainsi dire de l'habitude que le sang conserve de se porter vers ces parties. Sans doute il faut aussi mettre au rang des causes de ces maladies les changemens remarquables qui s'opèrent dans l'organisation générale de la femme, tels que la sécheresse et la rigidité de ces parties solides, la diminution et l'épaississement de ses fluides: elle éprouve alors des engourdissemens dans les membres; quelques bâillemens involontaires annoncent la surcharge des poumons; de la plénitude de ces organes résultent la difficulté de respirer, des tintemens d'oreille, la dureté de l'ouïe, les douleurs de tête, le gonflement et la pesanteur des yeux, l'affaiblissement de la vue, des étourdissemens, le gonflement des veines, la rou-

geur de la peau , des congestions internes , l'engourdissement des doigts , des bras ; des songes affreux
l'importunent.

Quel est le meilleur traitement à suivre à l'époque
de l'âge critique ? Il est sans doute plus facile de bâtir
des systèmes , d'imaginer des hypothèses plus ou moins
brillantes , que d'indiquer un véritable traitement approprié à cet état, qui, sans être morbifique, est néanmoins sujet à des inconvéniens dont la gravité est digne
de notre intention.

Voici le résultat de nos observations pratiques et
journalières : nous avons conseillé avec un grand succès une demi-cuillerée à café de l'*essence éthérée balsamique* dans un verre d'eau sucrée. Cette essence ,
respirée par les narines, a été très-salutaire ; il convient aussi d'en frotter la région des tempes et la
colonne vertébrale , en la mélant avec moitié d'huile
d'amandes douces. Nous nous contenterons d'un seul
exemple pour en démontrer l'efficacité.

M⁰⁰ Gran***, âgée de quarante-sept ans, et d'un embonpoint plus que médiocre, éprouvait de temps en
temps, depuis la cessation du flux menstruel, des étourdissemens accompagnés de vertiges, surtout lorsqu'elle
se trouvait dans un état de constipation. Un jour qu'elle
en avait eu une attaque fort alarmante, un officier de
santé crut la soulager par une saignée abondante. Lorsqu'elle eut recouvré l'usage de ses sens, son mari, qui
pour lui-même se servait de l'*essence éthérée*, lui en
fit prendre quelques gouttes dans un simple verre d'eau
sucrée. Il ne s'en tint pas à ce médicament dont il avait
éprouvé les meilleurs effets, il se procura de nos évacuans : le lendemain. il en administra à la malade une
dose ; en rétablissant la liberté du ventre, il délivra cette
dame des étourdissemens, tristes avant-coureurs de l'a-
poplexie qui eût pu devenir foudroyante ; car de nos
jours ces accidens semblent se renouveler plus souvent

qu'autrefois. Les lavemens et le *sel désopilant* perfectionné ont terminé le traitement de Me Gran***, qui jouit maintenant d'une santé florissante.

CHAPITRE IX.

Maladies des enfans. — De la dentition. — Vers; maladies
vermineuses; vermifuges. — Indigestions des enfans. —
Coqueluche. — Écrouelles ou scrofules. — Maladies cutanées des enfans.

---

§ Ier. — Maladies des enfans.

L'ENFANCE comprend deux époques : la première
commence à la naissance et se termine à l'âge de sept
ans , où la seconde commence à son tour pour finir
à l'âge de puberté. Chacune de ces époques s'annonce
par des symptômes qui lui sont propres, et que déterminent les divers organes que la nature s'efforce de
développer. Des mouvemens intérieurs qui sont alors
suscités , résulte assez souvent dans les fonctions une
altération qui donne lieu à de graves maladies.

Le père de la médecine a classé les maladies de la
première enfance sous trois époques : la première s'é-
tend depuis la naissance jusqu'à la dentition ; la seconde est formée du travail de la première dentition ,
et dure quelquefois depuis le sixième ou septième
mois jusqu'à deux ans ou vingt-huit mois; la troisième époque comprend les maladies auxquelles l'enfant est le plus sujet, depuis la fin de la première
dentition jusqu'à la seconde, qui commence quelquefois à la cinquième année pour ne finir qu'à la neu-
vième.

L'enfant est peu sujet aux maladies dans la première

époque, et celles qui surviennent alors sont presque toujours l'effet des obstacles que rencontre la marche de la nature dans la nutrition, soit par le défaut ou la mauvaise qualité du lait de sa nourrice, soit par une altération particulière du système digestif. Comme l'accroissement est alors, pour ainsi dire, le but exclusif de la nature, ce sont presque toujours des toniques qu'il faut donner à l'enfant pour augmenter l'action des glandes et des vaisseaux lymphatiques, organes de la nutrition.

Dans le traitement des maladies des enfans, il faut observer assidûment leur constitution particulière. Cette constitution est caractérisée par une très-grande proportion de fluides blancs, par la mobilité du système musculaire, par une susceptibilité excessive dans le genre nerveux, et par le rôle que joue l'appareil digestif. L'estomac, qui travaille autant pour l'accroissement du corps que pour sa conservation, jouit donc de beaucoup d'énergie. Le système lymphatique devient le siége de maladies de la peau qui se manifestent le plus souvent sur celle de la tête et sur le visage. Il se fait aussi des suintemens derrière les oreilles. Il ne faut point chercher à arrêter ces excrétions par des lotions astringentes, imprudence qui a souvent donné lieu aux accidens les plus graves, mais les exciter par des sudorifiques, ou en déterminer l'écoulement vers les voies inférieures par quelques légères doses de *toni-purgatif*, pour terminer le traitement.

Le grand développement des vaisseaux lymphatiques et des glandes chez les enfans est une conséquence de leur atonie, et il n'a lieu que lorsqu'il y a un trouble notable dans la nutrition. Effectivement, l'intumescence de l'abdomen, l'induration des glandes du mésentère et autres parties, ne s'observent que chez les enfans dont les organes digestifs manquent d'action : ce qui prouve que le volume des glandes doit être attribué à ce défaut de contractilité. La sensibilité des glandes lymphatiques est une autre circonstance qui les dispose à s'engorger.

Lorsque les glandes du mésentère ou de quelques autres parties sont engorgées, l'expérience prouve que, pour les ramener à leur volume naturel, il faut avoir recours à nos médicamens et à un régime légèrement stimulant.

Le médecin qui traite les maladies des enfans doit porter une attention particulière sur les organes destinés à la nutrition et à l'accroissement. Ces deux fonctions sont, avant la dentition, l'acte exclusif de la nature; mais il faut se garder de suspendre ou d'arrêter sa marche. Un lait pur, surtout le lait maternel, est la nourriture qui convient le mieux à la faiblesse de leurs organes gastriques; il est d'une facile digestion, il lubréfie le canal alimentaire et facilite l'expulsion du méconium. On doit aussi leur épargner la torture du maillot, les entraves des langes, le supplice des coiffures trop chaudes : les uns nuisent au développement de leurs facultés physiques et intellectuelles, les autres produisent des congestions vers l'encéphale et toutes les éruptions qui se manifestent sur la tête. Cette première époque de l'existence, que l'on pourrait appeler le complément de la génération, nous commande une surveillance non interrompue. Les organes digestifs et l'estomac, dont l'influence est si puissante sur tout notre système, doivent jouir sans cesse du plus haut degré d'énergie.

Nous mettrions sous les yeux de nos lecteurs plus de cinquante lettres ou billets de mères de famille, de toutes conditions, qui nous ont appris les bons effets de notre traitement dans les maladies de leurs enfans. Nous prenons au hasard la missive suivante, qui prouve que les enfans avalent sans aucune répugnance le *toni-purgatif* :

Paris, ce 19 janvier 1828.

Monsieur,

Recevez, je vous prie, les félicitations d'une mère sur le succès du traitement que vous m'avez indiqué. Mon fils, âgé de trois ans, souffrait dans ce que vous appelez, vous autres médecins, vaisseaux lymphatiques et glandes du mésentère, d'un engorgement d'humeurs qui lui ôtait l'appétit, et me donnait des inquiétudes d'autant plus vives, qu'il avait auparavant une faim que j'avais sans cesse besoin de calmer. Entre tous les médicamens qui me furent conseillés pour débarrasser ces organes, je préférai vos évacuans, et j'en administrai de temps en temps quelques légères doses à mon cher enfant, en le soumettant à un régime fortifiant proportionné à un âge si tendre. S'il lui survenait quelque autre maladie, je m'empresserais de vous aller consulter moi-même et de profiter de vos avis.

J'ai l'honneur d'être, etc.

Sophie Michalet, femme Rivoire,
Rue Saint-Antoine.

P. S. Permettez-moi de vous féliciter sur l'emploi que vous faites du *toni-purgatif*, bien convenable aux enfans, car mon fils se réjouissait chaque fois qu'il en avalait une cuillerée. Je l'ai dégusté moi-même; sa saveur est agréable. J'ai fait précéder ce médicament du sirop dépuratif que vous m'avez envoyé, et je lui ai donné, comme vous l'avez recommandé, un paquet de votre *sel désopilant,* délayé dans trois verres d'eau qu'il a bus à un quart d'heure de distance, une heure après avoir pris trois petites cuillerées de *toni-purgatif.*

§ II. — De la dentition.

La dentition n'est point une maladie des enfans; mais ordinairement elle est accompagnée d'un notable dérangement de leur santé. C'est une des grandes et périlleuses époques de l'enfance; mais comme son arrivée est à peu près fixée, on peut remédier à ses conséquences en préparant le sujet à cette attaque.

Elle s'annonce par la chaleur des gencives, par une salivation légère, par une titillation peu douloureuse, qui engage l'enfant à porter à sa bouche les doigts et tout ce qu'il peut saisir. Il est aussi atteint d'un cours de ventre modéré ou d'une constipation, et quelquefois d'ophthalmie. Souvent tous ces symptômes augmentent d'intensité et forment une affection générale, qui fait de si grands ravages, que l'on compte le sixième des enfans enlevés par la mort à l'époque de la dentition.

L'expérience nous a prouvé qu'on pouvait arracher ces faibles rejetons aux dangers qui les menacent, en les soumettant seulement à un régime précautionnel. Le *toni-purgatif*, pris dans de justes proportions. vers l'âge de quatre mois, époque de la dentition, préviendra l'accident redoutable de la constipation, en tenant le ventre libre. Par ce moyen, le cours de l'acrimonie humorale sera établi; la sérosité brûlante du sang s'éloignera de la bouche et des gencives où elle tend à se concentrer; on préviendra enfin toutes les maladies qui s'opposent ordinairement aux progrès de la dentition.

Ce médicament sera accompagné de quelques lavemens émolliens, de bains tièdes dans lesquels nous avons fait souvent ajouter un demi-flacon d'*essence éthérée*.

Ainsi préparé, l'enfant arrivera à l'époque de la dentition sans orage, et en sortira sans catastrophe. Les dents pourront même percer sans aucun signe précurseur alarmant, comme il arrive souvent lorsque la nature fait, dans sa bienveillance. ce que ne peuvent faire à son défaut l'art ou même la simple prévoyance.

Nous nous empressons de mettre sous les yeux de

nos lecteurs une lettre que nous a adressée une dame non moins recommandable par ses vertus que par son esprit. Bien au-dessus des préjugés et des faiblesses de son sexe, elle ne voulut point se montrer marâtre alors que la nature venait de la rendre mère : elle osa nourrir son enfant. Cependant des événemens désastreux l'obligèrent à partir subitement avec lui. Il faut avouer que la fortune ne pouvait mieux choisir la circonstance, si elle avait voulu la punir de ses vertus. La dentition faisait éprouver à son enfant des convulsions violentes : quels secours trouver dans la rapidité du départ et du voyage? quel espoir en se confiant à des mains étrangères, à des nourrices mercenaires? Nous nous efforçâmes de dissiper ses alarmes en lui offrant deux flacons de *toni - purgatif.* Elle accepta ce médicament comme par politesse, paraissant le confondre avec tant d'autres. Mais son erreur ne tarda pas à se dissiper. On en va juger par le contenu de sa lettre :

MONSIEUR,

Je vous écris ivre de joie et de reconnaissance. Mon Emile ne souffre plus, et cependant la dentition commence à s'opérer. La santé de l'enfant et le bonheur de la mère sont votre ouvrage. J'ai été fidèle à votre ordonnance. Dès le premier jour, Emile fut à l'abri des convulsions, et son visage se colora d'une manière plus naturelle. Tout a été de mieux en mieux. Pardonnez la froideur avec laquelle je répondis à votre bienveillance. Une feuille de rose est quelquefois un épouvantail pour une bonne mère, et son cœur ne se rassure qu'après coup. Chaque fois que j'humectais les gencives de mon enfant avec votre médicament, il était soulagé comme par enchantement. Sa petite langue était satisfaite; ses lèvres semblaient désirer que je recommençasse souvent, tant le goût suave, l'odeur agréable paraissaient le satisfaire. Je vous félicite sur le service que vous avez rendu aux mères de famille et à l'enfance.

Agréez l'expression de mon éternelle reconnaissance,
JULIE S***.

§ III. — Vers; maladies vermineuses; vermifuges.

Quoique les maladies vermineuses attaquent indif-
féremment tous les âges, comme elles sont plus communes dans l'enfance, nous avons cru devoir les placer dans ce paragraphe. Cependant nous ne nous
occuperons que des vers intestinaux de l'homme, c'est-
à-dire de ceux qui se développent dans notre canal
digestif.

On pense que le germe de ces insectes, existant dans
l'air environnant, vient, au moyen des alimens et des
boissons, se déposer dans le corps humain comme
dans un lieu favorable à son développement. Une fois
éclos, ces vers retirent avec leurs organes de succion,
de nos humeurs ou de nos solides, des sucs propres à
leur nutrition. Ils grossissent, prennent leur accroissement complet, sans toucher aux substances alimentaires qui se trouvent dans l'intestin, où ils se reproduisent par leurs organes générateurs.

C'est dans les classes pauvres, malpropres, mal nour-
ries, qu'on observe une plus grande quantité de vers,
surtout dans les individus de ces mêmes classes qui ha-
bitent les lieux marécageux. Ces vers peuvent être assez
nombreux pour faire périr les personnes dont il ont
envahi les intestins. Les enfans, dont l'organisme n'est,
pour ainsi dire, que mucosité, les individus d'un tempérament lymphatique, ceux qui ne boivent que de
l'eau, les blonds, et enfin ceux qui mènent une vie trop
sédentaire, y sont plus sujets.

Voici à peu près les symptômes auxquels on peut reconnaître la présence des vers dans le corps humain : le
malade éprouve des dégoûts, des aigreurs d'estomac,
des nausées, des vomissemens, des borborygmes, des
coliques, de fréquens bourdonnemens, quelquefois la

diarrhée. Ces symptômes peuvent être séparés, quelquefois réunis. Mais un signe certain et infaillible, c'est la dilatation de la pupille de l'œil, et un affaiblissement dans cet organe, qu'accompagne la démangeaison du nez (signe caractéristique qu'on ne doit jamais négliger dans les enfans en bas âge qui portent les mains aux narines dans l'intention de les frictionner); enfin l'odeur aigre de l'haleine et la pâleur du teint.

Toutes les fois que ces symptômes apparaissent, la prudence veut que la maladie soit attaquée, et que les vers soient expulsés avant qu'ils aient commencé leur ravage.

Les vermifuges, ou médicamens qui ont la propriété de détruire les vers intestinaux, agissent tous localement : il faut qu'il y ait contact entre les médicamens et ces vers, mais ce contact peut n'être pas toujours immédiat, et peut avoir lieu par absorption, comme lorsqu'on les emploie à l'extérieur en frictions. Le moyen qui n'agirait que sur les tissus généraux ne saurait être un vermifuge très-efficace.

Nous ne craignons pas d'avancer que les *grains de santé* réunissent à leurs propriétés cathartiques toutes celles des vermifuges employés jusqu'à ce jour : l'amertume des uns, la qualité oléagineuse des autres ; que toutes ces propriétés ne manquent pas de se remplacer les unes les autres, et qu'elles sont complétées par la qualité purgative qui entraîne tous les amas de ces vers délétères vers le *rectum* et les expulse par l'anus.

Nous pourrions citer plus de vingt exemples d'enfans en bas âge dont les convulsions ont provoqué divers traitemens, selon que les médecins avaient cru y reconnaître des résultats de la dentition ou de toute autre maladie de l'enfance. Ces traitemens n'ont eu aucun succès, et les convulsions ont cédé sans effort à l'effet cathartique et vermifuge de notre traitement. L'ignorance a été confondue par les déjections considérables de vers de différentes espèces qui ont suivi les deux ou trois premières doses de nos médicamens.

Madame de B*** éprouvait depuis long-temps, dans le bas-ventre, des coliques qu'on avait traitées comme des suites d'un accouchement pénible, et qui avaient résisté à tous les moyens de guérison. Appelés auprès d'elle, nous reconnûmes dans divers symptômes, et entre autres dans l'abondance de la salivation, la présence délétère et irritante des vers. Notre traitement acheva de nous convaincre, en entraînant dans la première selle un peloton de vers lombricoïdes très-longs, que nous ne nous étions pas trompés. Un bien-être général suivit immédiatement cette expulsion.

MONSIEUR,

Ma belle-sœur, que ses occupations habituelles et son peu d'habitude d'écrire empêchent de vous remercier elle-même, m'a chargé de vous faire part de la guérison de ses deux enfans par le moyen de vos médicamens. Vous savez que son Ernest et son Adolphe, tous deux en bas âge, étaient attaqués d'une maladie vermineuse qui les réduisait à une maigreur extrême, et alarmait vivement sur leur existence cette tendre mère. D'après le conseil d'un médecin, elle leur avait fait avaler, tantôt de l'huile d'olive, tantôt des poudres délayées dans du vin blanc; tous ces médicamens n'avaient produit aucun résultat avantageux. De détestables vers remplaçaient toujours ceux qui étaient sortis avec les selles; de sorte que la guérison de ces pauvres enfans paraissait désespérée, ou du moins ajournée indéfiniment. Vous vous rappelez, sans doute, que c'est moi qui, sur la réputation de votre ouvrage, allai vous faire le tableau de leur situation, et vous prier de m'indiquer les moyens de me procurer deux flacons de cette utile liqueur, avec de *l'essence éthérée balsamique*. De retour à Anvers, j'engageai ma belle-sœur à faire prendre à ses enfans de légères doses des *grains de santé* et du *sel désopilant.* Dès les deux premières cuillerées, mes neveux rendirent plusieurs vers, dont les uns étaient morts et les autres vivans. Pendant trois autres jours, les doses, à intervalles peu éloignés, leur furent continuées avec un égal succès, pour rendre à leur estomac la tonicité qu'il avait perdue. Ils vont bien aujourd'hui : plus de vers, plus de douleurs, bon sommeil et bon appétit.

J'ai l'honneur d'être, etc.

FRÉDÉRIC MILON.

Ce 15 mars 1829.

P. S. J'oubliais de vous dire qu'elle a fait dissoudre dans du vin bouillant cinquante *grains de santé* qu'elle a étendus sur du coton pour les appliquer sur le bas-ventre.

Plusieurs mères de famille ont amené leurs enfans dans notre Cabinet de consultations, en nous disant qu'ils étaient tourmentés par les vers. Avant de leur indiquer un traitement convenable, nous avons désiré connaître les divers symptômes, les causes, et l'espèce de vers qu'il fallait expulser. Nous avons donc remarqué chez eux des dégoûts instantanés pour certains alimens, quelquefois une faim vorace revenant par accès, des nausées, les yeux cernés, une toux sèche, des borborygmes, une face livide, la pupille dilatée, une irrégularité dans le pouls, défaillance, une douleur pongitive dans les intestins et particulièrement vers l'ombilic.

Nous avons vu dernièrement un enfant qui avait rendu beaucoup de vers ascarides, dont le corps était long de deux à trois lignes fusiformes, et dont la queue était terminée en pointe très-fine et transparente ; il se plaignait d'une irritation sourde dans l'anus, accompagnée de douleurs lancinantes et d'un point incommode, surtout aux approches de la nuit. Nous avons remarqué que le traitement que nous lui avons indiqué lui avait parfaitement réussi, et surtout des lavemens dans lesquels on faisait dissoudre une trentaine de *grains de santé*, qu'on avait eu soin de pulvériser préalablement.

§ IV. — Indigestions des enfans.

Le premier âge est celui où les indigestions sont les plus fréquentes par la grande activité du système gastrique qui porte les enfans à se gorger de matières succulentes. Plus ils sont rapprochés du moment de la naissance, plus leur faculté digestive est considérable, comme le prouvent leur accroissement rapide et le sentiment de la faim, si souvent renouvelé. Mais les sucs, trop abondans à cet âge, peuvent prendre des directions vicieuses, et plusieurs parties du corps sont sujettes à s'engorger, principalement si les forces digestives, venant à languir par l'effet même de leur trop grande activité, manquent de l'énergie nécessaire pour opérer la nutrition et l'accroissement. Que d'enfans à la mamelle, dont la santé se montrait florissante, sont tombés peu à peu dans la maigreur, ou ont été atteints d'une bouffissure non moins funeste par l'abondance des glaires qu'ont produites de mauvaises digestions !

Une des sources les plus fécondes de ces mauvaises digestions est la qualité vicieuse du lait dont on les alimente. Lorsque la mère n'a point le courage ou la force de remplir le premier devoir de la maternité, elle est forcée de recourir à des soins mercenaires. Dans ce cas, si le lait de la nourrice est trop vieux, il a trop de consistance, et la faiblesse des viscères du nourrisson ne peut le supporter ; il produit de continuelles indigestions, et l'enfant, au lieu de profiter, dépérit. Une autre erreur, aussi grave et non moins commune, c'est de croire que le cri de l'enfant est toujours l'expression du besoin. Dès qu'il se plaint, on l'étouffe pour le faire taire, et lorsque ses gémissemens ne sont que le résultat du malaise que lui cause son estomac trop rempli, on aggrave le mal par de nouveaux alimens ; on s'applaudit enfin de son silence , lorsqu'on n'a fait que le réduire à l'impuissance de donner de nouveaux signes de douleur. Nous pourrions étendre ces réflexions à l'infini , mais il vaut mieux enseigner aux parens les moyens curatifs , et leur apprendre à sauver d'une mort prochaine les innocentes victimes de leur imprudence.

Lorsque les organes digestifs des enfans manquent du degré d'action suffisant, on doit s'efforcer de leur donner plus d'activité par l'emploi des fortifians. On parvient à ranimer leur système gastrique, autant par une nourriture propre à le réconforter que par les médicamens. Ces derniers doivent être tirés de la classe des toniques , parmi lesquels se distingue éminemment le *toni-purgatif* par sa double qualité qui consiste à faire évacuer les glaires qui fatiguent l'estomac des enfans, et à donner du ressort à cet organe. Combien d'enfans auraient été arrachés au trépas et rendus aux embrassemens maternels , si leurs mères leur avaient administré quelques gouttes de ce médicament !

§ V. — Coqueluche.

La coqueluche est une maladie des enfans difficile à préciser. On peut cependant la définir : toux redoublée et convulsive , ayant lieu par quintes , et menaçant de suffocation. Les uns la regardent comme contagieuse , d'autres ne lui attribuent pas même le caractère épidémique , et la rangent tout simplement dans la classe des toux spasmodiques opiniâtres.

Quoique bien des médecins doutent de la contagion de cette maladie , nous jugeons à propos de faire observer à toute mère digne de ce titre de ne point laisser son enfant en contact avec un autre qui serait attaqué de la coqueluche, et de ne point le faire cohabiter avec lui.

Nous n'assurons pas que la maladie soit contagieuse , mais nous avons vu tant d'exemples d'enfans , habitant

ensemble la même maison, et se trouvant successivement attaqués de la coqueluche, tandis que d'autres
qui, sous le même toit, mais n'ayant aucun rapport
avec eux, n'en étaient pas atteints, que la prudence doit
faire un devoir de tout sacrifier, en pareil cas, pour fuir
de semblables voisinages.

Les causes occasionnelles de la coqueluche sont la
transition subite du chaud au froid, l'habitation dans
les lieux humides et marécageux, une mauvaise nourriture, un lait malsain, la répercussion d'un exanthème,
et surtout la plénitude humorale et l'encombrement des
premières voies et des organes de la respiration.

La toux peut indiquer un rhume ordinaire, qui provient en général des changemens brusques de la température, dont l'influence attaque presque toujours l'organe pulmonaire, et principalement les bronches.

La coqueluche, dans le commencement, semble se
confondre avec cette maladie; mais bientôt les symptômes en deviennent tout à fait alarmans, et en décèlent
l'existence de la manière la moins équivoque. Toux convulsive, gonflement des yeux, qui sont larmoyans, vomissemens périodiques : ces derniers signes prouvent
que l'affection n'est pas un simple catarrhe. « Un des
caractères les plus saillans de la coqueluche, lisons-nous
dans le *Dictionnaire des Sciences médicales*, consiste
dans les mouvemens d'expiration souvent interrompus,
qui se répètent plusieurs fois, lorsque la maladie est interne, et auxquels succède une longue inspiration qui
produit un son aigre et comme sifflant. » Tout le monde
a observé ce symptôme, et nous le notons ici parce
qu'il ne varie jamais.

La coqueluche ne se manifeste d'abord que par une
toux sèche qu'on prendrait pour un rhume ordinaire,
et qui dure environ quinze jours. Cette toux est acco-
pagnée de pesanteurs à la tête et d'éternumens fréquens.

L'enfant pressent l'arrivée de l'accès par un léger cha-
touillement qui se fait sentir dans le gosier, et qui l'ir-

rite. On voit, pendant la durée de la seconde période, des enfans qui n'éprouvent pas beaucoup de fatigues de toutes ces attaques si réitérées, et qui retournent à leurs jeux après la cessation de l'accès ; d'autres qui n'en sont fatigués que pendant une quinzaine de jours, et qui se familiarisent ensuite avec cette maladie. Quoi qu'il en soit de toutes les variétés dans les circonstances de la maladie, on remarque à l'instant où l'attaque commence que le visage se boursoufle, que les yeux s'enflamment et paraissent humides, que le cercle des yeux devient livide, que le cou s'enfle, et enfin que l'enfant semble menacé d'être étouffé par la violence du mal.

La troisième période commence lorsque la toux ne produit plus cet état d'angoisse qui caractérisait la seconde période, et qu'elle ne fait plus entendre un son aigre et sifflant. Elle cesse chez les uns en un petit nombre de jours, et chez les autres la toux persiste encore plusieurs mois.

Telle est la description de la maladie : quant au traitement à employer, il nous suffirait d'énumérer tous ceux que les praticiens indiquent pour démontrer qu'aucun ne peut être efficace. Si un seul pouvait guérir la coqueluche, ils n'en hasarderaient pas un si grand nombre. Mais ce serait perdre un temps trop précieux, que de noter ici les observations contradictoires de tant d'auteurs de traités de thérapeutique, et de remarquer que M. A., docteur en médecine à Paris, prescrit cette formule ; que M. B., docteur à Montpellier, la réprouve et en prescrit une autre, etc., et que tous finissent par avouer que leur remède est souvent en défaut. Il est arrivé à ces Messieurs ce qui arrive à quiconque cherche à mettre ses idées à la place de l'observation, et le système à la place de la nature.

Cependant les enfans meurent, les parens se voient séparés de l'objet de leur tendre sollicitude, et le médecin tâche d'excuser son opiniâtre négligence en se plaignant de l'impuissance de son art.

Eh quoi ! ce sentiment de strangulation qu'éprouve le malade, ces vomissemens et ces expectorations glaireuses n'indiquaient-ils pas suffisamment la manière d'attaquer le principe morbifique ? Ne faut-il pas se couvrir les yeux d'un bandeau volontaire pour la méconnaître et ne la pas employer ?

Nous n'avons pas ce reproche à nous faire, nous, qu'une foule d'observations sont venues éclairer sur la nature de cette maladie désastreuse ; nous, qui avons vu périr tant de jeunes enfans, parce qu'on nous a appelés tardivement à leur agonie ; nous, qui avons vu, au contraire, revenir de la mort à la vie ceux que nous avons eu le bonheur de soigner à la seconde, et même à la troisième période de cette douloureuse affection.

Il faudrait être plus que de mauvaise foi pour ne pas convenir qu'une maladie produite par l'âcreté des humeurs et la plénitude des canaux digestifs ne saurait être victorieusement combattue que par l'administration des purgatifs. Ils préviennent l'engorgement des poumons, en détruisant la constipation, un des symptômes les plus ordinaires de la maladie, et en ouvrant une voie aux fluides qui menacent de remplir l'estomac ; mais il faut avoir soin de ne les administrer qu'après avoir fait prendre à l'enfant des boissons émollientes, mêlées à une infusion de miel, ou de l'eau de gruau. Lorsque la coqueluche a disparu, les enfans restent souvent dans un état de marasme, qui pourrait d'autant plus faire croire que la maladie continue, qu'il persévère ; mais on s'assurera du contraire en observant que les enfans reprennent insensiblement leurs forces.

Le tempérament de l'enfant doit être soigneusement étudié, et le régime qu'on lui prescrit doit être basé sur ces considérations. Si l'enfant est d'un tempérament sanguin, on ne lui donnera qu'une nourriture légère ; le régime sera en partie animal et en partie végétal. On aura soin de lui refuser toutes les substances de haut goût, café, liqueurs, etc.; ses habillemens ne doivent être ni trop légers ni trop épais; mais surtout qu'il dorme paisiblement; qu'on évite d'effrayer son imagination par tous ces contes absurdes qui se reproduiraient infailliblement à son esprit par des rêves plus ou moins prolongés. Si l'enfant, au contraire, est d'un tempérament lymphatique, il faut suivre un régime tout à fait opposé : substances animales, fort peu de fruits, quelquefois du vin pur, des frictions aromatisées pour lesquelles on ne saurait se servir plus à propos de l'*essence éthérée balsamique*. que nous prescrivons tous les jours avec le plus grand succès à tous les malades dont la situation réclame l'emploi des frictions. On peut même, de temps en temps, lui administrer à l'intérieur une cuillerée à café de cette liqueur délayée dans un verre d'eau sucrée.

Ceux qui auront bien médité notre méthode n'auront pas de peine à concevoir l'utilité de nos évacuans; ils se souviendront que les rapports du canal alimentaire avec les organes pulmonaires sont si intimes, qu'il est impossible de dégager l'estomac sans débarrasser la poitrine, et que nos médicamens (cela soit dit en dépit de la prévention) sont les meilleurs expectorans que l'on puisse administrer.

Que si enfin, par suite de la négligence de ces principes, ou même en dépit de toutes ces précautions, la coqueluche venait à se manifester, malheur à la mère qui attendrait, pour procéder à un traitement, la troisième et même la seconde période! Qu'importe que le mal que l'on observe ne soit qu'une simple toux, un catarrhe ou la coqueluche elle-même? supposez toujours que c'est la coqueluche, et supposez-le à la moindre toux. Si ce n'est qu'une toux, notre traitement en délivrera le malade; nous en serons quittes pour n'avoir emporté qu'un succès vulgaire.

Les pédiluves et les maniluves bien chauds sont presque d'absolue nécessité, surtout pour favoriser la

transpiration supprimée, si fâcheuse dans la coqueluche. Nous avons fait coïncider avec notre traitement
l'usage d'un bain de pieds et de mains composé d'une
suffisante quantité d'eau très-chaude, dans laquelle on
ajoutait quelques poignées de plantes aromatiques, du
sel, du vinaigre, et surtout quelques cuillerées d'essence *éthérée*, dont il est très-utile de frictionner les
bras, en les couvrant ensuite avec de la flanelle.

Nos remèdes sont principalement le *palladium* de
l'enfance, parce que seuls ils peuvent tout à la fois dissoudre les glaires, rétablir l'équilibre des humeurs,
donner de la tonicité aux voies digestives, sans bles-
ser ni le goût ni l'odorat, et que l'enfant qui les
aura pris une fois les redemandera sans répugnance.

Dans nos consultations relatives à cette affection,
nous avons presque toujours observé un sentiment de
gêne et de constriction dans le larynx et la trachée-
artère, une toux périodique suivie d'expectoration
ou de vomissement de mucosités, accompagnée de
hoquet, de rougeur du visage, de gonflement des
veines de la tête et du cou, de difficulté de respirer.
Les quintes revenaient irrégulièrement.

Les livres de matière médicale préconisent dans cette
maladie le musc, l'assa-fœtida, la ciguë, l'extrait de
belladona. Nous les avons quelquefois employés dans
les indications particulières où nous les avons crus
utiles, sans cependant nous applaudir d'un succès complet. Nous avons combiné les substances propres à
combattre cette maladie dans un sirop que nous faisons préparer *ad hoc*, et qui obtient chaque jour les
plus heureux résultats.

§ VI. — Ecrouelles ou scrofules.

Nous ne prendrons point part à la querelle d'hérédité élevée, dans le monde médical, au sujet des
écrouelles. En repoussant l'opinion vulgaire qui les

croit contagieuses, nous adopterons celle des auteurs qui attribuent leur origine souvent à un mauvais lait étranger, à la disposition lymphatique dont on n'a pas arrêté la dégénération dès le principe, à l'habitation dans les lieux bas et humides, à des affections tristes, à une vie indolente. Cette maladie est particulière à l'enfance et se manifeste assez ordinairement depuis l'âge de trois ans jusqu'à sept, et quelquefois plus tard. Les principaux symptômes d'une constitution scrofuleuse sont le gonflement de la lèvre supérieure, la rougeur du nez, la faiblesse de la vue, le suintement des oreilles, la pâleur et la mollesse de la peau.

Les écrouelles sont des tumeurs situées sous la peau ; les glandes en sont ordinairement le siége, ou plutôt ce sont les glandes elles-mêmes, grossies et enflées par le séjour de la lymphe, qui se décomposent en une humeur qui se prépare et se conserve à cette place. Les glandes des aisselles et du cou en sont les premières affections ; mais quelque part qu'elles se manifestent, si vous n'y remédiez promptement, elles envahissent bientôt tout le tissu cellulaire environnant.

La malignité du virus s'accroît avec d'autant plus de force, que la marche en est lente et presque occulte. Elle éclate enfin et fait son éruption qu'il est toujours fort difficile de réprimer. La marche de la malignité n'est pas cependant tellement secrète qu'elle puisse se dérober aux observations d'un œil exercé. Le sujet qui a des dispositions à cette affection devient d'une faiblesse extrême sans avoir l'air d'être malade ; sa peau blanchit d'une manière visible ; l'organisme est languissant ; la tête devient le siége de vives douleurs. Quelques aphthes apparaissent dans la bouche : c'est alors que le virus, qui jusqu'alors sommeillait, menace de faire son éruption ; c'est lorsque la mère aperçoit ces symptômes qu'il devient important de les combattre par des moyens curatifs. Les médecins les moins partisans de notre méthode la prescrivent dans cette circonstance, et ce seul hommage suffirait pour la justifier aux yeux de tous ; car étant reconnue efficace dans une maladie qui tient éminemment à la dépravation des humeurs, elle doit l'être pareillement dans presque toutes les affections qui affligent l'espèce humaine, puisque leur origine bien reconnue est due à cette même dépravation.

Les anciens, et presque tous les modernes, ont attribué aux purgatifs, dans les maladies scrofuleuses, des propriétés étonnantes, parce qu'ils ont considéré les évacuations stercorales comme éminemment favorables. Ils s'accordent tous dans la nécessité de les répéter, non-seulement jusqu'à l'entière disparition des humeurs, mais de plus jusqu'à ce que l'accroissement de l'enfant ait fait disparaître cette débilité que nous avons signalée. Nous recommandons ces purgatifs, mais accompagnés, précédés et suivis de l'administration de notre vin dépuratif antiscorbutique.

Parmi les nombreuses guérisons opérées par notre méthode curative, nous n'en citerons qu'une seule.

Le tuteur d'un enfant de famille amena, dans notre Cabinet de consultations, son pupille, âgé de sept ans, et affecté de cette maladie. Des traitemens que divers médecins avaient employés pour la combattre, les ferrugineux, les sulfureux, les vomitifs, les antiscorbutiques, n'en avaient pas triomphé. Le mal semblait se jouer de leurs efforts et se reproduire avec plus d'activité. Il avait au cou plusieurs tumeurs de couleur rougeâtre ; quelques-unes laissaient écouler une humeur séreuse ; celles qui s'étaient d'abord fermées, loin de se cicatriser, s'étaient rouvertes ; de nouvelles tumeurs s'ulcéraient auprès de celles qui étaient déjà en suppuration ; enfin le malade éprouvait un malaise vague qui lui rendait les alimens insipides et les jeux sans attraits.

Après avoir scrupuleusement observé sa constitution

physique et morale, nous lui prescrivîmes, comme traitement préparatoire, l'air pur de la campagne, un exercice modéré, des distractions de tout genre, des alimens de facile digestion, des bains aromatiques, dans lesquels on devait jeter quelques poignées de sel marin et un demi-flacon d'*essence éthérée*; enfin de légères frictions avec cette essence. Ce régime, en arrêtant, en diminuant même les progrès de sa maladie, rappela chez lui la gaîté, ce qui nous parut d'un heureux pronostic; et nous ne balançâmes plus à lui faire administrer d'abord les **grains de santé du docteur Franck**, et les autres moyens que nous indiquons si souvent dans notre ouvrage, tels que notre *vin dépuratif*.

Nous avons presque toujours remarqué chez les enfans scrofuleux que leurs parens nous ont amenés, qu'ils avaient un tempérament lymphatique, qu'ils avaient mené une vie indolente, et qu'une mauvaise nourriture et des affections tristes n'étaient pas des causes étrangères à cette affection. Ils avaient presque tous la lèvre supérieure gonflée et gercée, les yeux ordinairement bleus et chassieux, une peau blanche, fine, molle et flasque, de la nonchalance. Nous en avons vu qui avaient des tumeurs qui grossissaient, qui devenaient rouges et bleuâtres; la suppuration était partielle. Chez plusieurs, les tumeurs se sont cicatrisées pour se rouvrir de nouveau. La déglutition était difficile, la respiration et la circulation étaient plus ou moins gênées. La marche de cette maladie a toujours été lente; nous avons souvent prédit avec succès aux parens qu'à l'époque de la puberté cette affection disparaîtrait, lorsque les symptômes nous faisaient présager cette terminaison.

Lorsqu'il a été possible d'envoyer les enfans à la campagne, l'insolation, l'exercice, des gilets de flanelle sur la peau, des frictions aromatiques avec l'*essence éthérée*, des bains avec une suffisante quantité

de sel gris, et notre vin antiscorbutique, ont mer-
veilleusement précédé nos autres moyens curatifs.

§ VII. — Maladies cutanées des enfans.

Une surabondance de fluides blancs, la mobilité
du système musculaire, un excès de susceptibilité
dans le système nerveux, et le rôle que joue le système digestif, caractérisent la constitution propre des
enfans.

La peau est un des organes de la transpiration ; chacun sait combien les transpirations interceptées ou
trop abondantes peuvent occasionner d'accidens graves
et multipliés ; il importe donc de la maintenir dans
l'état qui doit la mettre en harmonie avec nos autres
organes. La salubrité de la peau chez l'enfant dépend de la propreté, de l'habitude de se laver, d'une
nourriture légère et proportionnée à la faiblesse de ses
facultés digestives, d'un air pur et frais, car la pureté de
l'air est pour cet âge une nourriture aussi nécessaire
que les alimens mêmes ; c'est une jeune plante qui
languit et se décolore dans la serre ; l'air extérieur
peut seul lui rendre la vigueur et la santé.

Mais si, par erreur ou imprudence, on a négligé
ces précautions indispensables, le système lymphatique devient alors le siége des maladies cutanées. Le
cuir chevelu et la face en offrent le plus souvent les
éruptions. Il se fait aussi des suintemens derrière les
oreilles. Les médecins ont donné à ces diverses affections des noms plus ou moins scientifiques ; il en est
même qu'ils ont subdivisées en plusieurs classes, mais
nous croyons inutile de faire avec eux assaut d'érudition. Comme les maladies cutanées ont toutes les
mêmes causes, qu'elles s'annoncent par des symptômes
peu différens, et doivent, de leur propre aveu, être
soumises au même traitement, au même mode de curation, nous nous bornerons à des préceptes généraux.

Il serait dangereux d'arrêter ces excrétions, et de les dessécher par des lotions astringentes. Les accidens les plus graves seraient le résultat d'une telle imprudence. Ce sont des effets qui ne doivent disparaître qu'après leur cause ; c'est donc cette cause qu'il faut combattre et détruire.

Si le système lymphatique était doué chez les enfans de plus d'activité, on verrait disparaître cette infiltration dans le tissu cellulaire, parce que les fluides blancs qui la produisent seraient reportés dans le torrent de la circulation. Tous les moyens que l'on emploie pour remédier à cette infiltration, comme les frictions, l'insolation, les divers genres d'exercices, agissent en augmentant le ton de l'organe cutané, et par une espèce de réaction, celui des organes situés plus profondément. La méthode curative, sanctionnée par notre expérience, consiste dans l'emploi des médicamens toniques et stimulans, particulièrement du *toni-purgatif*, qui, en fortifiant l'appareil digestif des enfans, empêche le fluide blanc de faire éruption, et le force d'entrer dans la circulation.

En général, nous avons appris, soit par nos consultations journalières, soit par notre correspondance, que l'usage fréquent d'un vin blanc dépuratif que nous avons prescrit aux enfans faisait disparaître ces maladies comme par enchantement.

CHAPITRE X.

Santé des employés. — Maladies auxquelles les expose le travail de bureau.

———

Après avoir démontré les causes et les effets des maladies qui accablent tous les individus livrés à la vie sédentaire. nous avons dû nous occuper particulièrement de la classe des employés, qui devient si nombreuse dans la capitale. Les administrations. les ministères, les compagnies d'assurances, les régies. les bureaux des banquiers, les comptoirs des négocians. etc.. sont des foyers de maladies morales et physiques. Ce sont. pour ainsi dire. *des hôpitaux par anticipation;* et tel employé qu'on y admet surnuméraire avec toute cette énergie vitale qui lui promet une santé durable. voit chaque jour sa jeunesse se flétrir par l'inertie que commande sa place. et les infirmités précéder la vieillesse.

O vous donc qui. par goût, par calcul ou par besoin. avez embrassé la carrière bureaucratique. et qui désirez y trouver le repos bienfaisant des chefs. sans éprouver les maladies, triste apanage des employés subalternes. écoutez les conseils sévères de notre longue expérience. et que l'hygiène vous apprenne à concilier les intérêts de votre juste ambition avec ceux de votre santé et de votre existence.

La multitude s'imagine souvent que la santé gît dans le repos. et que l'homme qui n'a rien à faire doit être le mieux portant et le plus heureux de son siècle. Elle s'abuse. Il faut avouer néanmoins que le vulgaire ne se trompe en général que sur les termes, et que, lorsqu'il semble le plus opposé aux saines doctrines de l'hygiène, il n'y a souvent qu'un mot à changer pour qu'il ait raison. L'homme oisif se porte bien toutes les fois que, par un emploi sagement entendu des momens que la fortune laisse à sa libre disposition, il fait succéder le repos à l'exercice et l'exercice au repos. S'il agissait autrement, si son oisiveté devenait de l'inertie, tous les maux qui s'attachent aux habitudes d'inactivité viendraient l'assiéger au milieu de ses richesses, et il aurait à envier même la laborieuse médiocrité du robuste artisan. Dans ce sens, l'opinion du vulgaire est celle de la science; elle est dictée par la nature elle-même, qui nous prouve chaque jour que l'homme doit vivre de la même manière qu'elle l'a créé, c'est-à-dire dans le travail et l'exercice.

Or, la vie sédentaire de l'homme de bureau est loin d'être en harmonie avec le vœu de la nature. Assis pendant la plus grande partie du jour, il est condamné à une immobilité fatigante et nuisible; mais c'est encore là le moindre inconvénient de sa profession; un danger plus grand consiste dans cette longue contention des facultés intellectuelles, dans ces détails arides, fastidieux, dans ces calculs abstraits qui fatiguent l'esprit sans l'exercer.

En effet, si déjà les travaux attrayans de l'homme de lettres, si les méditations brillantes du poëte sont une source féconde d'infirmités et d'indispositions, que ne doit-on pas dire des travaux monotones des bureaux, où l'esprit et le corps se trouvent forcés à une égale inertie? quelles sont les conséquences les plus habituelles de cet état? Les digestions deviennent difficiles et incomplètes; la pituite et les flatuosités s'accroissent : les sécrétions sont irrégulières;

les symptômes avant-coureurs de l'hypocondrie se manifestent; la mémoire s'affaiblit, les idées s'éteignent; l'employé éprouve des chaleurs de tête, des palpitations, un accablement général; la mélancolie l'assiége: le sang afflue vers les organes cérébraux; et de là les céphalalgies, souvent même cet état voisin de la stupidité; la moindre humeur, une fois portée sur un point, y détermine de la douleur; tout tend à l'y fixer, parce que la transpiration n'est pas assez abondante pour en débarrasser la partie affectée. La position du corps, habituellement courbé en avant, peut nuire à la poitrine et même vicier le canal spino-cérébral; d'où résultent les rhumes opiniâtres et quelquefois la phthisie; la moindre disposition à l'asthme finit par en déterminer la présence et la durée.

L'air des bureaux, rarement renouvelé, la chaleur des poêles, des cheminées et des lampes, en exhalant une odeur nuisible, en répandant une clarté pernicieuse à la vue, produisent les maladies nombreuses dont nous avons présenté une analyse succincte, et rendent, comme nous l'avons observé, tous les employés pâles, valétudinaires, maigres, tristes, en les livrant à toutes les angoisses d'une santé faible et d'un estomac affaibli. Ajoutez à ces inconvéniens les affections morales, triste résultat des rivalités, des injustices, des *passe-droits*, des reproches, etc.; impressions pénibles, souvent répétées, que rien n'est capable d'effacer au milieu d'une uniformité d'occupations fastidieuses, de pensées mélancoliques, et l'on ne s'étonnera plus de voir le bureaucrate souvent malade et mourir avant le temps.

L'homme des champs, le laboureur, l'ouvrier même, oublient momentanément le chagrin dans la variété de leurs occupations; libres et maîtres d'eux-mêmes, ils peuvent se consoler de tout. Mais l'employé qui se lève pour courir à son bureau, qui se couche presqu'au sortir de son bureau, ne rêve que son bureau; heureux si le lendemain sera pour lui comme la veille, et s'il pourra s'acheminer encore une fois vers son bureau, où l'attendent l'ennui, la crainte et le dégoût. La nature n'a presque point de beaux jours pour lui; il ne doit les contempler que par la fenêtre de son bureau : c'est à travers ce prisme obscur qu'il entrevoit à peine tant d'éclat et de jouissances; bien plus, il n'a pas le temps, il n'a pas même le droit d'y penser. Et certes, ce que nous disons ici n'est point seulement applicable à l'employé subalterne, c'est au chef de division, c'est au secrétaire général, c'est au ministre lui-même que nous nous adressons : et c'est dans l'intérêt de tous que nous allons énumérer les moyens hygiéniques dont notre expérience nous a révélé l'efficacité.

L'hygiène se réduit, pour l'homme de lettres et l'employé quel qu'il soit, à ces deux théorèmes :

1° Exercer le corps; 2° délasser l'esprit, c'est-à-dire obvier à deux graves inconvéniens de la place qui fatigue l'esprit et énerve le corps.

1° Pour y parvenir, ils doivent choisir un logement éloigné de leur bureau, voisin d'un jardin ou d'une promenade ombragée par des arbres, et situé sur une élévation, s'il est possible; car la pureté de l'air doit être pour eux la première, l'indispensable condition.

2° Ils doivent déjeuner une heure avant de partir, et ne plus travailler après leur dîner. Malheur à eux s'ils dérangent leurs digestions !

3° Leur table doit être saine, frugale; les boissons alcooliques prises sans excès : mieux vaudrait même qu'ils s'en abtinssent entièrement.

4° La propreté leur est nécessaire; ils doivent changer souvent de linge, et prendre fréquemment des bains tels que nous les indiquons dans notre *Manuel de santé*.

5° Une société choisie, des distractions variées leur deviennent indispensables. Mais qu'ils n'approchent jamais des tables de jeu ; ils ont assez calculé le jour ; ils connaissent trop bien *la puissance des chiffres* pour ne pas les dédaigner le soir.

Que des lectures agréables, instructives, et que les jeux de la scène viennent les délasser, rafraîchir leur imagination et les consoler des dégoûts qui les attendent le lendemain.

6° L'homme de bureau se promènera souvent, et tâchera de réparer d'avance, le matin, l'inertie qui l'attend dans le reste de la journée.

7° Les exercices du corps succéderont efficacement aux travaux du cabinet ; il préférera surtout les jeux de boule, de la balle, du billard, etc. ; et le dimanche il ira saluer avidement les champs, les coteaux, cette belle nature au sein de laquelle l'homme est toujours sûr de puiser la noblesse de l'âme et la vigueur du corps.

8° La débauche est pour lui un fléau redoutable ; mais que la société d'une épouse douce, aimable et aimante, devienne un des besoins les plus urgens de son existence. C'est à la tendre sollicitude de sa compagne que nous confions le soin de calmer son esprit par des consolations toujours nouvelles, de le délasser de ses pénibles travaux et de lui rendre un bonheur dont les fonctions de sa place semblent devoir le priver.

9° Comme, malgré toutes les précautions et tous les préservatifs, les organes devront infailliblement subir les inconvéniens de la vie sédentaire, les viscères s'engorger, et les humeurs se vicier de plus en plus, il est indispensable que l'homme de bureau se tienne le ventre libre, et qu'il prenne des laxatifs, non pas régulièrement, mais dès que le besoin s'en fera sentir. Des lavemens tels que nous allons l'indiquer dans l'observation suivante, et l'administration des *grains de santé* une fois par semaine, suffiront pour cet effet.

Nous n'avons parlé ici que des dangers attachés à la profession, et non de ceux qui naîtraient de circonstances étrangères[1]. Nous renvoyons à cet égard aux chapitres respectifs de cet ouvrage et à nos consultations journalières.

OBSERVATION.

Un employé d'une administration dans la capitale est venu nous consulter, et a justifié par ses assertions ce que nous venons d'énoncer. Nous avons reconnu en lui le développement de toutes les incommodités inhérentes à ses occupations. Il avait de plus une dyspnée qui tenait à une affection spasmodique qui provenait d'une cause rhumatismale, accompagnée d'une céphalalgie périodique; il était encore sujet à ces coliques que Barthez appelle nerveuses. Nous avons obtenu un grand succès en lui prescrivant l'emploi de lavemens purgatifs[2], qui produisaient un merveilleux effet sur la surface intestinale, en excitant les excrétions séreuses, glaireuses et bilieuses. Nous avons eu soin de lui recommander une

[1] Il arrive fréquemment qu'une maladie aiguë est entée sur une affection chronique: le médecin arrive, il ignore les précédens, il fait la médecine symptomatique, souvent la médecine perturbatrice; la maladie chronique se complique avec les symptômes d'irritation; deux ennemis se présentent à la fois; le malade succombe; il eût vécu plus longtemps s'il eût employé notre méthode.

[2] Les lavemens purgatifs sont des moyens puissans et variés avec lesquels nous avons combattu beaucoup d'accidens morbifiques et qui remplissent une foule d'indications; ils ont une action locale très-énergique sur les gros intestins, en déterminant une vive irritation sur la membrane muqueuse qui tapisse leur intérieur. Les variations qu'ils suscitent dans la circulation artérielle et capillaire, dans les sécrétions et les exhalations, dans les facultés cérébrales, en un mot dans tous les actes de la vie, en sont les preuves, que le célèbre Hoffmann a déjà fait valoir. (De Clysterum usu medico. *Med. Ration. System.*)

position horizontale inclinée sur le côté droit, afin que le liquide médicinal s'introduisît plus aisément dans toute l'étendue des gros intestins. Pendant quatre jours consécutifs ces lavemens, mixtionnés avec deux cuillerées d'huile d'olive, ont produit sur la membrane muqueuse des gros intestins une légère irritation dérivative qui a déterminé des changemens organiques fort remarquables, et dissipé comme par enchantement la céphalalgie insupportable qui mettait le consultant dans l'impossibilité de se livrer au travail que réclamait son emploi.

Il vient de nous écrire dernièrement pour nous prier de lui envoyer à la campagne, qu'il habite momentanément, quelques paquets du *sel désopilant*, se trouvant à merveille de l'emploi raisonné de ce médicament.

CHAPITRE XI.

Surdité. — Vieillesse; conseils hygiéniques aux vieillards.

§ Ier. — De la surdité.

On appelle ainsi une maladie qui attaque l'organe auditif et qui affecte une ou les deux oreilles à la fois; l'enfance et la vieillese y sont plus sujettes que l'âge mûr. Le premier symptôme qui l'annonce dans son commencement, est la difficulté de suivre une conversation vive et animée, ou d'entendre avec la même netteté le chant et l'accompagnement d'un morceau musical. Ce premier degré de surdité est souvent accompagné de bourdonnement ou de céphalalgie. La tête a moins de liberté, est moins disposée à l'étude des sciences abstraites, et la mémoire s'affaiblit.

La surdité varie sous plusieurs rapports chez les différens individus. Il en est qui sont tellement sourds, qu'ils ne peuvent plus se prêter à la conversation, et qui néanmoins peuvent faire leur partie dans un concert. Pour d'autres, la musique et les paroles ne sont qu'un bruit confus, quoiqu'ils entendent parfaitement les sons les plus faibles, quand ils sont isolés. Il en est qui recouvrent momentanément l'ouïe au milieu des bruits les plus tumultueux et les plus éclatans; d'autres peuvent suivre une conversation qui se tient à voix basse et lorsque le silence règne autour d'eux.

La surdité commence souvent insensiblement, et quelquefois elle envahit tout à coup le sens de l'ouïe;

elle fait ensuite des progrès qui varient beaucoup. Tantôt elle augmente peu à peu jusqu'à l'abolition complète de l'organe attaqué; tantôt, après être restée longtemps stationnaire, elle empire subitement; tantôt, après avoir augmenté sans relâche pendant plusieurs années, elle laisse quelque temps un reste d'audition : malheureusement ce cas est rare! Le plus souvent la surdité augmente dans la vieillesse; elle s'accroît à l'époque de la cessation totale du flux menstruel. Elle est momentanément plus intense au retour de chaque évacuation périodique, après des inquiétudes d'esprit, à la suite de repas copieux, de courses rapides, et dans les temps humides et froids. Elle diminue et quelquefois cesse complétement dans des circonstances opposées.

Cette maladie est isolée, mais souvent elle existe avec d'autres affections qui en sont ou la cause ou l'effet, ou qui dépendent avec elle de la même cause. L'ouïe se trouve affaiblie par une attaque d'apoplexie, plutôt que la vue, le goût et l'odorat. La diathèse scrofuleuse, les affections catarrhales, les maladies cutanées, et particulièrement les dartres, ont souvent avec la surdité une étroite liaison.

De toutes les maladies dont nos sens sont affectés, celles qui attaquent celui de l'ouïe sont les plus difficiles à guérir. Les signes d'incurabilité sont principalement ceux qui annoncent que l'encéphale est affecté. On peut regarder comme irrémédiables les surdités qui, sans lésion apparente dans le conduit auditif, sans aucun dérangement de la santé, se développent insensiblement vers le déclin de l'âge, augmentent par degrés, et sans être interrompues par des améliorations momentanées qui, malgré leur peu de durée, sont toujours d'un bon augure. Il en est de même de la surdité, quand elle est un résultat de l'apoplexie, des maladies fébriles aiguës, de celles surtout qui sont caractérisées par des symptômes nerveux très-variables, ou par la prostra-

tion extrême des forces musculaires. La surdité, qui
survient immédiatement après un coup sur la tête,
après une forte explosion de la foudre ou de l'artillerie,
doit être rangée dans la même catégorie.

Les causes prédisposantes de la surdité, les moins
douteuses, sont une disposition héréditaire, les transpirations abondantes de la tête, qui diminuent ordinairement quand l'âge décline; les professions qui augmentent l'afflux du sang vers le cerveau, par le brusque
refroidissement du corps, par la gêne de la respiration,
comme la natation et l'art du plongeur; et celles où
l'oreille se trouve souvent frappée de fortes détona-
tions ou fatiguée par des bruits violens et continuels.

Les causes par lesquelles cette maladie peut être déterminée, sont : 1° les phlegmasies des membranes qui
revêtent l'intérieur des cavités de l'organe, soit que ces
phlegmasies s'y développent primitivement, soit qu'elles
s'y propagent à la faveur de la continuité des tissus ou
par sympathie, comme dans les coryzas et les angines;
2° les maladies aiguës, et surtout les exanthèmes, les
maladies fébriles, nerveuses et adynamiques, l'hydro-
céphale aiguë, l'apoplexie, les coups à la tête, l'explosion de la foudre et de l'artillerie, un accouchement laborieux, une salivation excessive, les scrofules et la
syphilis.

Ce n'est que dans quelques cas de surdité que les purgatifs pourraient trouver une heureuse application, ce
qu'il serait absurde de prétendre dans les surdités organiques.

Parmi les nombreux individus qui sont venus nous
consulter sur la surdité, et auxquels nous avons prescrit différens moyens curatifs, nous avons observé que
l'injection de l'eau tiède avait produit souvent de bons
effets; nous avons aussi vu réussir deux gros de sulfure
de potasse dans une pinte d'infusion de camomille;
nous avons enfin obtenu presque toujours des résultats

satisfaisans de l'application d'une douche continue dans le cas d'épaississement de la membrane.

C'est aux savantes recherches de M. Itard qu'il faut avoir recours pour connaître toute la ressource des injections dans le conduit auditif : il admet aussi les purgatifs comme de puissans auxiliaires : sa méthode de traitement est donc absolument conforme à la nôtre. Voici les conséquences qu'on peut déduire des considérations et des faits exposés dans l'ouvrage de M. Itard :

1° Une cause assez fréquente de surdité est l'interception des sons par l'engouement de la cavité tympanique ou de son conduit guttural.

2° Les surdités qui dépendent d'une pareille cause peuvent être guéries par un traitement rationnel, qui consiste à porter immédiatement dans cette cavité interne de l'oreille les moyens propres à la désobstruer.

3° Des trois voies qui peuvent servir à l'introduction de ces moyens désobstruans, et qui sont l'apophyse mastoïde, le conduit auditif et la trompe d'Eustache, l'une présente des dangers, l'autre de graves inconvéniens, et la troisième des difficultés seulement.

4° Comparant ensuite les avantages respectifs de ces trois méthodes, d'après les résultats qu'on en a obtenus, on trouve que les succès, fort équivoques par la première, assez rares par la seconde, offrent, par la troisième une proportion de plus d'un tiers de guérisons, ce qui établit évidemment la préférence à donner aux traitemens par la trompe d'Eustache.

5° Les moyens médicamenteux, introduits dans l'oreille par cette dernière voie, peuvent recevoir une extension inconnue jusqu'ici ; ils peuvent être détersifs, astringens, excitans, à l'état de liquide, de corps denses, de vapeurs [1].

----

[1] Nous avons fait fabriquer un instrument par un habile ferblantier, à l'aide duquel nous avons introduit dans le conduit auditif des fumigations qui ont été très-favorables dans plusieurs cas de surdité complète.

En général, le traitement de la surdité dépend de la recherche attentive des causes, des symptômes et de l'état des parties affectées. Il faut chercher d'abord à s'assurer si la lésion du sens auditif est une maladie circonscrite dans l'organe, ou si elle tient à une disposition morbide d'un des grands systèmes. Dans ce dernier cas il faut s'attacher à combattre et à détruire cette cause générale. A cet effet, il faut observer ce que la cessation ou la diminution de la maladie primitive produit sur l'organe de l'ouïe. Si l'on n'obtient aucun résultat avantageux, il y a lieu de supposer une liaison locale quelconque, soit dans le voisinage, soit dans les rapports sympathiques de l'organe, tels que l'état des amygdales, le travail de la dentition, un catarrhe chronique de la membrane pituitaire; alors on traite la maladie en combattant d'abord ces diverses complications, puis après on s'occupe de l'affection même.

Nous avons prescrit avec succès à un individu éprouvant des bourdonnemens, précurseurs d'une surdité commençante : 1° l'emploi de la fumée de tabac qu'on insufflait dans les oreilles; il aspirait souvent cette fumée par la bouche, afin de la refouler vers les trompes d'Eustache; il en était de même du trèfle d'eau employé de la même manière : 2° une quantité suffisante de rue fraîche, mise écrasée dans le conduit auditif, et souvent mâchée par une autre personne qui soufflait alors avec force dans le conduit externe des oreilles; 3° un petit morceau de camphre enveloppé dans une quantité suffisante de coton et qu'on plaçait ensuite dans le même conduit après l'avoir lubréfié de quelques gouttes d'huile d'amandes douces. Ce malade faisait en outre vaporiser à la chaleur de l'eau bouillante de l'*essence éthérée*, dirigeant le goulot du flacon vers la conque des oreilles. Ce mode de traitement, que nous avons fait coïncider avec nos évacuans, a déterminé une grande amélioration, et il se ressent à peine de temps en temps des bourdonnemens qui occasionnaient autrefois une légère surdité

§ II. — Vieillesse, conseils hygiéniques aux vieillards.

Que les vieillards se rassurent : nous nous garderons bien de ranger leur âge au nombre des maladies. Mais que, d'un autre côté, ils n'exigent pas de nous ce qu'ils n'oseraient exiger de la nature, c'est-à-dire de reculer, par un moyen quelconque, l'arrivée de la vieillesse. Il est aussi impossible à l'homme de retarder la marche du temps que de se préserver de la mort, et tout le monde sait que le fameux Paracelse, qui portait au pommeau de son épée une panacée contre la vieillesse et la mort, fut frappé à l'âge de quarante ans, alors même qu'il rêvait l'immortalité.

Après tout, qu'a de si redoutable la vieillesse? La perte des plaisirs bruyans de la jeunesse? Mais elle ne les désire plus, puisqu'elle ne les sent plus, et nos besoins seuls peuvent donner lieu à des regrets. L'affaiblissement de cette vivacité d'esprit, qui est le caractère de l'âge mûr? Mais cette qualité est éminemment compensée par la justesse du jugement qui est le propre de la vieillesse; et d'ailleurs tous les vieillards ne manquent pas de vivacité. L'absence de la vigueur du corps? Mais le vieillard en a-t-il un si grand besoin? tous les âges se pressent autour de lui pour le dispenser des fatigues d'un autre âge, et la vénération qui l'environne vaut bien, sans doute, les forces de Samson. Le voisinage de la mort? Mais cette crainte doit être celle de tous les âges, et les berceaux de l'enfance paient plus souvent ce tribut que les fauteuils de la vieillesse. D'ailleurs le sage *attend la mort sans la désirer ni la craindre*; il songe seulement à diminuer, autant qu'il est possible, les peines et les douleurs de la vie.

Sans doute la vieillesse a des inconvéniens : l'organisme diminue chez les vieillards, les cartilages tendent à se solidifier, et partout les mouvemens ont moins de légèreté et de souplesse; les os perdent de leur solidité et la taille se déforme ; la circulation est plus lente ; la respiration a moins d'énergie ; les sens perdent chaque jour de leur sensibilité ; la peau n'a plus son éclat, sa finesse ; les rides, en ajoutant à la gravité, diminuent les grâces de la physionomie ; le goût s'émousse ; l'odorat quelquefois se flétrit ; la bouche se dépouille de ses molaires, qui non-seulement en faisaient l'ornement, mais encore composaient l'appareil le plus complet et le plus utile pour la trituration. Voilà bien des maux acquis ; mais quels biens le vieillard a-t-il perdus ? Certes, si nous faisions avec autant de détails le dénombrement des maux qui affectent le plus ordinairement les autres âges, le vieillard le plus mécontent de sa position serait forcé d'avouer qu'après tout il n'a pas beaucoup perdu, car il est très-peu exposé aux maladies aiguës, à ces crises violentes qui ont tant de fois menacé ses jeunes ans. On dirait que son extérieur a tout cédé aux organes intérieurs, et que le canal alimentaire s'est fortifié à mesure que les grâces de l'âge se fanaient sur la surface cutanée. Il digère lentement, mais il élabore bien ; il ne suffira plus aux excès de son ancien temps, mais il ne cherchera pas à en faire ; il n'enfantera pas de prodiges, mais il se préservera des écarts.

Pourquoi donc, nous demanderont les vieillards, venez-vous nous donner des conseils hygiéniques, si notre âge nous a délivrés de tant de maux ?

Écoutez, leur répondrons-nous : en vous détaillant les avantages de votre sort, nous n'avons pas prétendu vous regarder comme invulnérables. Faites avec nous une réflexion qui vous paraîtra bien juste : vous avez vu dans cet ouvrage combien sont nombreuses les maladies que nous y avons décrites avec autant de soin que nous en avons été capables ; eh bien ! presque toutes ces maladies appartiennent à un âge qui n'est pas le vôtre. Dans de nombreux paragraphes, nous avons donné des règles de conduite aux trois âges ; permettez-nous d'en consacrer un à vous consoler et à vous instruire sur les moyens de vous préserver de tous ces maux.

De toutes les causes qui conduisent à la mort, la vieillesse est la plus inévitable; cependant, loin de ralentir sa marche, on semble mettre tout en usage pour précipiter la succession des périodes dont se compose la vie.

Ce n'est point à la vieillesse prématurée, mais à la vieillesse vénérable, suite nécessaire d'un grand âge, et que toutes les nations, même les plus sauvages, entourent de soins et de respects, que ces conseils sont adressés.

Quoiqu'elle soit l'image de l'hiver, et que la nature épuisée semble avoir marqué cette époque pour son repos éternel, cette vieillesse bien ménagée peut, en quelque sorte, prolonger notre existence, et procurer au corps, par sa faiblesse même, une force d'inertie qui ralentit la dissipation du peu de forces qui lui sont accordées. C'est pour lui aplanir cette route, et rendre ses efforts moins pénibles, que nous traçons ici un tableau succinct de ses différens organes et des moyens d'y conserver le plus longtemps possible ce reste de feu sacré, principe de l'existence.

Tous les organes d'un vieillard qui a dépassé soixante-dix ans sont dans un état de dépérissement qui augmente chaque jour pendant ses dernières années. L'irritabilité de chacun des systèmes de l'économie animale s'épuise et décroit; la puissance nerveuse a perdu la plus grande partie de son énergie; les sens commencent à s'éteindre; les organes des facultés intellectuelles meurent successivement; il n'y a plus dans les tissus assez de force pour une réaction salutaire; les tégumens se refusent aux sueurs critiques; les convalescences sont longues et difficiles. Pendant que les organes affaiblis ne peuvent triompher des congestions dont ils sont le siége, un plus grand nombre de maladies les assaillent, et ces maladies sont presque toujours chroniques. Alors les catarrhes, les maladies des voies urinaires, la goutte, le rhumatisme, etc., viennent assaillir le vieillard.

Organes digestifs. — Ce sont les derniers organes qui vivent en nous ; leur action ne cesse qu'avec la vie. Ce sont ces mêmes organes qui élaborent tout ce qui doit s'identifier avec nous ; et du bon ou mauvais succès de leur opération dépend la quantité et même la qualité de notre restauration. Leur état de bien aise ou de malaise influe tellement sur celui des autres organes, qu'on ne saurait y apporter trop de soins. Sans bonnes digestions point de santé : tout notre système organique se dérange et périt : mais ces mêmes organes n'ont plus chez les vieillards la vigueur primitive : l'état de faiblesse de leur estomac leur défend l'excès de l'alimentation. Ils doivent également éviter le trop et le trop peu. La tempérance est pour eux une loi impérieuse : uniformité dans l'heure et le nombre des repas ; sobriété, surtout dans ceux du soir ; alimens simples et de facile digestion, tels que des potages, des viandes rôties, des végétaux herbacés, des fruits cuits ou bien mûrs, etc., une lente mastication, éviter les substances trop rafraîchissantes, et préférer enfin celles qui produisent une alimentation tonique et réparatrice. Par conséquent, les assaisonnemens sagement ménagés pourront leur être permis : en favorisant l'action des organes gastriques, ils activent leur énergie ; il en est de même des vins généreux, mais ils doivent en user avec modération. A leur âge on n'abuse de rien impunément : le moindre excès leur devient pernicieux.

L'haleine du vieillard, plus viciée que celle du jeune homme, corrompt plus vite l'air respirable. Il ne peut donc rester longtemps dans un appartement clos et peu spacieux, sans s'exposer à l'impression d'un air qu'il vient de rendre lui-même insalubre et malsain. Il peut obvier à cet inconvénient en ouvrant souvent les fenêtres ; il sera mieux encore de sortir de sa prison et d'aller sur le penchant de la colline jouir de la chaleur vivifiante du soleil et respirer avec l'air de l'atmosphère le parfum qu'exhalent les végétaux aromatiques.

Autant on doit à cet âge rechercher les bienfaits d'un ciel sec et tempéré, autant on doit fuir l'influence de la fraîcheur et de l'humidité : les rhumatismes, les catarrhes et autres phlegmasies chroniques en sont les funestes résultats. Mais il n'est point de constitution atmosphérique plus dangereuse pour les vieillards que le froid intense; ils sont alors frappés par les pleurésies, les péripneumonies et autres maladies mortelles; on ne peut essayer de prévenir ces terribles fléaux que par la chaleur des habits et le feu des cheminées, infiniment préférable à celui des poéles. En un mot, pour conserver aux organes respiratoires du vieillard la vigueur et l'élasticité nécessaires pour leurs fonctions, il faut, outre les accidens que nous avons signalés, éviter les variations de l'atmosphère.

Organes excrétoires. — Perdre et réparer successivement, tel est le secret de notre existence; l'un est presque aussi nécessaire que l'autre. Parmi les substances que les organes digestifs reçoivent pour opérer notre réparation, toutes ne sont pas également propres à s'identifier avec notre être; si elles contiennent des portions vitales, elles contiennent aussi des portions délétères qui communiqueront leur influence maligne; de là naîtront l'acrimonie, les glaires, la corruption des sucs, etc. Sans une sécrétion bien établie, point de véritable état de santé; la peau et le tissu cellulaire sont en grande partie chargés de ce soin. L'activité de la peau, sa perméabilité met notre corps à l'abri d'engorgemens et de maladies dans les poumons, dans le bas-ventre; elle le préserve des fièvres gastriques, de l'hypocondrie, des rhumes, des catarrhes, de la phthisie, etc., mais la peau du vieillard, sèche, aride, presque impénétrable, assiégée par des éruptions chroniques, doit se prêter difficilement à ces excrétions nécessaires; plus ses fonctions sont lentes, plus il importe de favoriser les évaporations cutanées dont la répercussion de la périphérie à l'intérieur pourrait occasionner les plus graves accidens. Les meilleurs moyens d'y parvenir et de rendre à la peau sa souplesse et sa perspiration, sont les bains tièdes, dans lesquels on ajoute un demi-flacon d'*essence éthérée* mêlée avec moitié d'huile d'amandes douces ; les lotions fréquentes, les frictions avec cette même essence, les vêtemens moelleux, enfin tout ce qui peut entretenir une chaleur douce et bienfaisante.

On ne doit pas négliger l'excitation des autres organes sécrétoires : l'exhalation muqueuse de la pituitaire pourra être favorisée par l'usage du tabac en poudre, aiguisé avec la *poudre capitale de Saint-Ange*[1]. Les urines, qu'on ne saurait rendre trop fréquentes, la défécation surtout, dont on doit faciliter l'évacuation au moins journalière, méritent aussi la plus scrupuleuse attention. Les *grains de santé* sont très-utiles, sous ce rapport, aux vieillards.

Organes nerveux. — Plus l'homme approche du terme de sa carrière, plus il doit éviter les secousses et les mouvemens trop violens ; ses plus grands ennemis à cette époque sont la tension des nerfs, l'agitation du cerveau, le choc des passions, l'excès des travaux littéraires ; nous disons l'excès, car il serait cruel de les proscrire entièrement et de condamner l'homme intellectuel à une mort anticipée pour prolonger la végétation de l'homme physique. D'ailleurs d'heureux exemples, anciens et modernes, nous autorisent à cette indulgence. Mais du moins que l'étude ne soit pour eux qu'un objet de distraction, qu'un moyen d'entretenir cette douce gaieté, ce contentement habituel qu'on doit chercher à faire naître chez les vieillards dont on voudra prolonger l'existence.

Organes musculaires. — Le mouvement est la base

[1] Nous avons conseillé avec succès la mixtion d'une portion d'un quart de poudre capitale, telle que nous l'indiquons dans notre ouvrage, mêlée avec le tabac dont les vieillards font usage. (*Voyez* le paragraphe *Éternument.*)

de la santé et de la durée de l'existence; un corps inerte est dans un véritable état de mort. Dans l'homme, le mouvement n'est autre chose que le jeu des muscles; mais comment peut-il avoir lieu, si ces muscles se solidifient, si, faute d'humidité, ils acquièrent une roideur qui les empêche d'être mis en action? Leur conserver leur contractilité, retarder leur solidification, tel est le double but qu'on ne doit jamais perdre de vue. Un exercice modéré, des promenades journalières, la chaleur solaire, le goût des jardins, la culture des fleurs, concourent puissamment à reculer le terme fatal. Tant que le vieillard pourra faire usage de ses membres, il devra se livrer à quelque exercice actif proportionné à ses forces; lorsqu'enfin la décrépitude lui interdira la possibilité de se mouvoir, nous lui conseillons encore de prendre quelques exercices passifs, tels que la voiture ou toute autre gestation, et de se faire porter dans des lieux où il puisse, en plein air, jouir de l'aspect du soleil et se réchauffer à ses rayons vivifians.

Le vieillard doit éviter les habitations peu aérées et humides; le séjour de la campagne lui convient, sous tous les rapports; il doit faire de l'exercice avec modération, mais régulièrement. Ses habits doivent être tels qu'ils le mettent à l'abri des changemens brusques de la température; l'abus des plaisirs vénériens doit lui être rigoureusement interdit. Ils lui sont presque toujours mortels, et il nous serait facile de citer plusieurs vieillards pour qui le lit de l'hyménée est devenu un lit de mort. Cependant on doit savoir que les banquets composés d'amis, de compagnons d'enfance, et les propos joyeux que le vin enfante, peuvent être considérés comme moyens auxiliaires dans le régime prescrit au vieillard, en tant que ces moyens engendrent la gaieté. Les bains tièdes leur conviennent également; ils les composeront avec dix à douze poignées de farine de seigle, demi-livre d'huile d'amandes douces et quelques cuillerées d'*essence éthérée*.

La saignée générale doit leur être absolument interdite; les vomitifs sont presque toujours contre-indi-
qués : ils produiraient des secousses trop violentes , et
la vieillesse veut du repos. Dans aucune des indispositions familières à cet âge . on ne doit chercher à affaiblir ; il est cependant nécessaire de purifier, d'expulser
les humeurs morbifiques . dont le séjour serait d'autant plus dangereux , que l'organisme , à cet âge ,
jouit d'une moindre tonicité.

Les vieillards ne doivent jamais négliger ce moyen
thérapeutique ; le *toni-purgatif* doit leur être prescrit à tous les changemens de saison . s'ils se portent
bien . et toutes les fois qu'ils éprouvent de l'embarras
dans les viscères destinés à la digestion. Une dose suffira; mais ils éviteront de s'exposer. le jour de la
purgation , à une température froide . et de se livrer
à un exercice trop longuement continué. Qu'ils laissent là toutes les drogues dont on surcharge ordinairement leur estomac , et dont ils aiment tant à faire
usage. Les drogues affaiblissent : le régime fortifie.
Accompagné d'un léger purgatif , il suffit à la vieillesse
pour prévenir toutes les maladies que le sort n'a pas
marquées comme les dernières; car il n'est point de
remède contre la mort.

C'est surtout l'usage de l'*essence éthérée balsamique*
que nous devons leur recommander. Ce médicament
leur communiquera une nouvelle vigueur en relevant
leurs forces abattues.

En général , les excrétions doivent être favorisées
dans la vieillesse par nos évacuans et par les lavemens.
parce que les humeurs tendent constamment à séjourner dans leurs intestins. et qu'elles peuvent y causer de
dangereuses affections. On doit exciter la transpiration par les frictions . quelques bains , l'application
des vêtemens de flanelle sur la peau , et surtout par
une propreté recherchée.

Mais c'est principalement à l'exercice que les vieillards doivent se livrer. Par ce moyen , ils empêcheront l'envahissement de la matière obstruante qui tend à solidifier leurs tissus et à en détruire les fonctions. La marche . les travaux manuels . et tous les exercices compatibles avec leur âge, éloigneront leur *pétrification*. S'ils ont un jardin . ils feront bien de le cultiver pendant quelques heures, au lieu de passer la plus grande partie de la journée dans leur fauteuil ou dans leur lit. Qu'ils exercent leurs membres, s'ils veulent en conserver l'usage. Un vieillard oisif, surtout un vieillard replet, est menacé de tous les fléaux de la vieillesse; mais le travail que nous recommandons est un travail facile . salubre , et proportionné à l'âge et aux forces des vieillards.

Il serait trop long de mentionner ici plusieurs lettres qui nous ont été adressées par des personnes avancées en âge , qui ont fait le plus heureux essai de nos évacuans , des frictions sèches et des frictions avec *l'essence éthérée*.

CHAPITRE XII.

Douleurs. — Maladies syphilitiques.

***

§ Ier. — Douleurs.

Douleur ! ce mot a une signification très-variée et très-étendue qu'il ne nous appartient pas de suivre dans toutes ses acceptions. Nous ne considérerons la douleur que sous le rapport médical, proprement dit, comme une sensation incommode qui cause du désordre dans notre économie et occasionne le dérangement de notre santé.

On peut mieux sentir la douleur que la définir. C'est, aussi bien que le plaisir, un des élémens de notre conservation. Si celui-ci nous donne la conscience du bien-être de la vie, celle-là nous avertit des dangers qui peuvent la compromettre. Si le plaisir nous fait aimer l'existence, la douleur nous fait craindre de la perdre.

Souvent la douleur change de place et se porte tantôt sur les nerfs, tantôt sur les muscles ; alors elle varie de désignation, selon les siéges qu'elle choisit. Souvent elle est périodique et revient à des époques déterminées, en se portant de nouveau sur les parties qu'elle avait déjà attaquées ; d'autrefois elle est fixe, parce que la dépravation des humeurs s'est accumulée sur un seul point.

Ce qui caractérise le plus l'affection que l'on nomme *douleur*, c'est le vague dans lequel elle est presque toujours ; car, en causant des maux très-vifs, elle n'engendre souvent ni gonflement, ni tumeur, ni inflammation.

La douleur est physique ou morale. Dans la première, la sensibilité animale est attaquée, et ce genre de douleur dépend de l'altération d'un organe susceptible de transmettre au cerveau l'impression qu'il a reçue. La douleur morale est celle qui tire son origine de nos passions, soit débilitantes, soit excitantes. Les rapports intimes qui existent entre le physique et le moral sont la cause des influences qu'ils exercent réciproquement l'un sur l'autre.

La douleur physique est susceptible d'une infinité de nuances ou de modifications, et ses causes sont très-multipliées. On peut les diviser en externes et en internes.

Les causes externes émanent de tous les objets qui nous environnent, des accidens imprévus qui nous frappent, des instrumens que l'art chirurgical fait pénétrer à travers nos organes pour remédier à certains désordres ; enfin, de tout ce qui peut faire naître un point d'irritation sur quelque partie de notre corps : tels sont les compressions, les contusions, les meurtrissures, les brûlures, les coups, les chutes, les plaies, les écorchures, les piqûres, les ruptures, etc.

Le siége de la douleur se trouve dans tous les appareils organiques dont l'ensemble compose l'économie humaine : tels sont les systèmes nerveux, cutané, séreux, synovial, muqueux, musculaire, fibreux, cellulaire, glanduleux, osseux, vasculaire, cartilagineux et pileux.

Les effets de la douleur ne se bornent pas toujours à la partie qui en est le siége. Souvent ils étendent leur influence à toute la machine, troublent plus ou moins l'harmonie de ses fonctions, et finissent même à la longue par épuiser les sources de la vie. Ainsi les digestions languissent ou se suspendent, la circulation

s'accélère et se précipite, la respiration ne peut s'exercer librement ; certaines sécrétions diminuent ou s'ar-
rétent, quand d'autres deviennent plus actives ; le désordre qui s'introduit dans la nutrition s'oppose à la
réparation des pertes et des forces vitales, surtout
lorsque la douleur prolonge sa durée; de là la maigreur, le marasme, la consomption, une débilité extrême ; les fonctions des sens éprouvent fréquemment
des aberrations ou des illusions particulières ; ils repoussent ou trouvent insipides les objets qui les flat-
taient peu de temps avant; les facultés intellectuelles
participent souvent à ce trouble général. Les mouvemens volontaires sont tantôt remplacés par des spasmes, des frémissemens, tantôt frappés d'une telle faiblesse, que le malade, réduit à une inaction forcée,
reste en quelque sorte enchaîné sur son lit de douleur.
Pour comble de tourmens, le sommeil fuit sa paupière,
ou ne la ferme que pour le laisser en proie aux rêves
les plus pénibles et les plus sinistres.

Nous invitons nos lecteurs à lire notre *Dissertation
sur les frictions journalières* et leur utilité pour soulager les douleurs. Combien d'exemples ne pour-
rions-nous pas citer d'individus qui, ayant appris à
notre Bureau de consultations les effets salutaires
qu'on retirait de l'emploi de l'*essence éthérée balsamique*, ont appliqué, avec le plus grand succès, sur
des parties affectées de rhumatismes, des morceaux
de flanelle, de coton ou de laine, imbibés de cette essence! C'est à l'exemple du docteur Pinel et de Dupuytren, premier chirurgien du roi, que nous avons
adopté cette méthode ; elle nous a toujours réussi.

Parmi les observations que nos consultations journalières nous mettent à portée de faire, nous allons
seulement transmettre les deux suivantes :

Un individu, âgé d'à peu près cinquante-cinq ans, s'est
présenté dernièrement à notre Bureau de consultations,

pour demander un traitement contre des douleurs vagues dont il ne pouvait fixer l'origine ni déterminer le siége précis. Cependant nous avons conclu par les renseignemens qu'il nous a donnés, et par l'exploration de son pouls et la percussion de son bas-ventre, que ses digestions languissaient ou se suspendaient. La circulation s'accélérait ou se précipitait; sa respiration ne pouvait s'exercer librement; certaines sécrétions s'arrêtaient ou diminuaient, tandis que d'autres devenaient plus actives : le désordre qui s'introduisait dans la nutrition s'opposait à la réparation des pertes et des forces vitales, surtout lorsque les douleurs dont il se plaignait prolongeaient leur durée; la maigreur était survenue; la débilité était imminente. Les fonctions des sens éprouvaient chez cet individu des aberrations ou des illusions particulières; sa mémoire ne s'occupait point des douleurs précédentes, si ce n'était pour les trouver inférieures aux douleurs présentes; son imagination même paraissait en doubler l'intensité, d'où résultait un chagrin plus ou moins concentré; son sommeil était troublé par des songes et des rêves fatigans, quelquefois sinistres. Nous avons pensé qu'une affection organique du cœur était la source de tous les symptômes, puisque le cerveau et le cœur vivent dans les liens d'une étroite dépendance, que l'action de l'un est absolument nécessaire à l'accomplissement des fonctions de l'autre. La personne dont il est question désirait être absolument guérie ; mais, hélas! elle était loin de prévoir que les douleurs ne devaient cesser qu'avec l'affection dont elles étaient le symptôme. Des excrétions alvines pouvaient-elles exercer une influence favorable en soulageant le malade ? Ici nous avons été guidés par une expérience raisonnée. N'avons-nous pas vu souvent une phlegmasie, accompagnée d'un état inflammatoire, être guérie par des révulsifs vers le canal intestinal ? Il n'y avait d'ailleurs dans le cas présent ni tension ni pulsations pénibles, ce qui nous détermina à lui prescrire, avec des modifications, les médicamens dont il est si souvent question dans les autres paragraphes de cet ouvrage; il leur fut redevable de sa guérison.

Une dame avancée en âge, tourmentée par des douleurs inouïes, vint aussi nous consulter. Nous avons dû lui demander quelle était l'impression antérieure qui avait déterminé cette cause irritante. Nous avons examiné s'il y avait pulsations, élancemens et tiraillemens successifs. Nous avons rangé les douleurs dont cette dame se plaignait dans le genre chronique, puisqu'il n'y avait pas rougeur, et que la partie douloureuse était sans chaleur, sans tension ni gonflement apparent; la douleur revenait par accès rapprochés plus ou moins longs, et souvent irréguliers, quelquefois périodiques. Cette dame se plaignait de douleurs de tête, de reins, d'estomac, etc.; mais comme les effets de la douleur ne se bornent pas toujours à la partie qui en est le siége, qu'ils étendent sympathiquement leur influence sur toute la machine, et troublent plus ou moins l'harmonie de ses fonctions, nous avons attribué la cause des plaintes de cette dame à une suppression de menstrues provoquée par des chagrins domestiques, et à celle d'un écoulement séreux et muqueux. Ses douleurs étaient vives, irrégulières. Cette dame nous désignait plusieurs de ses amies qui avaient été soulagées par le traitement que nous leur avions prescrit. Elle s'est soumise pendant un mois à exécuter les ordonnances que nous avons cru devoir lui prescrire; elle vient de nous en apprendre le succès. Elle s'applaudit surtout de l'usage de l'*essence éthérée* en frictions sur la colonne vertébrale, qu'elle a fait mixtionner avec moitié d'huile d'amandes douces.

§ II. — Maladies syphilitiques.

La syphilis se gagne de tant de manières, se présente sous des formes si variées, si multipliées, qu'elle ne peut être susceptible d'une définition bien exacte.

D'ailleurs il n'entre pas dans le cadre de cet ouvrage de la faire connaître par l'énumération de ses symptômes et de ses différentes modifications, encore moins de parler de son origine, de ses progrès, de ses variations, des divers moyens de communication.

Lorsqu'il y a inflammation et ulcération des muqueuses, c'est la blennorrhagie. La sécrétion plus abondante du mucus, mais sans inflammation, c'est la blennorrhée. Lorsqu'on croyait que la matière de l'écoulement était du sperme, on lui donnait le nom de gonorrhée; les malades qui éprouvaient un sentiment de chaleur, de brûlure, l'appelaient *chaude-pisse*. Les muqueuses, affectées le plus souvent, sont celles du canal de l'urètre et du prépuce chez l'homme; du vagin et du méat urinaire chez la femme; du rectum, du nez et de l'œil, dans les deux sexes.

Peut-on par des moyens quelconques se préserver de la contagion vénérienne?

Quand on a découvert dans la vaccine le préservatif de la petite-vérole, on espérait aussi y trouver celui de la syphilis; mais la réflexion a prouvé combien cette attente se trouvait peu fondée. La petite-vérole ne pouvait avoir lieu qu'une fois; le principe contagieux s'épuisait par l'éruption; s'il y a eu des exceptions, elles ont été très-rares. L'expérience a démontré que le virus vaccin neutralisait ou anéantissait tellement celui de la variole, que rien ne pouvait plus le rappeler; mais le virus de la syphilis peut être repris dix, vingt fois par la même personne, et y développer les mêmes symptômes. La présence même d'un virus ancien n'en exclut pas un nouveau. Combien de fois n'a-t-on pas vu des malades attaqués de bubons, de pustules, d'ulcères au nez et à l'arrière-bouche, de caries, d'exostoses, gagner des chancres primitifs, des pustules muqueuses, en s'exposant à une nouvelle contagion?

Existe-t-il des moyens extérieurs préservatifs de ce

virus ? Plusieurs auteurs se sont occupés de cette question ; s'ils l'avaient résolue affirmativement, elle aurait pu devenir un très-grand bienfait. Les uns ont conseillé des lotions avec une décoction de romarin, de sauge, de camomille bouillie dans du vin blanc avec du miel rosat; les autres disent qu'il faut d'abord se laver et uriner de suite après le coït, et prescrivent la décoction suivante : gentiane, aristoloche, santal bleu, santal rouge, bois d'aloès, corne de cerf, feuilles de scordium, de bétoine, de scabieuse, de roses rouges, de gaïac, de chacune demi-once dans deux pintes d'eau. On trempe des linges dans cette décoction encore trouble, et on les applique sur la partie qui a été exposée à la contagion. On conseille enfin des fumigations avec une partie des mêmes substances.

Le traitement de la *syphilis* doit varier suivant la nature de la maladie, suivant son intensité, suivant la constitution des malades, suivant les régions et suivant les complications. Les mêmes médicamens peuvent aussi subir des modifications dans leur préparation, et être donnés sous différentes formes.

Le mercure [1] a été longtemps reconnu pour un spécifique de la syphilis, comme le soufre est le spécifique de la gale ; l'un et l'autre ne détruisent pas toujours le principe du mal. On peut objecter, contre la propriété du mercure, que plusieurs espèces de syphilis ont souvent résisté à ce remède.

Toute méthode fixe, générale et suivie par habitude, est pernicieuse dans beaucoup de cas. Le besoin de la saignée n'est point absolu pour un traitement; il n'est que relatif. Si le malade est jeune, fortement constitué, on peut le saigner, surtout si le symptôme

---

[1] Nous avons remarqué tant d'inconvéniens dans l'administration du mercure, soit en lotions, soit en pilules ou en frictions, que nous y avons renoncé, pour adopter un sirop dont l'emploi méthodique ne laisse rien à désirer dans les affections syphilitiques.

de la maladie est un chancre inflammatoire, un bu-
bon flegmoneux, ou un testicule engorgé et douloureux. Il en est de même des purgatifs. Presque toujours, pendant les périodes d'un traitement quelconque, la langue est chargée, la bouche mauvaise ; c'est
alors qu'il importe d'exciter des évacuations alvines.
Ce moyen doit toujours être mis en usage par les individus qui se livrent à l'intempérance, et dont les
organes digestifs ont besoin d'être nettoyés. C'est alors
que notre méthode est employée avec succès, soit
dans le cours du traitement, quand il survient des indications, soit à la fin, pour évacuer les saburres, résultat d'un long usage des remèdes et des mauvaises
digestions.

Presque toujours, pendant la durée d'un traitement
antisyphilitique, la constipation survient et se prolonge quelques jours : cet inconvénient doit être combattu par nos évacuans, si toutefois il n'y a pas d'inflammation. Mais lorsque le virus invétéré s'est partagé dans quelques organes, qu'un traitement imparfait a laissé un reliquat de symptômes, soit dans
l'arrière-bouche, soit même dans les organes génitaux, c'est alors que notre sirop a produit des effets
merveilleux. Notre expérience journalière nous confirme les heureux résultats que nous en avons obtenus ;
mais ici nous ne pouvons révéler le nom des individus des deux sexes qui ont fait usage de ce sirop dépuratif : la discrétion nous le défend ; mais elle ne
nous empêche par de transmettre du moins le résultat de nos observations relativement à l'effet de
ce médicament sur les divers individus qui nous ont
consultés.

Un malade nous fut adressé par un chirurgien d'une
petite ville. Depuis plus de dix mois il portait au prépuce un large et profond chancre qui n'avait pu être
guéri par les préparations mercurielles. Il avait de plus

les glandes inguinales tuméfiées. Nous crûmes devoir mettre ce malade à l'usage du *sirop dépuratif*, dont nous avons parlé. Bientôt l'ulcère diminua d'étendue, se détergea et fut cicatrisé au bout de cinq à six semaines; la tuméfaction des glandes disparut peu après.

Un malade vint nous consulter pour une pustule ulcérée sur le front et le nez; elle s'était fermée plusieurs fois, puis était revenue pendant et après l'usage du mercure et des sudorifiques. Tandis qu'il se reposait de la fatigue qu'occasionne un long usage de médicamens, nous nous décidâmes à lui faire prendre ce même sirop. L'ulcère pustuleux se détergea, se cicatrisa en peu de temps, et le sujet, auparavant faible et sans énergie, reprit sensiblement des forces à mesure qu'il employa le médicament. Nous n'avons pas la connaissance que le mal se soit manifesté de nouveau.

Les vieilles syphilis, celles qui sont dégénérées ou compliquées d'autres virus, après avoir résisté à l'action des mercuriaux, ont été guéries avec une promptitude étonnante par l'usage de ce *sirop dépuratif*. Un seul fait en fournira la preuve convaincante.

Un individu, âgé de vingt-cinq ans, avait été attaqué de la syphilis. Employé dans une maison de commerce où il jouissait d'une réputation de bonne conduite, il s'était adressé, pour cacher cette honteuse maladie, à l'un de ces charlatans qui prétendent la guérir avec une simple tisane, nommée *antisyphilitique*. A peine quinze jours s'étaient écoulés, que la blennorrhagie avait disparu. Notre confiant jeune homme se croyait guéri, lorsque, plusieurs jours après, il lui survint des douleurs dans la région des aines, avec inflammation et ulcération des muqueuses du canal de l'urètre et du prépuce; bientôt les accidens devinrent plus nombreux et plus graves. Étonné, affligé de ces nouveaux symptômes, il se rendit près de nous. Après l'avoir exhorté à prendre courage et patience, après avoir bien étudié son tempérament, nous lui prescrivîmes les bains, un régime rafraîchissant, ensuite un traitement analogue à l'intensité de sa maladie, dont le *sirop dépuratif* faisait la base. Quant aux autres médicamens pour le guérir de la constipation, nous lui ordonnâmes le *toni-purgatif*. Ce jeune homme s'est scrupuleusement conformé à nos avis, et il a été guéri radicalement.

Notre expérience journalière nous ayant démontré soit l'insuffisance, soit les inconvéniens d'un traitement mercuriel, nous avons administré avec le plus grand succès ce nouveau médicament, auquel n'ont point résisté les maladies syphilitiques. Il n'entre aucun atome de mercure dans ce *sirop dépuratif*. Nous expédierons aux malades qui nous consulteront pour ces sortes d'affections le nombre de bouteilles nécessaires pour un traitement complet.

MANIÈRE D'EMPLOYER

LE TONI-PURGATIF.

Il importe que la digestion soit terminée avant de prendre la dose de ce médicament, convenable à tel ou tel tempérament; l'heure de la journée est indifférente : l'estomac ne connaît point les horloges. Ils est nécessaire cependant qu'il se soit écoulé un espace de cinq à six heures, après un repas modéré ; c'est pourquoi nous conseillons de prendre le *toni-purgatif* le matin de très-bonne heure.

Plusieurs personnes, notamment les Anglais, préfèrent en faire usage le soir avant de se coucher ; c'est alors, disent-ils, que plusieurs médecins de leur nation ont coutume d'administrer les purgations, afin que l'estomac et le canal intestinal, exerçant des fonctions automatiques, se débarrassent plus facilement des matières bilieuses et glaireuses qui interrompent les fonctions digestives. Il est vrai que dans cet intervalle de repos, le cerveau n'agissant pas sur l'estomac, les purgations opèrent beaucoup mieux ; mais il est vrai aussi que l'on est exposé à être réveillé par les effets du médicament, inconvénient qui n'a pas lieu si on le prend le matin.

Le malade n'a pas besoin de s'abreuver de tisanes, de se débiliter l'estomac par des boissons quelconques, avant l'emploi du *toni-purgatif*. Nulle saison . à la rigueur, ne s'oppose à son usage ; cependant une température douce est plus favorable. Ce médicament possède un avantage inappréciable, c'est qu'il n'est altérable dans aucun climat.

Les doses, après qu'on aura remué le flacon . seront mesurées avec une cuillère à soupe . réunies dans un verre ordinaire bien propre. Chez les uns , trois cuillerées sont suffisantes ; chez les autres , quatre cuillerées sont nécessaires pour obtenir l'effet désiré : deux cuillerées sont la dose ordinaire des enfans d'un à trois ans ; une dose qui opère avec lenteur ne doit être répétée que d'après le mode indiqué ci-dessus.

Si la première dose n'a pas produit des évacuations suffisantes . et que le malade éprouve les mêmes symptômes , que la langue soit chargée , pâteuse , que l'estomac soit encore embarrassé , que l'appétit soit languissant , on augmentera l'usage d'une cuillerée . et même de plus dans la suite . si le besoin l'exige.

Si une dose , augmentée et portée successivement jusqu'à quatre cuillerées , et même cinq, ne produisait pas au moins six évacuations. il vaudrait mieux réitérer de temps en temps la même dose plutôt que d'outre-passer cette quantité de cinq à six cuillerées

Aussitôt que ce médicament fait ressentir ses effets. c'est-à-dire que la dose a opéré plusieurs fois , le malade doit faire usage soit du bouillon coupé , soit du bouillon aux herbes , du petit-lait . d'un thé léger, d'une infusion de tilleul avec ou sans sucre : mais il est nécessaire que ces diverses boissons soient tièdes, pendant la durée des évacuations.

Lorsque l'estomac est débarrassé et qu'il n'y a plus ni renvoi ni rapport . le malade prend un bouillon gras ou un léger potage , si toutefois il ne sort pas d'une longue maladie . et une heure après il peut faire usage des alimens dont il a contracté l'habitude . en préférant néanmoins les viandes légères , selon son goût et son appétit, les alimens gras ou maigres, et en s'abstenant de ceux qui seraient trop salés ou d'une digestion péni-ble. Il peut user de la boisson à laquelle il est accoutumé, sans s'interdire l'usage modéré d'un bon vin trempé avec de l'eau. Il doit éviter l'intempérance et les autres excès de tous les genres. S'il n'éprouve aucune appétence pour les alimens solides, il aura soin de ne pas négliger de prendre de bons bouillons dans lesquels ou aura fait cuire une poule, car c'est le seul moyen de réparer les déperditions qui ont lieu par les voies inférieures.

Le malade éprouve quelquefois une altération après avoir mangé, ce qui arrive quand on commence l'usage du *toni-purgatif;* alors il boira de l'eau avec un peu de vin, ou une orangeade, une limonade légère, ou un verre d'eau sucrée. à laquelle il ajoutera deux ou trois gouttes d'*essence éthérée* (ce qui vaut toujours mieux).

On ne peut s'attendre à déraciner une maladie chro-nique, qui souvent date de plusieurs années, par l'usage d'une simple dose; on éprouvera quelquefois, après plusieurs doses, des malaises, de l'affaiblissement, des incommodités qu'on n'avait pas l'habitude de ressentir; mais cette situation ne devra point inquiéter.

En commençant le traitement d'un malade, il est im-portant d'avoir égard à la plus ou moins grande inten-sité, à l'espèce, à l'ancienneté de sa maladie, parce que les doses du *toni-purgatif* doivent être proportionnées d'après le type raisonné de ces diverses circonstances. En effet, les évacuans qui produisent un résultat osten-sible réclament la circonspection qu'exigent les organes sur lesquels ils agissent, et la sensibilité de chaque in-dividu n'étant pas facile à connaître, c'est à la personne qui fait usage pour la première fois de nos médicamens à tâtonner, pour ainsi dire, jusqu'à ce qu'elle ait trouvé la quantité précise des doses qu'il lui convient de s'admi-nistrer. Celui qui est familiarisé avec notre méthode possède un grand avantage sur celui qui ne la connaît point encore.

L'action des *purgatifs* est quelquefois retardée par des circonstances imprévues ; elle est toujours subordonnée au tempérament, à l'âge et au sexe ; elle est tardive chez les uns, accélérée chez les autres. Ceux-ci éprouvent des effets évacuans au bout d'une heure. et même après une première dose ordinaire ; chez ceux-là, les évacuations ne se manifestent quelquefois qu'après trois, quatre, et même cinq heures que la dose a été prise. Les premiers sont débarrassés au bout de quelques heures ; les autres évacuent plus lentement pendant douze heures et quelquefois davantage. Comment ne pas admettre la dissemblance des tempéramens ? Elle résulte nécessairement ou de la sensibilité et des diverses impressions qui lui sont inhérentes. ou de la surabondance plus ou moins grande des humeurs à évacuer ; ces variations sont si multipliées qu'il est impossible d'en fixer le résultat dans un mode quelconque d'ordonnance médicale ou de formule magistrale.

Les personnes qui auront commencé un traitement pour combattre l'une des maladies chroniques dont nous avons parlé dans cet ouvrage, pourront se livrer aux diverses occupations que leur position sociale exige pendant l'intervalle où la dose de ce médicament aura cessé d'agir ; mais il est important de leur faire remarquer qu'une fatigue quelconque. physique ou morale, leur est interdite, et que ce n'est que comme agrément ou comme une utile diversion que nous indiquons l'occupation.

Dans le cours du traitement d'une maladie quelconque, et particulièrement des affections chroniques dont nous n'avons pas prétendu nous écarter, les doses purgatives peuvent cesser d'opérer autant pendant la durée de leur emploi que dans le commencement de leur usage, parce que le canal alimentaire ne peut toujours être dans le même état de plénitude. Comme l'essentiel est de guérir et de détruire la cause des maladies. les gens du monde doivent se laisser instruire et non dédaigner les vérités consignées dans notre ouvrage. Combien n'avons-nous pas vu d'individus, insensibles à nos conseils, périr pour avoir été accessibles aux préventions irréfléchies que notre système a fait naître chez quelques médecins contempteurs de tout ce qui n'émane pas de leur plume et de leurs coteries ! Doivent-ils être crus sur leur parole ou d'après les succès qu'ils obtiennent ?

Quelle est la boisson la plus convenable quand on a pris la dose ou les doses dans une juste proportion ? Pendant que le *toni-purgatif* opère, on ne doit prendre aucune tisane, pour ne pas s'exposer à le rendre par le vomissement ; mais aussitôt que le malade ressent le besoin d'aller à la garde-robe, il doit avoit recours aux boissons dont nous avons déjà parlé.

Plusieurs personnes y ajoutent un paquet du *sel désopilant* perfectionné dans quatre verres d'eau qu'ils boivent pour remplacer les autres boissons.

Quant au régime indiqué pendant les divers traitemens auxquels les malades sont assujettis, nous ne manquerons jamais d'observer l'âge, le sexe, le tempérament, le genre, l'espèce et l'intensité de la maladie : c'est la vraie base de l'art de guérir ; ce qui réussit en effet chez les uns ne réussit point chez les autres. Nous dirons néanmoins, dans le cas présent, que si le malade prenait des alimens avant que son estomac eût été débarrassé, ce viscère pourrait les rejeter, faute d'avoir acquis les forces digestives pour les assimiler convenablement. Le malade jugera mieux que personne le moment où il doit prendre un bouillon gras ; c'est surtout lorsqu'il n'éprouve plus aucun rapport ou renvoi à la bouche, ou plus sûrement encore lorsque la disposition de l'estomac pour recevoir la nourriture ne s'y oppose pas. S'il ne vient pas d'éprouver les atteintes d'une maladie aiguë, il prendra un potage composé selon son goût, ou une soupe quelconque, ou bien il peut laisser un intervalle entre le bouillon et le potage. S'il éprouve de

l'appétit, il n'y a pas un grand inconvénient à le satisfaire, pourvu que ce soit avec la prudence que peut
exiger sa situation ; mais il vaut mieux multiplier ses
repas que de prendre une grande quantité d'alimens à
la fois : peu et souvent. Une nourriture salubre est indispensable ; point de fruits crus, abstinence de légumes
et de salades; les alimens âcres, trop salés ou de haut
goût, les échauffans, les irritans, doivent être sévère-
ment interdits.

Il est inutile de dire que les liqueurs doivent être
absolument bannies de notre traitement. C'est, selon
nous, le plus funeste présent que la chimie ait pu faire
à l'espèce humaine, que la distillation des liqueurs spiritueuses. Il est plus nécessaire alors que dans toutes
les autres circonstances de la vie de s'abstenir d'en faire
usage les jours où l'on a pris le *toni-purgatif*.

Comment un purgatif aussi agréable au goût n'aurait-il
pas obtenu un grand succès, puisqu'en avalant la cuillerée de *toni-purgatif*, les papilles nerveuses de la
langue et du palais ressentent une impression de liqueur
à la rose? L'on pourrait appeler ce médicament le purgatif des dames et du jeune âge. Cette manière de se
purger est préférable à toutes les médecines noires,
épaisses et nauséabondes connues jusqu'à présent, puisqu'on croit prendre un verre de bon vin vieux d'Ali-
cante en avalant la dose indiquée.

MANIÈRE DE FAIRE USAGE

DES GRAINS DE SANTÉ.

———

Ce purgatif bienfaisant n'a aucun mauvais goût, pourvu qu'on avale les grains ensemble ou séparément dans les premières cuillerées de soupe en dînant et en soupant. On les enveloppe avec le pain, le riz, le vermicelle, la semoule, ou mieux encore dans une cuillerée d'eau ou de bouillon. La dose est de huit, et même plus, suivant l'âge et le tempérament, et quatre suffisent pour les enfans au-dessous de sept ans. On mange à son ordinaire, et le lendemain matin les évacuations bilieuses et glaireuses se succèdent. L'usage de ces grains, à petites doses, est salutaire à la santé, surtout dans les engorgemens des viscères du bas-ventre et dans les constipations. Cet excellent remède n'exige ni régime ni tisane; il se conserve toujours sans jamais perdre aucune de ses propriétés. Il est utile de boire quelques tasses de thé léger dans la soirée. Quarante à cinquante grains, dissous dans l'eau bouillante et pris dans un lavement, opèrent des effets merveilleux dans les maladies aiguës et chroniques. Administrés de cette manière aux enfans, ils tuent les vers ascarides. La dose doit être proportionnée à leur âge. On peut prendre ces grains dans les premières cuillerées de café, de chocolat, de lait, ou bien avant le dîner ou le souper. Une infusion de thé avec l'écorce de citron, dans la matinée, sera une boisson très-convenable.

Trente grains, dissous dans le vin chaud qu'on étend sur du coton appliqué sur l'estomac, ont opéré de bons effets.

La *Gazette de Santé* du 21 mars recommande l'usage de ce remède dans cette saison.

MANIÈRE D'EMPLOYER

LE SEL DÉSOPILANT PERFECTIONNÉ.

Ce *sel* purge sans jamais irriter ; il atténue et fond, par un usage continu, les obstructions des viscères.

On l'emploie utilement dans l'épaississement du sang ; il le dépure des sérosités visqueuses et âcres.

Il est convenable dans les douleurs de tête, qui tirent leur origine de l'estomac ;

Dans la pesanteur, pression, ventosités et rapports de ce viscère, et dans les nausées ou envies de vomir, et dans les vomissemens effectifs ;

Dans les flatuosités, gonflemens, anxiétés des personnes sujettes aux vapeurs ;

Dans les tiraillemens et douleurs des intestins ou les coliques produites par les indigestions ;

Dans les douleurs des reins ou de leurs régions ;

Dans différentes maladies propres et particulières au sexe, défaut ou retard des règles, dans leur irrégularité, leur trop petite quantité, et quand elles sont décolorées ; dans les flueurs blanches et dans les flux irréguliers du sang qui viennent à contre-temps aux femmes enceintes, après l'accouchement, et dans les coliques produites par les règles ; dans ce cas il faut prendre, avant qu'elles reparaissent, pendant six ou huit jours, un paquet de *sel* chaque matin, et cela tous les mois, jusqu'à parfaite guérison ;

Dans les maladies des enfans, particulièrement celles qui tiennent leur origine du bas-ventre; dans les maux des yeux, gale à la tête et au visage, rachitis ou maladie des os, et dans les convulsions produites par l'apparition des germes des dents. L'eau dans laquelle on délaie ce *sel* se donne alors à petite dose dans le cours de la journée jusqu'à ce que le ventre devienne libre; et si on ne peut parvenir à la faire prendre pure, on la leur donnera coupée avec le lait ou du bouillon non salé, soit enfin dans la soupe;

Enfin dans les maladies des vieillards, prurits, ardeur d'urine, affection graveleuse, fluxion, toux catarrheuse, qui exigent un usage constant de ce *sel*, on en prendra au moins un tiers de paquet chaque jour. L'inventeur de ce *sel* s'en est servi plus de cinquante ans, et il lui a fait prolonger sa carrière jusqu'à quatre-vingt-dix ans, sans infirmités. On met un paquet de ce *sel* dans une pinte d'eau, mesure de Paris, qu'on prend le matin de quart d'heure en quart d'heure, chaude ou froide, au moins pendant six jours, et que l'on continue suivant l'intensité et l'ancienneté de la maladie.

Ce médicament n'exige aucune précaution dans le choix des alimens, et ne prive pas de déjeuner soit avec lait, café, chocolat, avant ou après l'avoir pris.

Les personnes qui ont des digestions laborieuses, qui sont sujettes aux vents, et dont le ventre est paresseux, en prendront journellement un ou deux verres.

Ce *sel* est très-bon aussi dans la jaunisse; il fait disparaître en peu de temps cette couleur safranée dont la peau est empreinte, sans occasionner le moindre accident.

MANIÈRE D'EMPLOYER

L'ESSENCE ÉTHÉRÉE BALSAMIQUE

POUR CONSERVER LA SANTÉ.

1° CETTE teinture nervino-tonique a la propriété de maintenir la propreté de la bouche, la blancheur des dents. Les lèvres et les gencives deviennent plus fraîches, plus vermeilles. *Le Journal des Modes* en a consacré la vogue justement méritée en l'appelant *Nouvelle fontaine de Jouvence*.

2° Elle est utile aux personnes d'un tempérament débile, en frictions pour le tissu de la peau, pour la transpiration et la conservation de la santé, en stimulant les appareils organiques.

3° Lorsqu'on emploie les frictions sur l'estomac avec les mains humectées de cette Essence, la digestion s'opère plus rapidement, l'appétit se rétablit, et les fonctions des viscères abdominaux s'exécutent plus facilement.

4° Son usage journalier rend l'haleine douce. Quelques gouttes dans l'eau parfument et adoucissent la peau après la barbe. En lavant ainsi la figure et les yeux, elle fortifie la vue.

5° Cette Essence, inspirée par les narines, devient salutaire, surtout en frottant la région des tempes. La dose d'une ou deux cuillerées dans un lavement fournit un excellent curatif. Combien de coliques, de maux d'estomac n'ont-ils pas été guéris par l'application sur le bas-ventre d'un morceau de mie de pain imprégnée de cette Essence, placé entre deux linges bien chauds.

6° Il est utile de faire dissoudre dans une petite quantité d'eau bouillante une dose suffisante de savon, et d'y ajouter trois quarts de cette Essence pour frictionner les parties du corps qui en seront susceptibles. Ces frictions sur les extrémités inférieures et sur les bras ont été d'un grand secours dans plusieurs maladies aiguës et chroniques. Des observations prouvent qu'elles ont été un moyen préservatif contre quelques maladies, et surtout contre les fièvres intermittentes, putrides et malignes.

7° Les personnes sédentaires suppléeront au défaut d'exercice en frictionnant la surface du corps avec cette Essence, le matin en se levant, et le soir en se couchant, en la mêlant avec un quart d'huile d'amandes douces. C'est de cette manière qu'elle a été employée par M. Dupuytren, premier chirurgien du roi, pour soulager les douleurs rhumatismales.

8° Dans les congestions cérébrales, les maux de tête, un bain de pieds très-chaud avec deux poignées de sel gris, un filet de vinaigre, une quantité d'eau suffisante, aiguisée avec un demi-flacon de cette Essence, détourne l'irritation et prévient les attaques d'apoplexie foudroyante; il faut alors frictionner fortement les jambes et les pieds avec cette Essence seule et chauffée.

9° Dans les rhumes et dans les catarrhes, il est urgent d'en faire chauffer une quantité suffisante et d'en frotter les pieds, en les enveloppant avec des morceaux de flanelle ou de laine avant de se mettre au lit. La transpiration alors se rétablit. Ce mode est préférable à toutes les pâtes, pastilles et sirops dont les enrhumés fatiguent leur estomac.

10° Des compresses de flanelle ou de coton imbibées

de cette Essence chaude, et appliquées sur les douleurs rhumatismales, les dissipent et préviennent les accidens qui en sont la suite, en fortifiant le tissu des organes. Le docteur Pinel l'employait de cette manière.

11° Plusieurs médecins et chirurgiens l'ont employée avec succès, à la dose d'une petite cuillerée à café dans un verre d'eau sucrée, dans les circonstances où le vin de quinquina est indiqué. Le docteur Jeanroi avait observé que la dose d'une cuillerée, dans la même quantité d'eau, neutralise les glaires pituiteuses, qu'elle est un bon stomachique, et qu'elle débarrasse des vents et des flatuosités.

12° En versant un flacon d'Essence dans un bain, même d'eaux minérales, plusieurs individus ont été guéris de maladies chroniques et nerveuses. Elle peut même, au besoin, suppléer à ces bains. Il est souvent utile de la modifier avec moitié d'une eau de guimauve, surtout lorsqu'on frictionne les enfans cacochymes, ou bien avec quelques cuillerées d'huile d'olive, et mieux encore d'huile d'amandes douces ou amères.

13° Les médecins l'ordonnent avec succès pour combattre les toux glaireuses, à la dose d'une demi-cuillerée à café dans un verre d'eau sucrée. Cette Essence, approuvée d'ailleurs par la Société de Médecine, est à l'usage des cours de France et de Russie.

14° Une considération qui doit déterminer pour son emploi, c'est qu'elle a été perfectionnée par un des pharmaciens les plus distingués de Paris, selon la prescription des membres du Comité des consultations médicales.

15° En faisant usage intérieurement de cette Essence mixtionnée, comme il est dit ci-dessus, dans un verre d'eau sucrée, et en s'en faisant frotter la région des lombes, les aines et les parties internes des cuisses, les émissions spermatiques involontaires et les écoulemens muqueux rebelles à tous les moyens employés pour les combattre ont été supprimés, en tonifiant les organes génitaux.

PROPRIÉTÉS ET MANIÈRE D'EMPLOYER

LA POUDRE CAPITALE.

Cette poudre est excellente pour soulager quelques maux de tête, certains étourdissemens. Il est nécessaire d'en respirer par le nez une prise de temps en temps dans la journée, surtout le matin en se levant. Nous avons souvent conseillé d'en ajouter quelques prises dans une tabatière ; alors le tabac acquiert plus d'énergie et d'activité. Nous faisons préparer cette poudre à la manière anglaise par un des bons pharmaciens de la capitale.

MANIÈRE D'EMPLOYER

LE VIN DE QUININE AU MADÈRE.

Les membres de notre Bureau des consultations médicales prescrivent journellement ce vin, qui possède des propriétés stomachiques et fébrifuges. En le prenant à la dose d'une cuillerée à café avant le dîner, il favorise éminemment les digestions et fortifie l'estomac; il convient sous ce rapport aux individus avancés en âge, et dans un grand nombre de maladies auxquelles les personnes du sexe sont exposées; c'est un bon antipituiteux à petites doses. Ce vin est souverain pour guérir les fièvres intermittentes, et utile dans les fièvres putrides et malignes. Plusieurs médecins de Paris l'ordonnent de préférence au meilleur vin de quinquina; et quelques-uns ont prescrit le vin de quinine à la dose de quatre cuillerées ajoutées à l'eau d'un lavement, qui a produit les plus heureux résultats.

FIN.

LA MÉDECINE

SANS LE MÉDECIN,

ou

MANUEL DE SANTÉ;

Utile ouvrage, destiné à soulager les infirmités, à prévenir les maladies aiguës, à guérir les maladies chroniques sans le secours d'une main étrangère.

PAR LE DOCTEUR AUDIN-ROUVIÈRE,

Médecin consultant, ancien Professeur d'Hygiène au Lycée de Paris, un des fondateurs de l'Athénée royal et membre du Bureau des Consultations médicales.

ENTIÈREMENT REFONDU.

Se vend à la Pharmacie rue d'Antin, ainsi que les brochures intitulées *l'Oracle de la Santé*, ou *l'Art de se bien porter*, contenant les *Préceptes généraux pour conserver la santé et prolonger la vie*, 2ᵉ édition. Prix : 2 fr. *Chronique médicale de Paris*. Prix : 1 fr. *Plus de Sangsues !* Prix : 1 fr.

Videtur autem mihi maximè de hâc arte dicturum oportere vulgo ac plebeis hominibus ista dicere.
Hip., De vet. Med., IV.

Les malades, dit Hippocrate, guérissent quelquefois sans médecin; mais ils ne guérissent pas pour cela sans médecine.	Dict. des Scienc. méd.

Dans un siècle où l'on initie le public à tout, excepté à la connaissance de soi-même, où la science semble s'obstiner à faire à l'homme un mystère de sa santé, quelle tâche noble pour un médecin ami de l'humanité, qui, entrant dans les salons du riche, que le charlatanisme rançonne, ainsi que dans la chaumière du pauvre, que le même charlatanisme délaisse, offrirait aux uns et aux autres un guide également dépouillé des préjugés de l'ignorance et des mensonges de l'intérêt, à la faveur duquel la douleur trouverait des consolations, les souffrances un remède, et qui apprendrait enfin au malade lui-même à conserver sa santé et à prolonger sa vie?

Atteindre un pareil but, ne serait-ce pas remplir la grande lacune qui, à la honte des prodiges de notre siècle, existe encore dans les progrès de la médecine de nos jours?

L'auteur de cet ouvrage s'est vivement pénétré de ce désir. Que n'a-t-il pas mis en usage pour le satisfaire? Veilles, méditations, observations comparées, rectifiées par une expérience de trente années d'exercice, sacrifices de toute espèce, rien enfin n'a été oublié pour réparer le mal qu'ont produit à ce sujet des livres faussement populaires, pour rejeter des recettes toujours inutiles, souvent pernicieuses, et pour déposer sans crainte dans toutes les mains un ouvrage également au niveau des connaissances modernes et du bon sens du lecteur.

Nous guiderons les gens du monde, moins crédules qu'autrefois, ou plutôt ils se guideront eux-mêmes par leur propre expérience, en lisant le contenu des chapitres suivans renfermés dans cet ouvrage.

vermineuses. — Vermifuges. — Indigestions des enfans. — Coque luche. — Ecrouelles ou scrofules. — Maladies cutanées des enfans.

CHAPITRE X.

Santé des employés. — Maladies auxquelles les expose le travail de bureau.

CHAPITRE XI.

Surdité. — Vieillesse. — Conseils hygiéniques aux vieillards.

CHAPITRE XII.

Douleurs; moyens de les guérir. — Maladies syphilitiques.

Dissertation sur le Toni-purgatif; manière de l'employer.

Manière de faire usage des Grains de santé.

Dissertation sur l'utilité des frictions journalières, et sur un moyen prophylactique pour le maintien de la santé, etc. etc.

Ce prospectus est le seul qui soit imprimé par M. Le Normant, et avoué par l'auteur de *la Médecine sans le Médecin*.

Il sert habituellement d'enveloppe aux boîtes de *Grains de Santé du docteur Franck*, préconisés dans le chapitre XII de cet ouvrage.

Pour pouvoir en réduire le prix, l'éditeur s'est déterminé à publier une quinzième édition, format in-12, au prix de 1 fr. 50 c.

On la trouve à Paris, à la Pharmacie rue d'Antin, et dans les départements, chez les principaux libraires.

PARIS. — IMPRIMERIE LE NORMANT, RUE DE SEINE, N° 10, F. S. G.